그림으로 이해하는 [illegible]기

근육·관절·뼈의 움직임과 구조

무라오카 이사오 감수 윤관현 감역 오승민 옮김

BM (주)도서출판 성안당

들어가며

현대인들의 건강에 대한 관심이 높아지면서 생활 속에서 틈틈이 운동하는 사람들이 늘어나고 있다. 고령화 사회를 맞이하면서 정부도 국민에게 건강을 위한 운동을 습관화하도록 장려하고 있다. 앞으로도 운동하려는 사람들은 더욱 많아질 것으로 예상된다.

이와 함께 운동에 관한 과학적 지식의 수요도 높아지고 있다. 프로 선수나 대학·실업단의 최상급 선수들이 해부학이나 생리학을 바탕으로 한 트레이닝을 실시하고 있다는 것은 널리 알려져 있지만 중·고등학교 운동부나 생활체육뿐만 아니라 가정에서의 체조나 가벼운 운동에도 과학적인 지식과 이론들이 점차 활용되기 시작하고 있다. 무조건 정신력만 강조되었던 과거와 비교해볼 때 격세지감을 느끼지 않을 수 없다.

그런데 막상 일반인들이 스포츠과학을 체계적으로 공부하려고 할 때 시중에 참고할 만한 교재가 그다지 많지 않다. 온라인으로 얻을 수 있는 정보는 방대해서 옥석을 가리기가 힘들고, 만족스러운 일반 서적은 몇 안 된다는 것이 현실이다.

그래서 스포츠과학을 공부하는 데 필요한 기본지식을 총망라한 참고서의 결정판을 만들어야겠다, '누구나 쉽게 이해할 수 있고 운동과 관련된 주변 지식도 얻을 수 있는 실용서를 만들어야겠다.' … 이 책은 그런 마음으로 기획된 책이다.

신체 운동의 본질은 근육과 관절의 움직임이다. 따라서 이 책 전반에서는 이들의 메커니즘에 대해 해부학과 생리학적 관점에서 상세하게 해설하고 후반에서는 개별적 요소의 움직임이 신체 운동과 어떻게 관련되어 있는지를 해설하는 식으로 구성했다. 이른바 전반은 기초편, 후반은 응용편이다. 실제 운동에 적용하고자 하는 사람은 물론 물리치료사나 작업치료사, 접골사, 트레이너, 생활체육지도사 등 스포츠 관련 영역의 자격증을 취득하려는 사람들에게도 큰 도움이 될 것이다.

이 책이 스포츠와 관련된 많은 이들에게 도움이 되기를 바란다.

무라오카 이사오

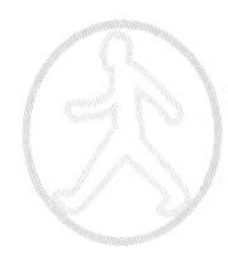

1장_신체의 구조와 기능 11

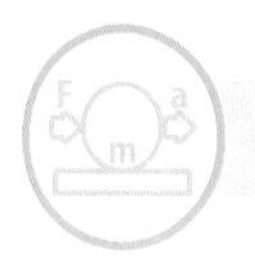

2장_운동의 역학과 기초 63

3장_몸통의 구조와 기능 75

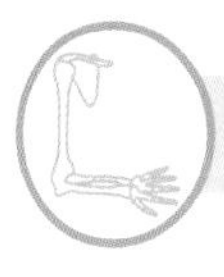

4장_팔의 구조와 기능 99

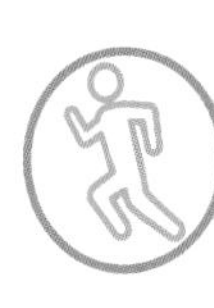

인체 골격의 개요

인체는 크고 작은 뼈가 연결된 '골격'이라는 구조로 형성되어 있다. 골격의 주축은 26개의 척추뼈(척추골)가 연결되어 형성된 '척주'다.

뼈와 뼈의 연결 부분을 '관절'이라고 하며 특히 무릎이나 팔꿈치와 같이 크게 움직이는 관절을 '움직관절'이라고 한다. 이 관절 부위에는 근육(근)이 부착되어 있는데 이 근육이 수축하면서 뼈가 움직인다.

인체 골격의 구조

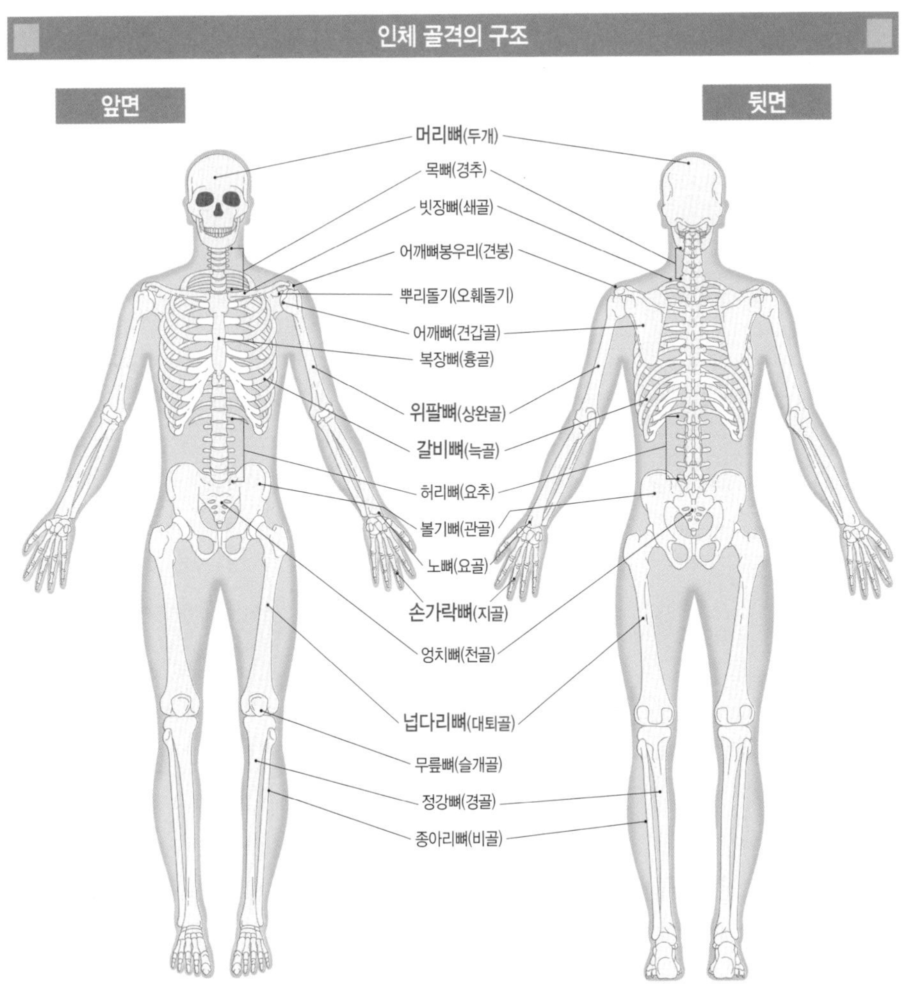

인체 근육의 개요

전신근육

앞면

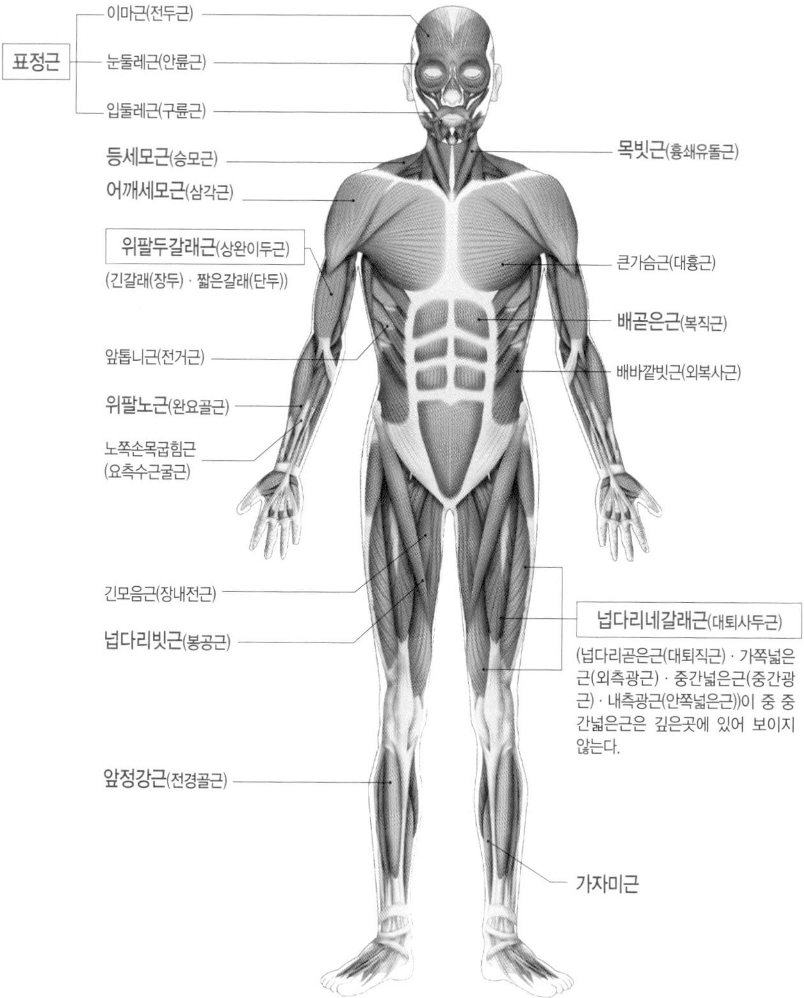

표정근
이마근(전두근)
눈둘레근(안륜근)
입둘레근(구륜근)

등세모근(승모근)
어깨세모근(삼각근)
위팔두갈래근(상완이두근)
(긴갈래(장두) · 짧은갈래(단두))
앞톱니근(전거근)
위팔노근(완요골근)
노쪽손목굽힘근
(요측수근굴근)
긴모음근(장내전근)
넙다리빗근(봉공근)
앞정강근(전경골근)

목빗근(흉쇄유돌근)
큰가슴근(대흉근)
배곧은근(복직근)
배바깥빗근(외복사근)

넙다리네갈래근(대퇴사두근)
(넙다리곧은근(대퇴직근) · 가쪽넓은근(외측광근) · 중간넓은근(중간광근) · 내측광근(안쪽넓은근))이 중 중간넓은근은 깊은곳에 있어 보이지 않는다.

가자미근

인체에서 움직임이 필요한 부위에는 반드시 근육이 존재한다. 근육은 조직학적으로 크게 '가로무늬근(횡문근)'과 '민무늬근(평활근)', 기능적으로는 의식해서 움직일 수 있는 '맘대로근(수의근)'과 의식해서 움직일 수 없는 '제대로근(불수의근)'으로 나눌 수 있다. 해부학적으로는 '뼈대근육(골격근)', '심장근육' '민무늬근(평활근)'의 세 가지로 분류된다. 뼈대근육과 심장근육은 모두 가로무늬근이나 뼈대근육은 운동신경의 지배를 받는 맘대로근, 심장근육은 자율신경의 지배를 받는 제대로근이다. 또한 민무늬근은 제대로근이며 내장과 혈관벽 등을 형성한다.

전신근육

뒷면

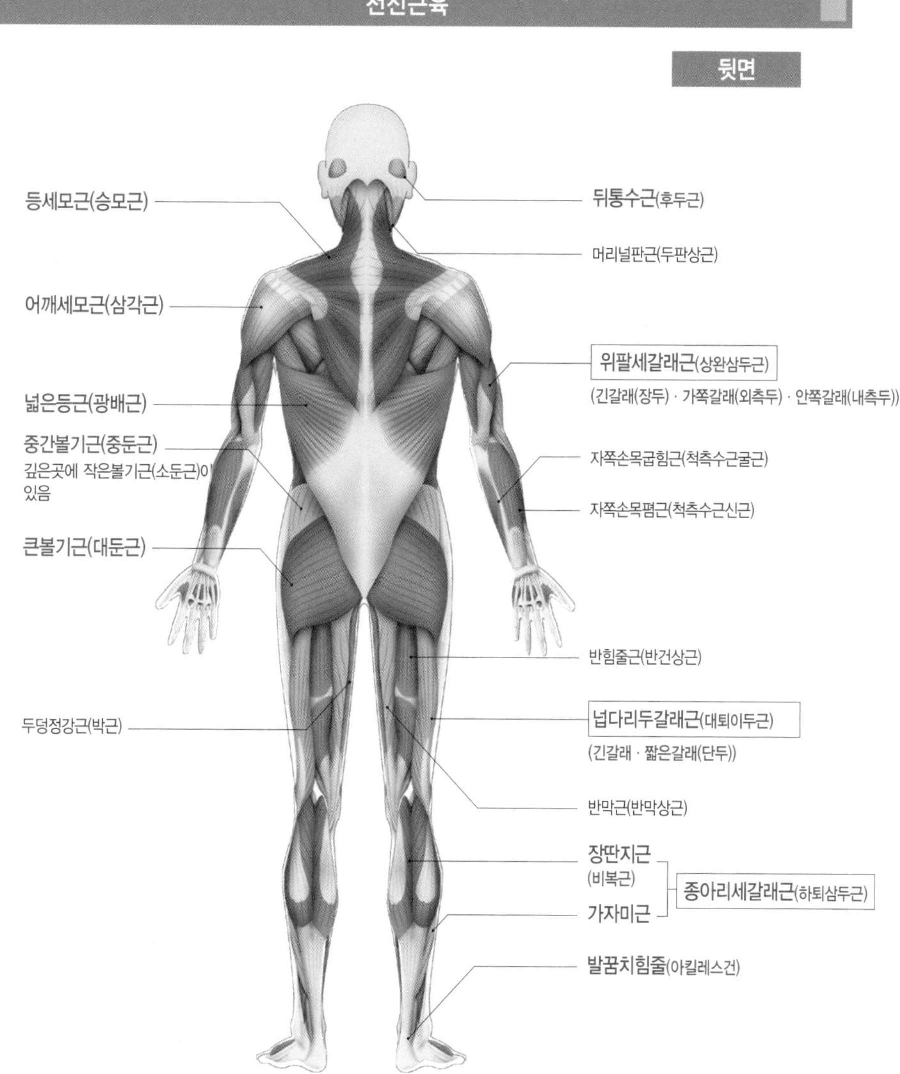

이 책을 보는 방법

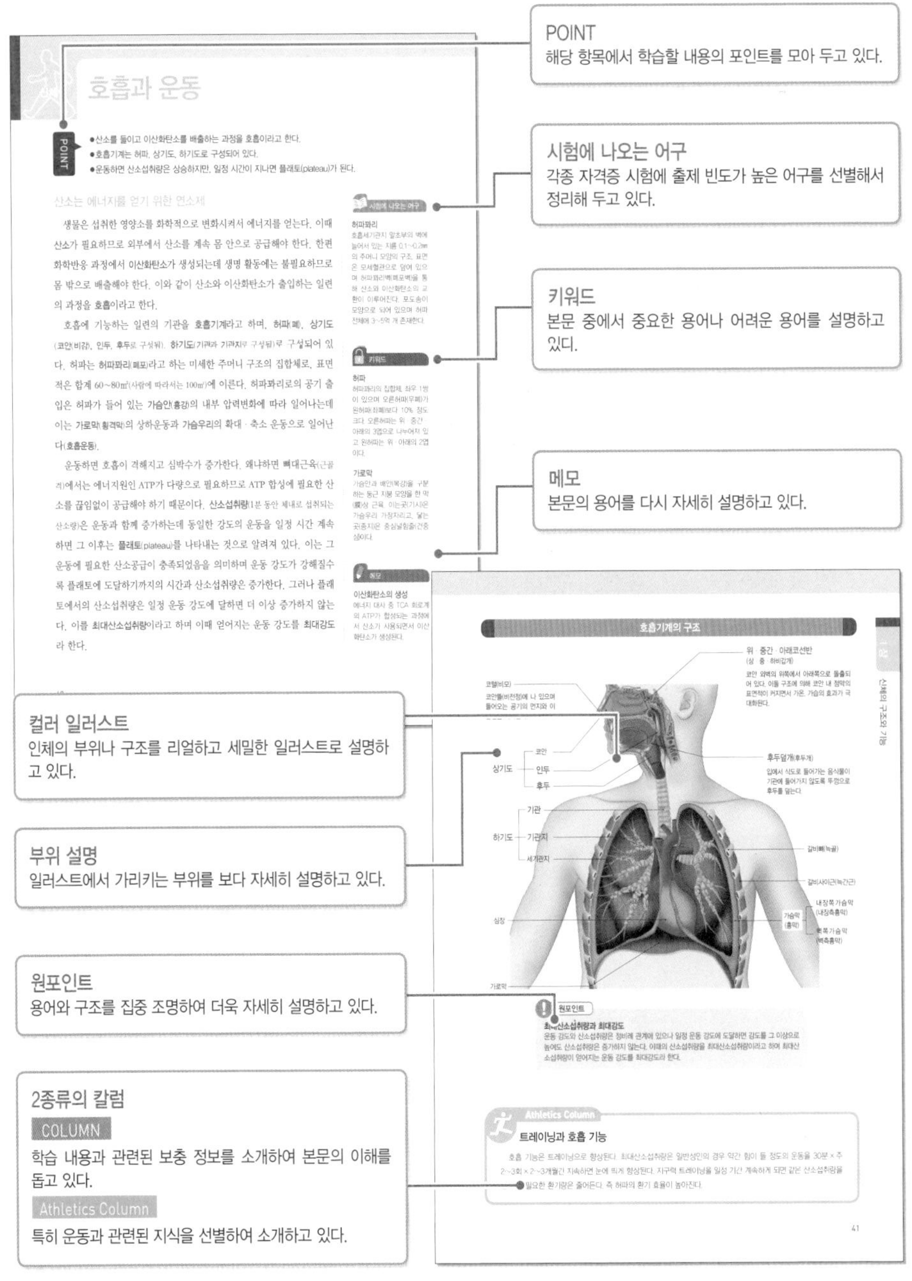

POINT
해당 항목에서 학습할 내용의 포인트를 모아 두고 있다.
시험에 나오는 어구
각종 자격증 시험에 출제 빈도가 높은 어구를 선별해서 정리해 두고 있다.
키워드
본문 중에서 중요한 용어나 어려운 용어를 설명하고 있다.
메모
본문의 용어를 다시 자세히 설명하고 있다.
컬러 일러스트
인체의 부위나 구조를 리얼하고 세밀한 일러스트로 설명하고 있다.
부위 설명
일러스트에서 가리키는 부위를 보다 자세히 설명하고 있다.
원포인트
용어와 구조를 집중 조명하여 더욱 자세히 설명하고 있다.
2종류의 칼럼
COLUMN
학습 내용과 관련된 보충 정보를 소개하여 본문의 이해를 돕고 있다.
Athletics Column
특히 운동과 관련된 지식을 선별하여 소개하고 있다.
호흡과 운동
호흡기계의 구조
트레이닝과 호흡 기능

1장

신체의 구조와 기능

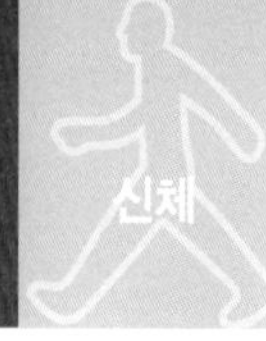

뼈의 구조

POINT

- 뼈는 치밀뼈와 해면뼈로 이루어져 있고 전체가 뼈막으로 덮여 있다.
- 치밀뼈는 뼈단위와 사이층판으로 구성된 단단한 구조로 되어 있다.
- 해면뼈는 뼈잔기둥이 얽혀 있는 스펀지 모양의 구조로 되어 있다.

뼈의 외측은 단단하고 내측은 부드럽다

인체를 지탱하는 **뼈대**(**골격**)의 주축은 약 30개의 **척추뼈**(**척추골**)로 구성된 **척주**다. 척주는 크고 작은 여러 뼈(모양에 따라 **긴뼈**(**장골**), **짧은뼈**(**단골**), **납작뼈**(**편평골**), **불규칙뼈**(**불규칙골**), **공기뼈**(**함기골**), **종자뼈**(**종자골**) 등으로 분류됨)가 복잡하게 연결되어 있다.

뼈와 뼈의 연결에는 **움직관절**(움직일 수 있는 관절)과 **못움직관절**(움직일 수 없는 관절)이 있다. **윤활관절**은 움직관절이며 근육이 수축함으로써 움직인다. 이것이 신체운동의 기본원리다.

뼈를 형성하는 **골조직**은 결합조직의 일종으로, 세포간질에 하이드록시아파타이트(칼슘화합물의 일종)가 침착되어 있으며 치아의 에나멜질 다음으로 단단하다. 전체적으로 2층 구조로 되어 있으며 치밀하고 단단한 바깥쪽 층(**치밀뼈**)과 스펀지 모양으로 부드러운 안쪽 층(**해면뼈**)으로 분류된다.

치밀뼈는 **뼈단위**(**골단위**)와 **사이층판**(**간질층판**)으로 구성된다. 뼈단위는 원기둥 모양의 구조로, 혈관이 지나가는 **뼈층판**(**골층판, 하버스층판**)으로 이루어져 있다. 뼈 전체는 바깥에서 **뼈막**(**골막**)으로 둘러싸여 있다. 뼈막에는 혈관이 지나가며 **볼크만관**을 매개로 뼈단위의 **하버스관**과 연결되어 있으며 뼈 내부에 영양분을 공급한다. 뼈막에는 신경이 지나가므로 골절이 되면 심한 통증을 유발한다. 뼈막은 **뼈세포**(**골세포**)를 만들어내는데 새로운 뼈가 겉층부터 생성되는 것은 이 때문이다.

뼈는 **신체의 지탱**과 **운동**, **장기 보호**, **칼슘대사**와 같은 기능 외에 **조혈** 기능을 맡고 있다. 이 기능은 뼈속질공간(골수강)과 뼈속층(골내층)의 해면뼈에 있는 복잡하게 얽힌 **뼈잔기둥**(**골소주**)이라 불리는 구조 사이를 메우고 있는 **적색골수**에서 이루어진다.

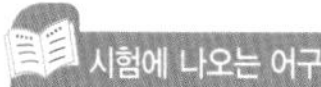

뼈의 총 개수
성인은 약 200개, 신생아는 약 350개 정도된다.

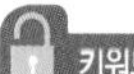
키워드

움직관절
움직일 수 있는 뼈의 연결. 관절이 해당된다.

못움직관절
움직일 수 없는 뼈의 연결. 뼈융합, 연골관절, 섬유관절이 있다.

칼슘대사
뼈는 칼슘(Ca)을 저장하여 필요에 따라 혈액으로 방출한다.

조혈
적혈구, 백혈구, 혈소판은 골수에서 생성된다.

뼈의 형태

불규칙뼈
불규칙한 형상의 뼈
짧은뼈
여러 개의 뼈로 구성된 정육면체 모양에 가까운 뼈
긴뼈
봉 모양의 기다란 뼈
공기뼈
점막으로 덮인 비어 있는 공간(공동)이 내부에 있는 뼈
종자뼈
힘줄(건) 안에 생성되는 작은 뼈
납작뼈
모양이 편평하고 비교적 얇은 뼈

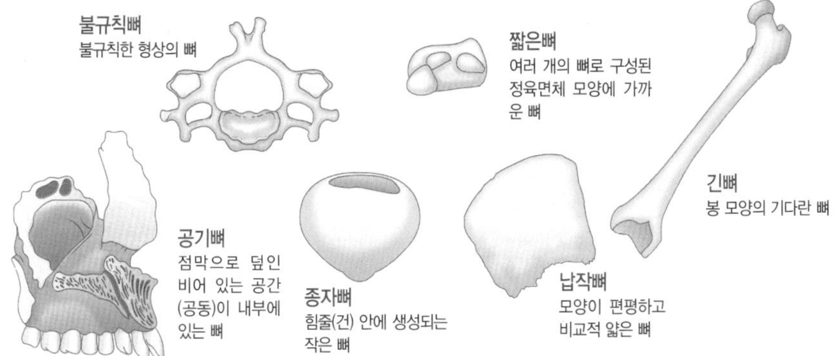

뼈의 구조

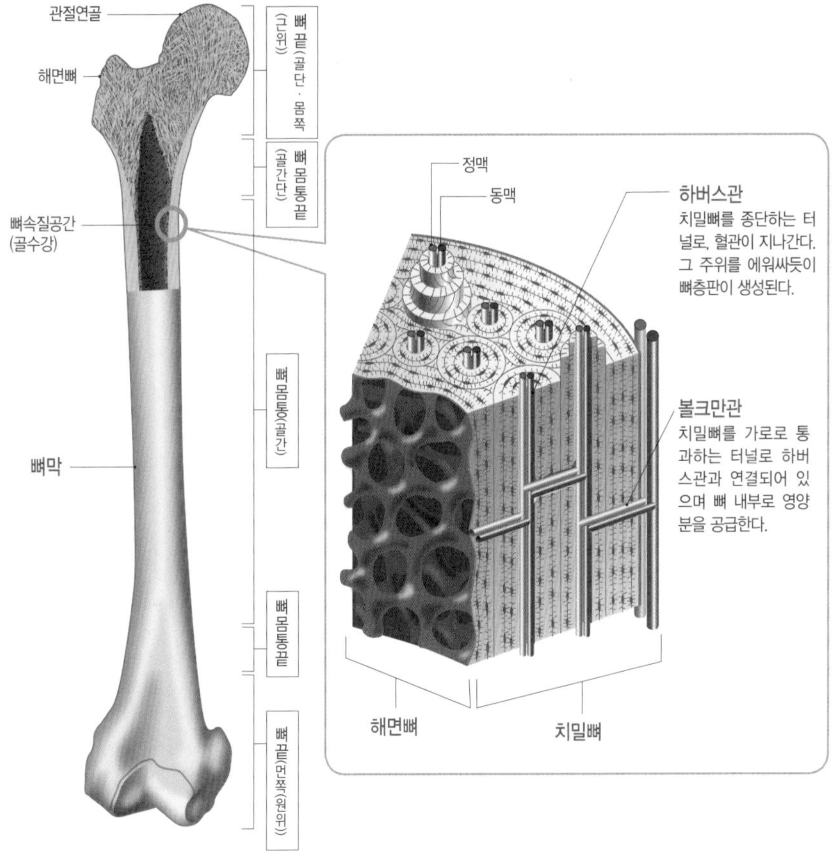

관절연골
해면뼈
뼈속질공간
(골수강)
뼈막
뼈끝(골단 · 몸쪽(근위))
뼈몸통끝(골간단)
뼈몸통(골간)
뼈몸통끝
뼈끝(먼쪽(원위))
정맥
동맥
하버스관
치밀뼈를 종단하는 터널로, 혈관이 지나간다. 그 주위를 에워싸듯이 뼈층판이 생성된다.
볼크만관
치밀뼈를 가로로 통과하는 터널로 하버스관과 연결되어 있으며 뼈 내부로 영양분을 공급한다.
해면뼈
치밀뼈

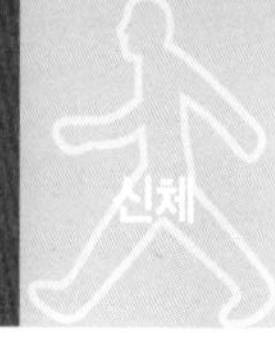

뼈의 형성

POINT
- 뼈의 형성과정에는 막속뼈발생과 연골속뼈발생의 두 가지가 있다.
- 뼈는 뼈재생을 통해 신진대사가 이루어진다.
- 유아기에 여러 개였던 뼈는 성장하면서 합체된다.

뼈가 생성되는 방법은 두 가지

뼈는 **뼈막**(**골막**) 및 긴뼈(장골)의 양끝인 **뼈끝연골**(골단연골, 엑스레이 사진에는 선 모양으로 찍히므로 뼈끝선(골단선)이라고도 불림)에서 생성되는데, 뼈가 생성되는 방법은 두 경우에서 크게 다르다. 뼈막에서의 뼈 생성은 **막속뼈발생**(**막내골화**)으로 진행되며 뼈막 내층의 **뼈모세포**(**조골세포**)가 성장하여 뼈조직(골조직)으로 들어가 **뼈세포**(**골세포**)가 되는 과정을 밟는다(막속뼈발생으로 만들어지는 뼈를 **막뼈**(**부가골**)라고 함). 이는 머리뼈(두개)나 빗장뼈(쇄골) 등에서 뚜렷하다. 또 하나는 긴뼈에서 볼 수 있는 **연골속뼈발생**(**연골내골화**)으로, 맨 먼저 **연골모세포**에서 연골조직이 형성되는데 이는 나중에 **연골파괴세포**에 의해 파괴되고 뼈모세포와 치환되면서 뼈조직을 형성한다. 이렇게 생성된 뼈를 **치환골**이라고 하며 긴뼈의 장축(長軸)방향으로 커진다.

뼈의 신진대사와 뼈재생

새로운 뼈가 생성되는 한편에서 오래된 뼈는 **뼈파괴세포**(**파골세포**)에 의해 파괴된다. 즉 신진대사가 이루어지는데 이를 **뼈재생**(**골재생**)이라고 한다. 오래된 뼈에 함유되어 있던 칼슘과 인 등은 혈액으로 방출되며 이에 따라 혈중 칼슘농도 등이 조절된다.

연결된 복수의 뼈는 나중에 합쳐지기도 한다. 전형적인 예는 성인의 볼기뼈(관골)로 유아기에는 분리되어 있던 엉덩뼈(장골), 궁둥뼈(좌골), 두덩뼈(치골)의 세 개의 뼈가 하나로 합쳐진 것이다. 뼈를 연결하고 있던 연골이 성장 과정에서 뼈로 변화된 것(**연골관절**이 **뼈융합**으로 변화)이다. 이 밖에 뼈의 연결에는 **섬유관절**(섬유에 의한 연결)과 **윤활관절**(윤활막으로 둘러싸인 주머니로 연결됨. 일반적인 관절이 이에 해당)이 있으며 섬유관절이 뼈융합으로 변화되기도 한다.

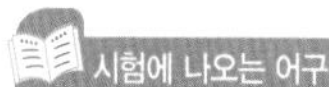

뼈끝연골
긴뼈 양끝에 있는 뼈몸통끝(골간단)과 뼈끝(골단)을 구분하는 연골층이다.

키워드

막속뼈발생
뼈막 내층의 뼈모세포가 성장하여 뼈조직 내에서 뼈세포가 되는 것. 이렇게 형성된 뼈를 막뼈라고 한다.

연골속뼈발생
연골모세포로부터 만들어진 연골세포가 연골파괴세포에 의해 파괴되면서 뼈모세포를 거쳐 뼈세포로 치환된다. 이렇게 형성된 뼈를 치환골이라고 한다.

뼈가 만들어지는 원리

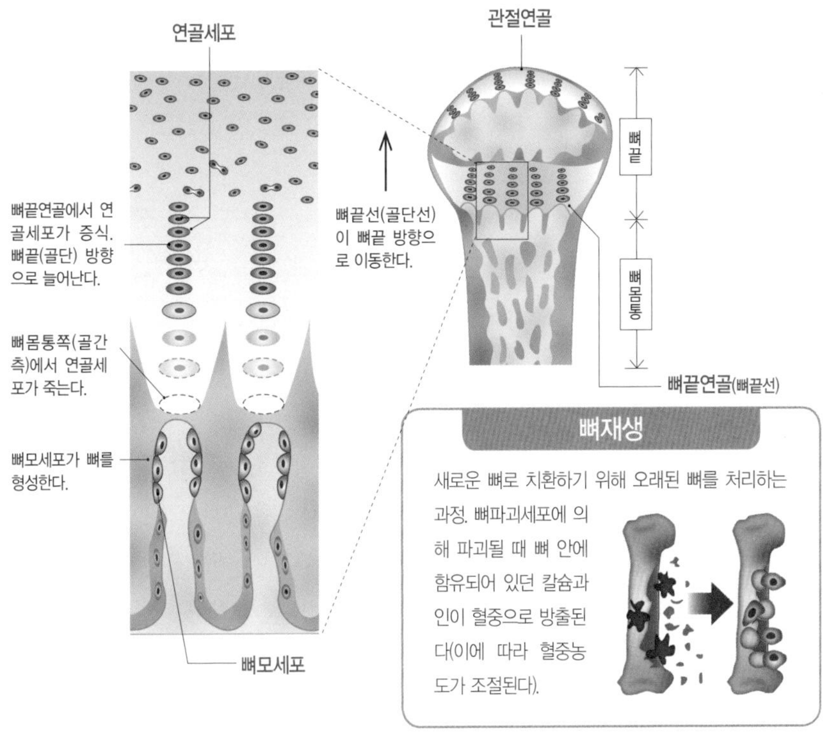

뼈재생

새로운 뼈로 치환하기 위해 오래된 뼈를 처리하는 과정. 뼈파괴세포에 의해 파괴될 때 뼈 안에 함유되어 있던 칼슘과 인이 혈중으로 방출된다(이에 따라 혈중농도가 조절된다).

뼈의 연결(관절)

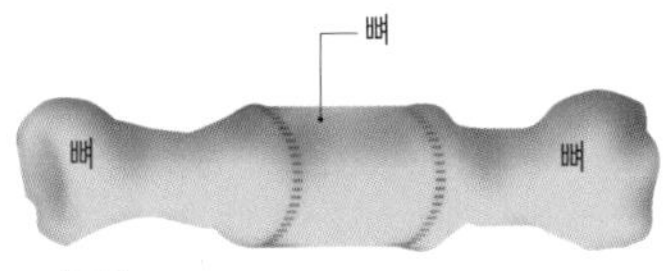

뼈융합
뼈와 뼈를 뼈가 연결함. 못움직관절. 성인의 볼기뼈가 대표적인 예

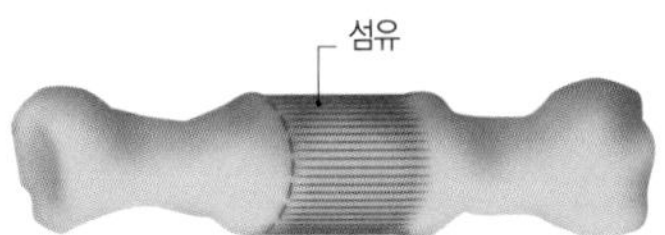

섬유관절
뼈와 뼈를 섬유가 연결함. 못움직관절. 머리뼈의 봉합이 대표적인 예

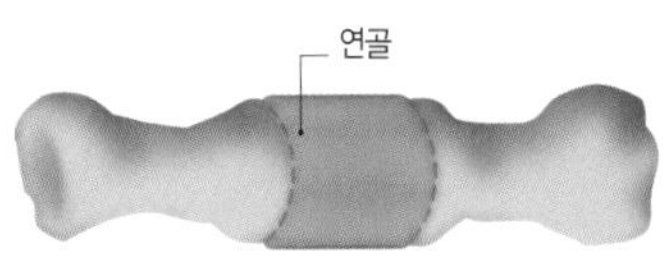

연골관절
뼈와 뼈를 연골이 연결함. 못움직관절. 머리뼈바닥(두개저)이나 두덩뼈의 결합이 대표적인 예

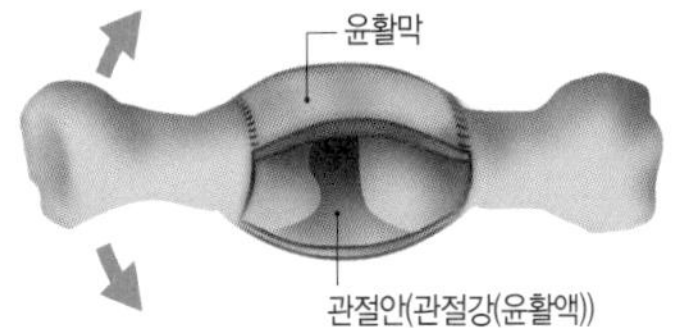

윤활관절
윤활액이 든 관절주머니가 뼈와 뼈를 연결함. 움직관절. 대부분의 관절이 이에 해당한다.

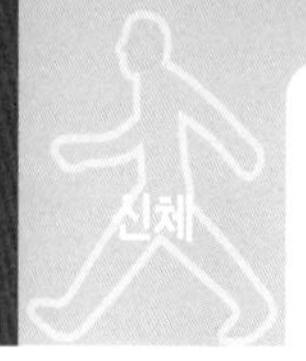

관절의 결합조직

POINT

- 관절은 안에 윤활액이 든 관절주머니로 연결되어 있다.
- 관절에서 서로 마주 보는 뼈의 면은 요철 관계에 있다.
- 관절은 인대와 관절반달, 관절원반에 의해 보강된다.

윤활액이 든 주머니로 연결

뼈의 움직관절인 **윤활관절**은 연결부가 윤활막의 주머니(**관절주머니**)로 둘러싸인 **윤활관절**이다. 관절주머니의 내부(**관절안(관절강)**)는 **윤활막**(관절주머니 내층)에서 분비된 윤활액으로 채워져 있어 원활하게 움직일 수 있다.

관절주머니 외층은 튼튼한 **섬유막**으로 되어 있다. 섬유막은 **뼈**아교질(골질)에 박히듯이 연결된 **샤피섬유**와 연결되어 뼈에 단단히 고정되어 있다.

관절에서 서로 마주 보는 골면은 요철 관계에 있다. 볼록한 쪽을 **관절머리**(**관절두**), 오목한 쪽을 **관절오목**(**관절와**)이라고 부르며, 양쪽의 접촉면(**관절면**)은 표면이 매끄러운 연골로 둘러싸여 있다. 이를 **유리연골**(**초자연골**) 또는 **관절연골**이라 부른다.

관절을 더욱 강화하는 구조

관절을 형성하는 2개의 뼈는 가동성을 획득하기 위해 직접 연결되어 있지 않으므로 항상 탈구의 위험성을 내포하고 있다.

이를 방지하는 것이 결합조직으로 되어 있는 **인대**로, 관절주머니의 외부를 보강한다. 인대 중에는 관절안의 내측을 보강하여 연결을 더욱 강화하는 것도 있다. 이러한 인대를 **관절주머니속인대**라고 하며 엉덩관절(고관절)의 넙다리뼈머리인대(대퇴골두인대), 무릎관절(슬관절)의 무릎십자인대(슬십자인대)가 대표적이다.

무릎관절이나 턱관절(악관절), 복장빗장관절(흉쇄관절) 등에서는 관절안 내부에 판상 구조를 관찰할 수 있다. 이 또한 관절의 적합성을 높이는 구조로 중앙의 틈새로 관절주머니속인대가 지나가는 것을 **관절반달**(**관절반월**), 관절안(관절강) 내부가 완벽하게 분리된 것을 **관절원반**(**관절원판**)이라 부른다. 둘 다 소재는 섬유연골이다.

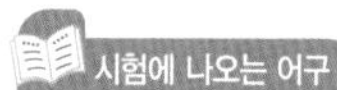

관절주머니
관절을 둘러싼 윤활주머니. 내부는 윤활액으로 채워져 있다.

샤피섬유
뼈아교질 안에 박힌 듯이 연결된 섬유이다.

유리연골
뼈의 관절면을 둘러싸는 매끄러운 연골. 관절연골이라고도 한다.

인대
관절을 보강하는 결합조직 띠. 관절주머니를 외부에서 보강하는 것과 내부에서 보강하는 것이 있다.

메모

관절머리 · 관절오목
관절머리는 볼록한 쪽의 관절면. 관절오목은 오목한 쪽의 관절면

관절반달 · 관절원반
관절 내부에 있으면서 적합성을 높이는 판상 연골을 말한다.

윤활관절의 구조

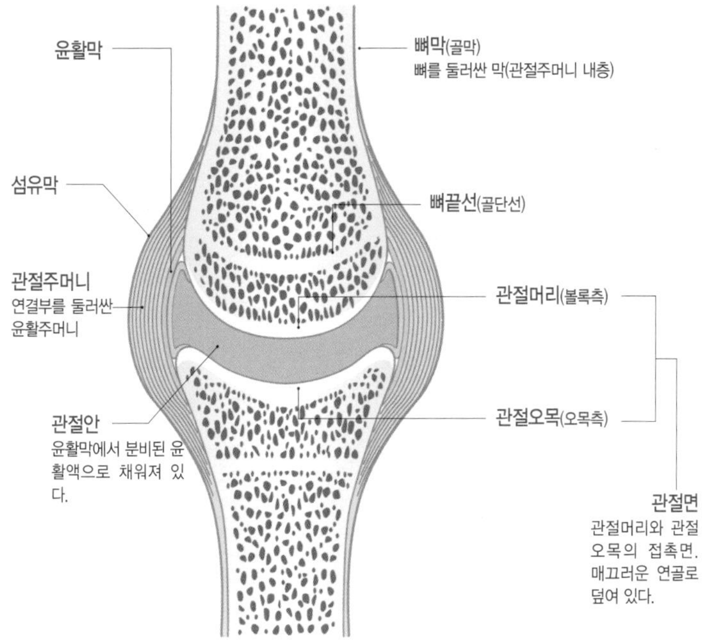

관절의 구조

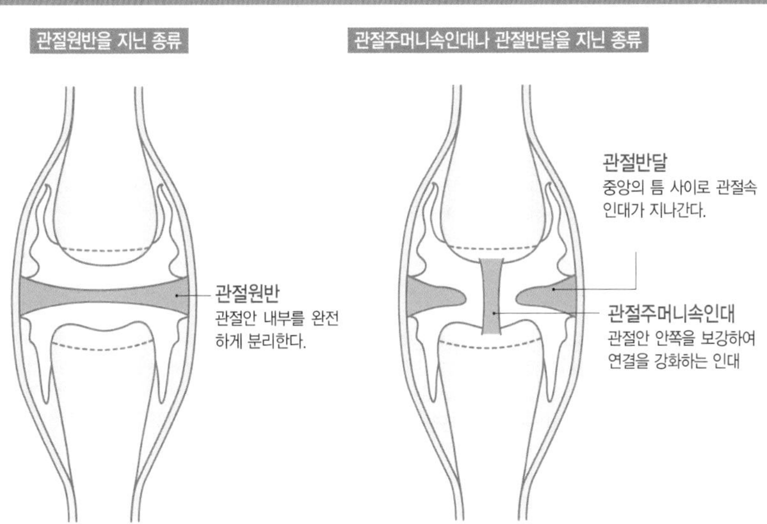

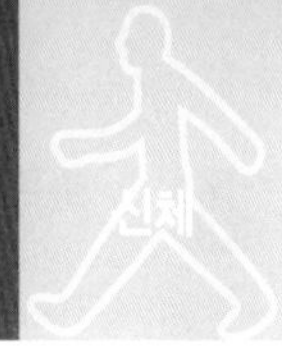

관절의 구조와 종류

POINT
- 관절은 그 형상에 따라 크게 6종류로 분류할 수 있다.
- 기본형에 변형을 고려한 분류방식도 있다.
- 관절이 움직일 때 관절주머니 안에서도 구성운동이 일어난다.

관절면의 형상에 따라 다양한 분류

관절에서 마주 보는 골면은 볼록(**관절머리(관절두)**)과 오목(**관절오목(관절와)**)의 관계에 있는데 그 형상에 따라 다음과 같이 6종류로 분류할 수 있다.

- **구(球)관절**: 관절머리가 둥근 공모양이고 관절오목이 오목하게 패인 그릇 모양인 관절. 운동영역이 크며 회전운동이 가능하다. 어깨관절 등
- **경첩관절**: 관절머리가 원기둥이고 관절오목은 반으로 잘린 U자형 파이프 모양의 경첩 모양 관절. 운동 방향은 제한적이다. 팔꿈치의 위팔자관절 등
- **두융기관절**: 관절머리가 쌍을 이루는 관절로 관절오목이 얕고 요람과 같은 움직임을 보인다. 턱관절, 무릎관절 등
- **타원관절**: 구관절과 유사하나 관절머리가 타원형으로 운동은 가로세로 방향만 가능하고 회전 운동은 불가능하다. 손관절(수관절) 등
- **안장관절(안관절)**: 마주 보는 골면이 모두 말의 안장과 같은 모양인 관절. 운동성이 비교적 크다. 엄지손가락(무지)의 손목손허리관절 등
- **중쇠관절(차축관절)**: 관절머리 측의 뼈를 주축으로 관절오목 측의 뼈가 회전하는 관절. 정중고리중쇠관절(정중환축관절), 몸쪽노자관절, 먼쪽노자관절 등

상기한 관절 중에서 구관절이면서 관절오목이 깊은 것을 **절구관절(구상관절**, 운동성이 다소 작음. 엉덩관절(고관절) 등), 경첩관절의 변형으로 나선형 운동을 하는 것을 **나선관절**이라 부르기도 한다. 또한 운동성이 떨어지는 **평면관절**(관절면이 평면으로 서로 약간 어긋나는 정도의 움직임만이 가능함. 돌기사이관절(추간관절), 손목뼈사이관절(수근간관절) 등)과 **반관절**이 분류에 추가되기도 한다.

관절이 운동할 때 관절면 또한 관절주머니 안에서 작게 움직이는데 이를 **구성운동**이라고 하며, **미끄러짐**(glide), **굴림**(roll), **축회전**(axis rotation)의 복합운동으로 이루어진다. 이 외에 외부적인 힘에 의한 'joint play'라 불리는 동작도 있다(앞서 기술한 세 가지에 **견인**과 **압박**이 추가된다).

키워드

절구관절
구관절의 일종. 관절오목이 깊고, 운동성이 다소 작다.

나선관절
경첩관절의 변형 버전으로, 나선형과 같은 움직임을 한다.

평면관절
관절면이 평면인 관절. 서로 어긋나는 정도의 움직임만 가능하다.

반관절
평면관절과 비슷하지만 관절면에 작은 요철이 있다.

메모

구성운동
관절이 운동할 때 관절주머니 안에서 일어나는 관절면의 상대운동. 미끄러짐, 굴림, 축회전의 조합.

joint play
외부로부터 힘을 가할 때 관절주머니 안에서 일어나는 움직임. 견인, 압박, 미끄러짐, 굴림, 축회전의 5가지.

관절의 종류

구관절 관절머리가 구형, 관절오목이 오목형. 운동영역이 크다.	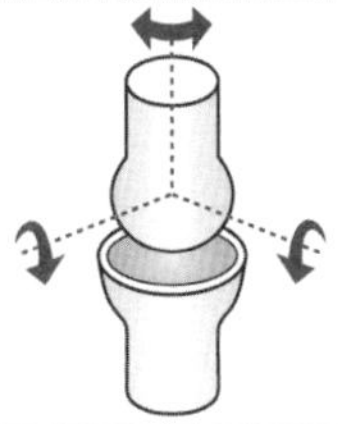	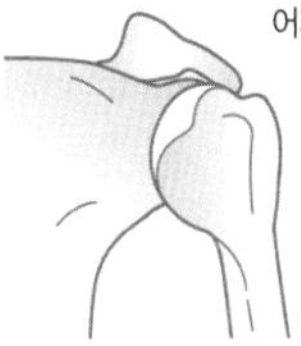 어깨관절 등
경첩관절 경첩모양의 관절. 운동영역은 비교적 크나 방향이 제한적이다.	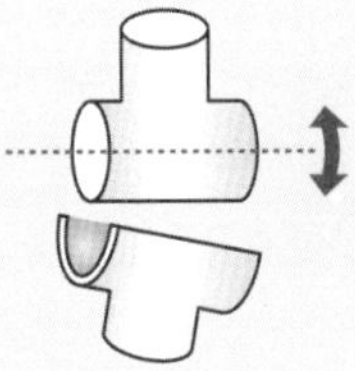	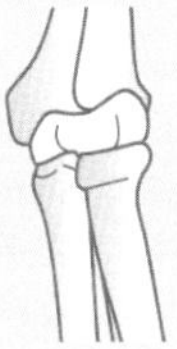 위팔자관절 등
두융기관절 쌍을 이루는 관절머리를 지닌, 요람처럼 움직이는 관절이다.	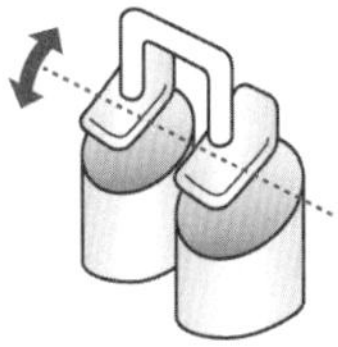	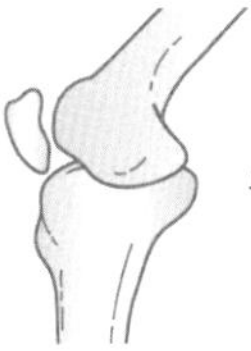 무릎관절 등
타원관절 관절머리가 타원형인 구관절의 변형. 운동은 가로세로 방향으로만 가능하다.	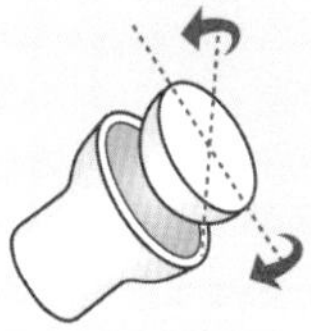	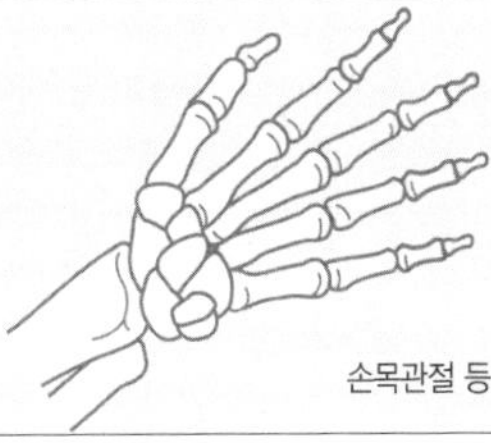 손목관절 등
안장관절 두 골면이 말의 안장과 같은 형상인 관절이다.	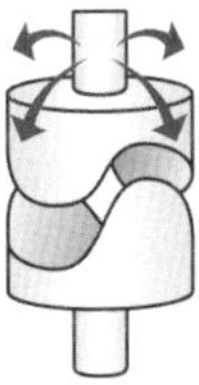	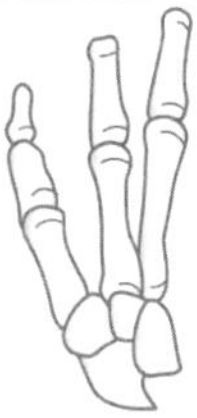 엄지손가락의 손목손허리관절 등
중쇠관절 한쪽 뼈를 주축으로 하여 다른 한쪽의 뼈가 회전하며 움직이는 관절이다.	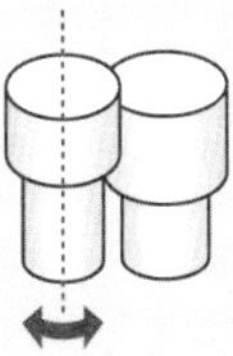	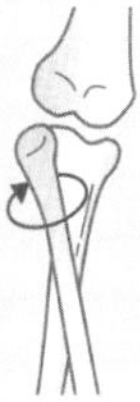 몸쪽노자관절 등

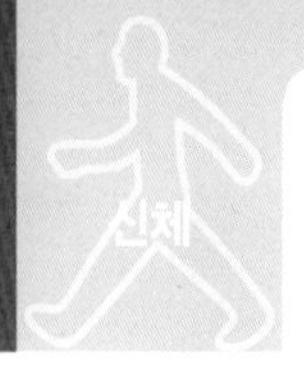

관절의 가동성

POINT

- 관절은 운동축의 개수에 따라 세 가지로 분류된다.
- 관절이 움직일 수 있는 범위를 관절가동범위라 한다.
- 관절가동범위는 각도로 표시되나 절대적인 수치는 아니다.

관절은 운동축의 개수에 따라 세 가지로 분류

운동축의 개수에 따라 관절을 분류하기도 한다. 운동축에는 **수직축**, **시상–수평축**, **이마–수평축**의 세 가지가 있는데(P.68 참조) 어느 방향으로 움직이느냐에 따라 **홑축관절**(일축성관절), **이축관절**(이축성관절), **뭇축관절**(다축성관절)의 3종류로 분류된다. 홑축관절은 한 방향으로만 움직일 수 있는 관절로, 경첩관절(접번관절)이나 중쇠관절(차축관절)이 이에 해당한다(대표적인 예는 손가락뼈사이관절). 이축관절은 두 방향으로 움직이는 관절로, 타원관절이나 안장관절(안관절) 등(대표적인 예는 손관절(수관절))이다. 뭇축관절은 세 방향으로의 움직임이 가능한 관절로 구관절이 전형적인 예(어깨관절(견관절) 등)이며 평면관절이 포함되기도 한다.

관절가동범위는 각도로 표시

관절을 움직일 수 있는 범위를 **관절가동범위**라고 하며 각도로 계측 · 표시한다. 기준은 정면을 바라보고 서서 팔을 내리고, 손바닥은 몸통을 향하고 양 발끝을 나란히 하여 앞을 바라본 자세(**해부학자세**)를 0°로 하여 운동 방향(**굽힘**(**굴곡**), **폄**(**이완**), **벌림**(**외전**), **모음**(**내전**), **가쪽돌림**(**외선**), **안쪽돌림**(**내선**), **수평굽힘**, **수평폄** 등. P.68 참조)별로 나타낸다. 관절가동범위가 가장 큰 관절은 구관절로 특히 어깨관절은 굽힘(전방거상)과 벌림(측방거상)이 모두 최대 180°, 전방수평내측으로의 굽힘(수평굽힘)이 최대 135°를 나타내는 등 모음을 제외한 모든 방향에서 큰 가동범위를 갖고 있다.

단, 관절가동범위는 관절의 종류(구조)뿐만 아니라 근육이나 힘줄(건), 인대 등의 상태 그리고 나이, 성별, 비만도의 영향을 받으며 개인차도 크기 때문에 절대적인 수치는 아니다.

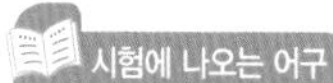

시험에 나오는 어구

운동축
운동의 기준이 되는 축으로 수직축, 시상–수평축, 이마–수평축의 세 가지가 있다.

홑축관절
한 방향으로만 움직이는 관절. 손가락뼈사이관절 등

이축관절
두 방향으로 움직이는 관절. 손관절 등

뭇축관절
세 방향 모두로 움직이는 관절. 어깨관절 등

관절가동범위
관절이 움직이는 범위. 해부학자세를 기준으로 하여 각도로 표시한다.

메모

해부학자세
신체 운동을 표현할 때의 기준자세. 정면을 바라보고 직립. 두 팔을 자연스럽게 떨어뜨리고 손바닥은 안쪽을 향하고 발끝은 가지런히 앞을 향한다.

관절가동범위

굽힘 · 폄

굽힘: 위팔(상완)의 전방거상. 0~180°
폄: 위팔의 후방거상. 0~50°

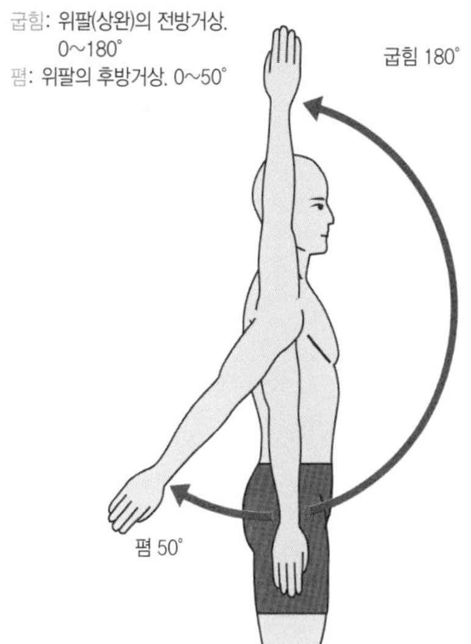

벌림 · 모음

벌림: 위팔의 측방거상. 0~180°
모음: 위팔을 정중선 가까이 모으는 동작. 0°

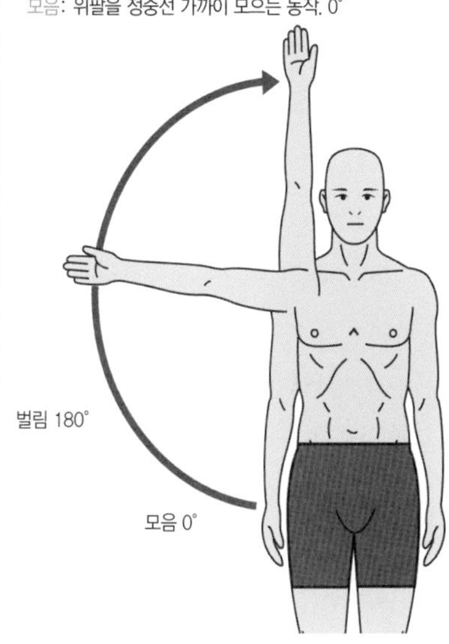

가쪽돌림 · 안쪽돌림

가쪽돌림: 위팔을 바깥쪽으로 돌리는 동작. 0~60°
안쪽돌림: 위팔을 안쪽으로 돌리는 동작. 0~80°

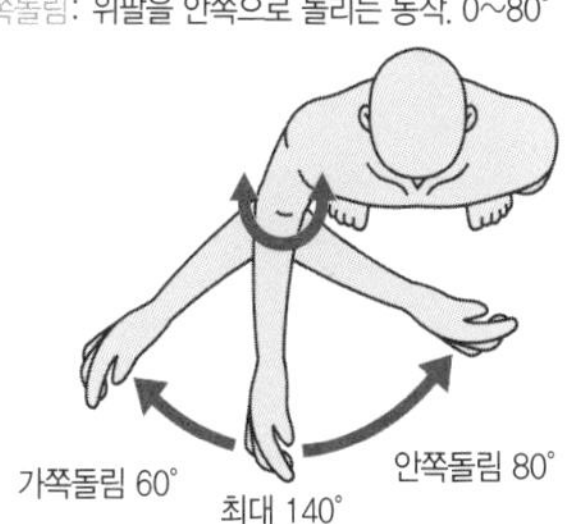

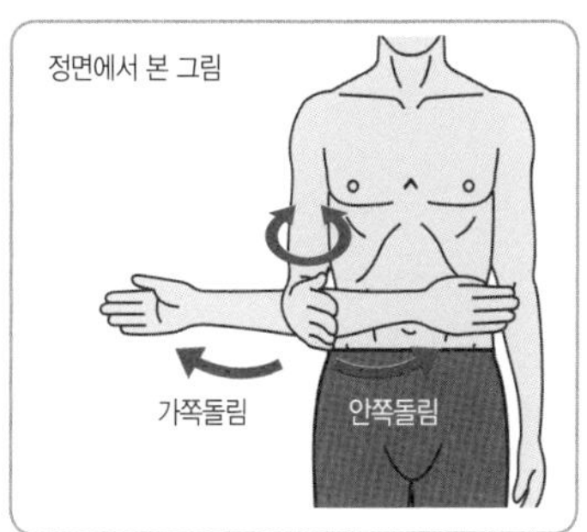

수평굽힘 · 수평폄

수평굽힘: 어깨관절을 90° 굽힌 상태에서 위팔을 앞으로 움직인다. 0~135°
수평폄: 어깨관절을 90° 굽힌 상태에서 위팔을 뒤로 움직인다. 0~30°

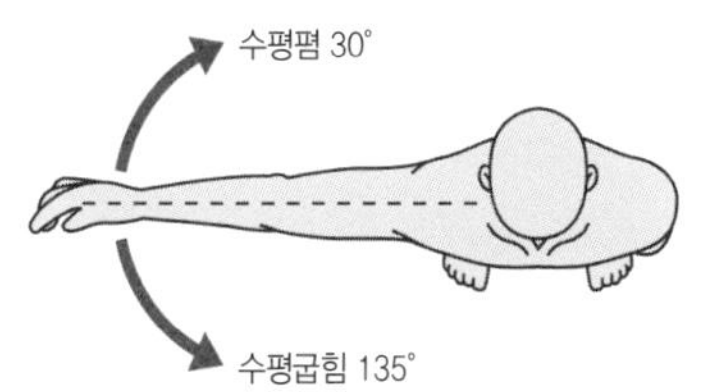

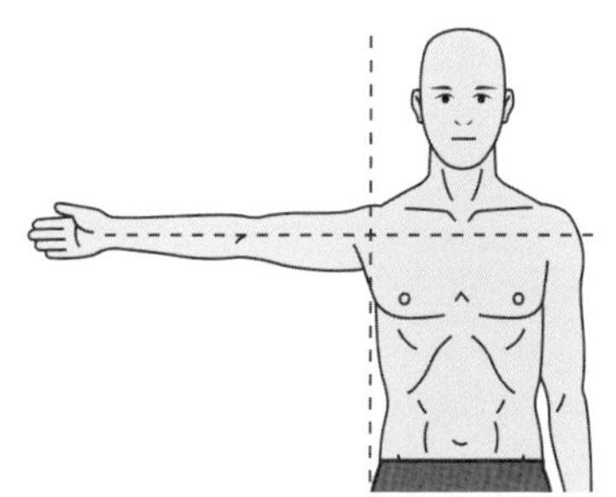

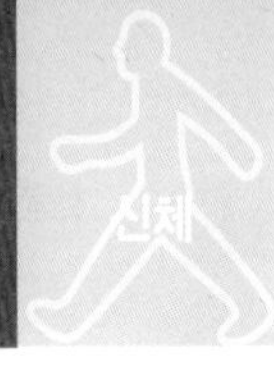

근육의 구조

POINT

- 근육은 조직의 차이에 따라 가로무늬근육과 민무늬근육으로 나뉜다.
- 근육은 의식적으로 움직일 수 있느냐 없느냐에 따라 맘대로근과 제대로근으로 나뉜다.
- 근육은 형상 · 형태에 따라서도 다양하게 분류할 수 있다.

근육은 조직의 차이, 수의성에 따라 크게 두 가지로 분류

근육은 이른바 '인체의 구동장치'라 할 수 있는 기관으로 움직임이 필요한 부위에는 반드시 존재한다. 형태를 만들어내는 **근육조직**은 수축 · 이완 능력을 지니며 이에 따라 여러 동작을 발현해낸다.

근육은 근육조직의 차이에 따라 **가로무늬근육**(횡문근)과 **민무늬근육**(평활근)으로 크게 나뉜다. 가로무늬근육은 **근육잔섬유**의 규칙적인 배열에 기인하는 줄무늬 모양이 관찰되는 근육으로, 뼈에 붙어서 관절을 움직이는 **뼈대근육**(골격근)과 심장을 형성하는 **심장근육**이 이에 해당한다. 한편 민무늬근육은 방추형(물레모양)의 근육세포가 모인 집합체로서 줄무늬 모양은 관찰되지 않는다. 내장이나 혈관벽 등의 기관을 형성한다.

근육은 의식적으로 움직일 수 있느냐 없느냐에 따라 **맘대로근**(수의근)과 **제대로근**(불수의근)으로 분류할 수 있다. 뼈대근육은 맘대로근이지만 심장근육이나 내장근육은 의지가 반영되지 않으므로 제대로근이다.

다양한 형상 · 형태의 근육이 존재

근육은 형상 · 형태에 따라 다음과 같이 분류할 수 있다.

- **방추근육**(방추상근): 양끝이 가늘고 중앙부가 굵은 형상의 근육
- **깃근육**: 중앙부의 힘줄을 향해서 근육섬유가 사선으로 주행하는 근육
- **반깃근육**(반우상근): 깃근육의 변형으로, 근섬유가 한쪽에만 있는 근육
- **뭇깃근육**(다우상근): 복수의 깃근육으로 형성된 근육
- **두갈래근육**(이두근): 갈래(근두)가 두 개로 갈라진 근육
- **뭇힘살근육**(다복근): 복수의 힘줄로 분획된 근육
- **톱니근**(거근): 톱니와 같은 형상의 근육
- **널판근**(판상근): 판상 근육
- **네모근**(방형근): 네모모양의 근육

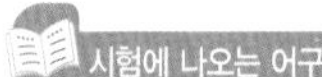

가로무늬근육
근육잔섬유의 규칙적 배열에 따른 평행의 줄무늬가 관찰되는 근육. 근육세포가 섬유상으로 일체화되어 있다. 뼈대근육과 심장근육 등

민무늬근육
방추형의 근육세포가 집합하여 형성된 근육. 줄무늬는 관찰되지 않는다. 내장근육 등

심장근육
심장벽의 근육. 가로무늬근육이자 제대로근으로, 수축 · 이완이 동시에 이루어지므로 근육섬유(근섬유)를 서로 연결하는 구조(사이원반)가 존재한다.

맘대로근
의식적으로 수축 · 이완이 가능한 근육. 운동신경의 지배를 받는다. 뼈대근육 등

제대로근
수축 · 이완에 의지가 반영되지 않는 근육. 자율신경의 지배를 받는다. 심장근육이나 내장근육 등

메모

근육조직
두 종류의 근육잔섬유(미오신필라멘트와 액틴필라멘트)로 구성된 근원섬유가 다발이 되어 융합, 형성된 섬유상 세포(근육섬유(근섬유) 또는 근육세포)에 의해 구성된 조직

근육의 형상에 따른 분류

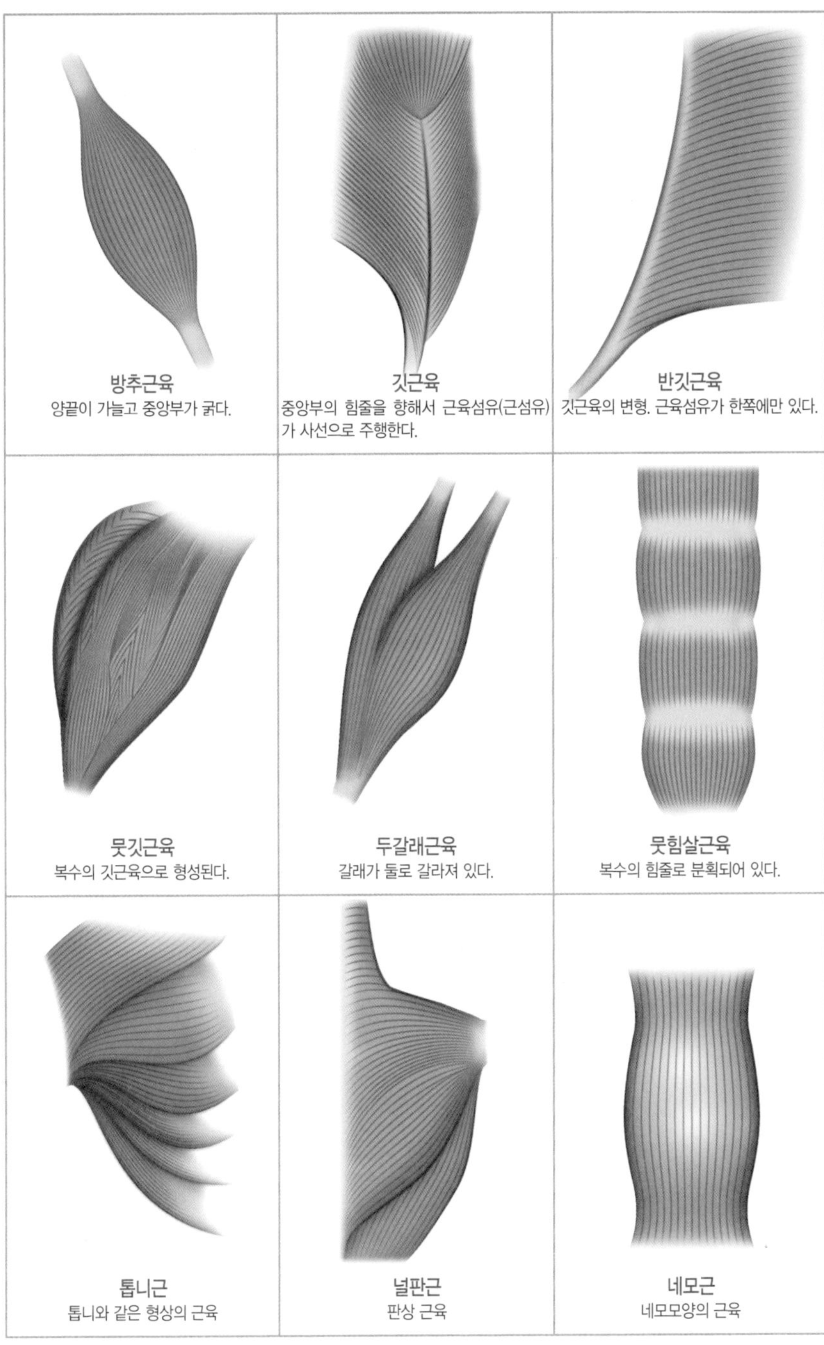
방추근육
양끝이 가늘고 중앙부가 굵다.
깃근육
중앙부의 힘줄을 향해서 근육섬유(근섬유)가 사선으로 주행한다.
반깃근육
깃근육의 변형. 근육섬유가 한쪽에만 있다.
뭇깃근육
복수의 깃근육으로 형성된다.
두갈래근육
갈래가 둘로 갈라져 있다.
뭇힘살근육
복수의 힘줄로 분획되어 있다.
톱니근
톱니와 같은 형상의 근육
널판근
판상 근육
네모근
네모모양의 근육

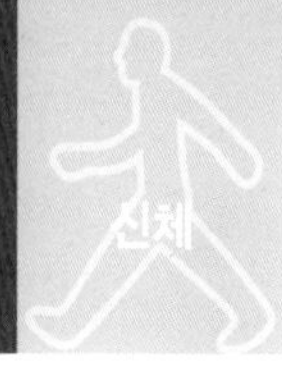

뼈대근육의 기능과 역할

POINT

- 뼈대근육의 부착 부위를 이는곳, 닿는곳이라고 한다.
- 뼈대근육은 갈래, 꼬리(근미), 힘살로 나뉜다.
- 관절을 움직이는 근육을 작용근(주동근), 작용근을 보조하는 기능의 근육을 협동근이라고 한다.

이는곳 · 닿는곳, 갈래 · 힘살 · 꼬리

뼈대근육(골격근)은 **관절**의 구동장치로서 중요하다. 뼈대근육은 두 개의 뼈로 구성된 관절에 걸쳐서 붙어 있으며(부착 부위를 **힘줄**(건)이라고 함) **수축** · **이완**하면서 움직인다. 이때 관절에는 상대적으로 크고 작은 움직임이 일어나게 되는데, 움직임이 큰 쪽의 부착 부위를 **이는곳**(기시), 움직임이 작은 쪽의 부착 부위를 **닿는곳**(종지)이라고 한다. 단, 운동은 상대적으로 크고 작음의 차이가 뚜렷하지 않은 경우가 많으므로 일반적으로 몸통(체간)과 가까운 쪽을 이는곳, 먼 쪽을 닿는곳이라고 부르는 경우가 많다.

근육의 이는곳을 **갈래**(근두), 닿는곳을 **꼬리**(근미), 그 중간을 **힘살**(근복)이라고 한다. 갈래는 하나만 있는 것은 아니고 여러 개 있는 경우도 많으며(여러 부위에서 시작함) 그 개수에 따라 **두갈래근육**(이두근), **세갈래근육**(삼두근), **네갈래근육**(사두근)으로 분류된다. 힘살이 여러 개 있는 근육도 있는데(**중간힘줄**이 있어 두 부분으로 나뉨) **두힘살근육**(이복근), **뭇힘살근육**(다복근) 등으로 불린다.

하나의 관절에 여러 개의 근이 작용

한 관절에는 보통 여러 개의 뼈대근육이 붙어 있다. 관절을 폈다가 구부릴 때 구부린 쪽의 근육은 수축하며 반대쪽 근육은 늘어난다. 이때 전자를 **굽힘근**(굴근), 후자를 **폄근**(신근)이라고 한다.

한편 운동을 발현시키는 근육을 **작용근**(주동근)이라 하는데 이때 다른 근육이 함께 또는 보조적으로 관여하기도 한다. 이러한 근육을 **협동근**이라 한다.

하나의 뼈대근육이 하나의 관절에만 기능하는 것은 아니며 여러 관절에 동시에 기능하기도 한다. 이때 전자를 **단관절근**, 후자를 **다관절근**이라고 한다. 운동 시 관절의 움직임이 아닌 관절의 고정과 안정에 기능하는 근육도 있는데 이를 **고정근**이라 한다.

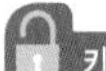
키워드

힘줄
근육과 뼈를 연결하는 결합조직. 강인성과 높은 탄력성을 지닌다.

작용근(주동근)
관절운동을 발현시킬 때 주로 움직이는 근육

협동근
작용근(주동근)과 함께(또는 보조적으로) 기능하는 근육. 예를 들어 팔꿉관절(주관절)의 경우 위팔근(상완근)과 위팔두갈래근(상완이두근)이 협동근 관계에 있다.

대항근(길항근)
어떤 운동에 있어서 반대로 작용하는 근육. 위팔근과 위팔두갈래근의 경우 위팔세갈래근(상완삼두근)이 대항근(길항근)이다.

고정근
어떤 운동에 있어서 관절을 고정하여 안정을 유지하도록 작용하는 근육. 예를 들어 암컬(arm curl, 아령들기)에서는 어깨세모근(삼각근)과 등세모근(승모근)이 고정근으로 작용하여 어깨관절을 안정시킨다. 안정근이라고도 한다.

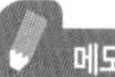
메모

두갈래근육, 세갈래근육, 네갈래근육의 예
위팔두갈래근(상완이두근), 위팔세갈래근(상완삼두근), 넙다리네갈래근(대퇴사두근)

뼈대근육의 이는곳과 닿는곳

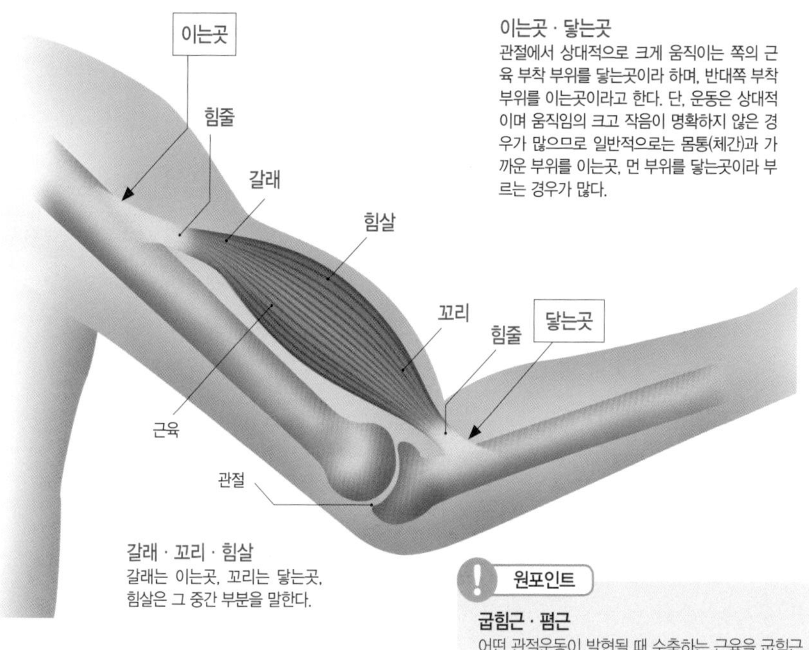

이는곳 · 닿는곳

관절에서 상대적으로 크게 움직이는 쪽의 근육 부착 부위를 닿는곳이라 하며, 반대쪽 부착 부위를 이는곳이라고 한다. 단, 운동은 상대적이며 움직임의 크고 작음이 명확하지 않은 경우가 많으므로 일반적으로는 몸통(체간)과 가까운 부위를 이는곳, 먼 부위를 닿는곳이라 부르는 경우가 많다.

갈래 · 꼬리 · 힘살

갈래는 이는곳, 꼬리는 닿는곳, 힘살은 그 중간 부분을 말한다.

원포인트

굽힘근 · 폄근

어떤 관절운동이 발현될 때 수축하는 근육을 굽힘근, 늘어나는 근육을 폄근이라고 한다. 다시 원 상태로 돌아갈 때는 굽힘근이 늘어나고 폄근이 수축한다.

여러 개의 갈래 · 힘살을 가진 근육

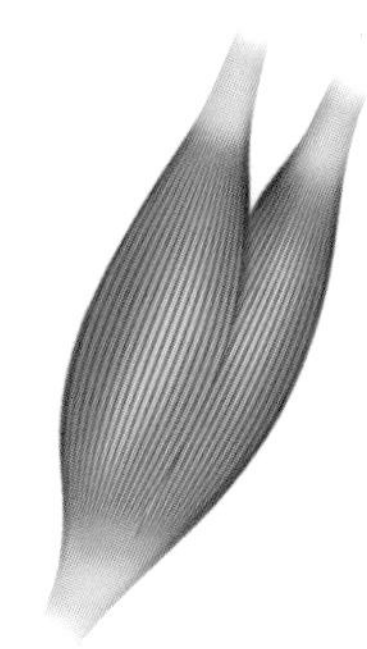

두갈래근육
갈래가 두 개인 근육. 위팔두갈래근이 대표적

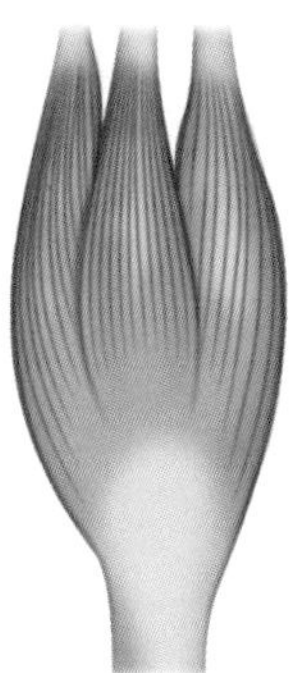

세갈래근육
갈래가 세 개인 근육. 위팔세갈래근이 대표적

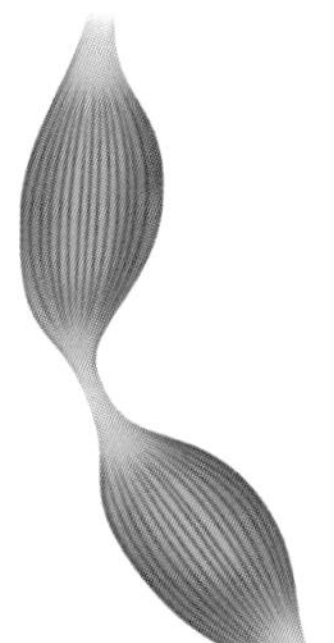

두힘살근육
중간힘줄을 매개로 힘살 두 개가 이어진 근육. 두힘살근이 대표적

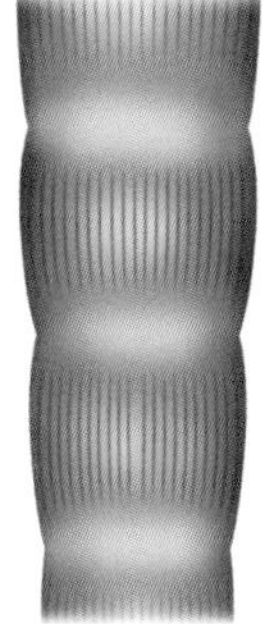

뭇힘살근육
힘살이 여러 개 연결된 근육. 배곧은근이 대표적

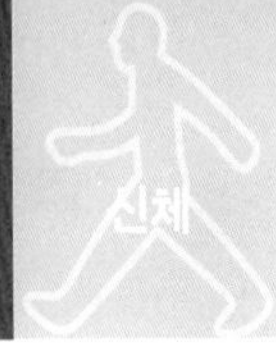

근육수축의 양식

POINT

- 뼈대근육은 다수의 근육섬유가 다발을 이루면서 형성된다.
- 근육수축의 원동력은 근육원섬유에서의 필라멘트 활주다.
- 근육수축은 그 성질과 양식에 따라 분류된다.

근육은 근육잔섬유가 슬라이드함에 따라 수축

뼈대근육(골격근)의 최소단위는 **근육섬유**(근섬유)다. 근육섬유는 근육원섬유(근원섬유)라 불리는 요소가 집속·융합된 길고 가느다란 다핵세포로 **근육섬유막**(근내막)으로 둘러싸여 있다. 이것이 열 몇 개씩 모여 **근육다발**(근속)을 형성하고 더 모인 것이 근막으로 둘러싸이면서 근육을 형성한다.

근육섬유를 형성하는 근육원섬유는 두 종류의 **근육잔섬유**(굵은 **미오신**과 가느다란 **액틴**)로 이루어져 있다. 액틴과 미오신은 서로 겹쳐지는 구성을 이루며 이에 따라 줄무늬가 생긴다. 이 줄무늬에는 규칙적인 패턴이 있는데 이 단위를 **근육원섬유마디**(근절)라고 한다. 이 근육원섬유마디 별로 발현되는 필라멘트 상호의 활주(슬라이딩)가 근육수축의 메커니즘으로 설명된다(**필라멘트 활주설**).

뼈대근육은 수축의 성질에 따라 크게 **지근**과 **속근**으로 분류된다. 지근은 **타입**Ⅰ, 또는 그 색상 때문에 **적색근**(적근)이라고도 하며 수축 속도는 느리나 지구력이 뛰어나다. 속근은 **백색근**(백근)이라고도 불리며 **타입**Ⅱa(수축 속도는 중간 정도이며 지구력을 지님)와 **타입**Ⅱb(빠르게 수축하나 지구력이 떨어짐)로 분류된다. 이들 차이는 미오신의 차이에 따라 생긴다.

근육수축은 **등척성 수축**(isometric contraction), **등장성 수축**(isotonic contraction), **등속성 수축**(isokinetic contraction)으로도 분류된다. 등척성 수축은 근육의 길이는 변하지 않고 힘을 발휘하는 수축으로, 정지된 물체에 힘을 가할 때 발휘된다. 등장성 수축은 근육의 길이를 바꾸면서 일정한 장력(張力)을 발휘하는 수축으로, 물체를 일정한 동작으로 움직일 때 발현된다. 등속성 수축은 일정한 수축 속도로 이루어지는 근육수축으로, 전용 운동기구를 사용할 때 발현된다.

키워드

근육원섬유마디
근육원섬유의 구성단위. 액틴과 미오신은 서로 겹치면서 양끝의 Z막 사이에 A대, I대, H대, M대로 구성된 줄무늬를 형성한다.

메모

지근과 속근의 비율
지근과 속근은 한 근육 안에 섞여 있는데, 그 비율은 부위나 개인의 운동량·운동력 등에 따라 달라진다. 예를 들어 적색근은 자세를 유지하는 근육에 많이 존재하며, 백색근은 운동근에 많이 있다. 지구력이 필요한 장거리 달리기 선수는 지근의 비율이 높고, 순발력이 필요한 단거리 선수는 속근의 비율이 높아진다.

뼈대근육의 구조

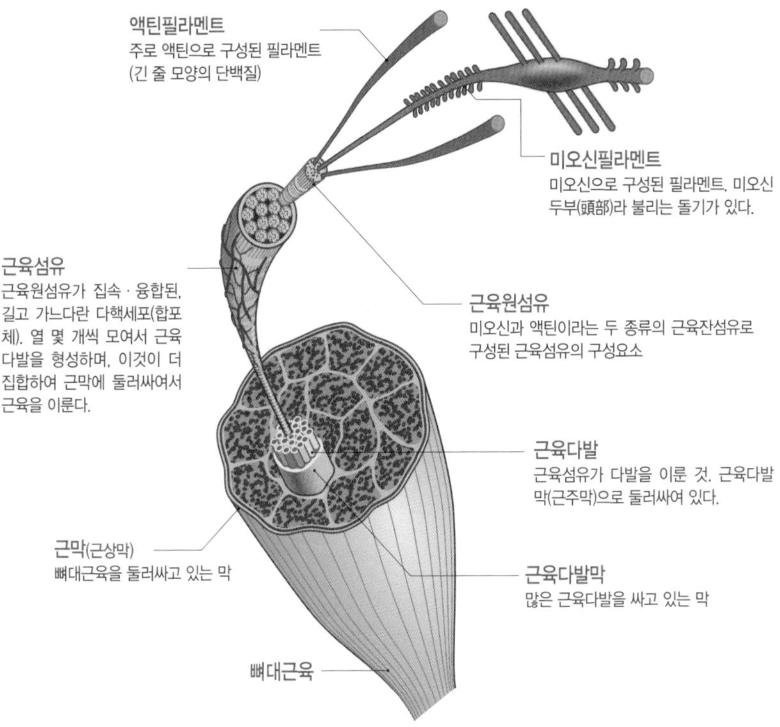

근육수축의 원리

근육조직을 구성하는 최소단위인 근육원섬유는 액틴필라멘트와 미오신필라멘트라는 두 종류의 근육잔섬유가 겹쳐진 구조로 되어 있다.

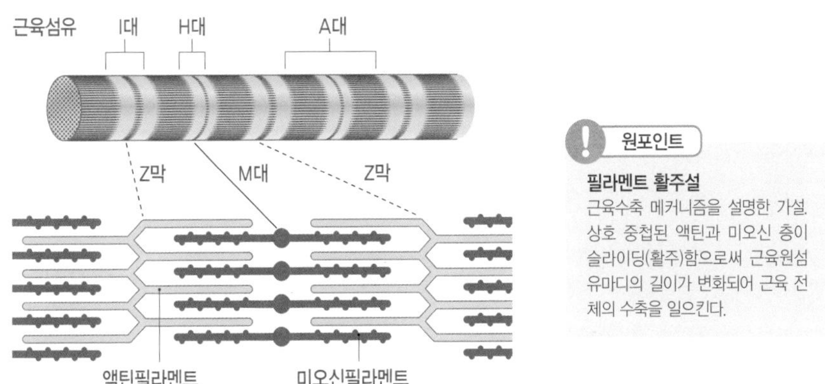

원포인트

필라멘트 활주설

근육수축 메커니즘을 설명한 가설. 상호 중첩된 액틴과 미오신 층이 슬라이딩(활주)함으로써 근육원섬유마디의 길이가 변화되어 근육 전체의 수축을 일으킨다.

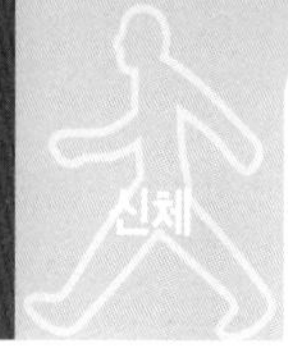

근육수축과 에너지 *muscular contraction and energy*

POINT
- 줄어들면서 수축하는 구심성 수축과 늘어나면서 수축하는 원심성 수축이 있다.
- 근육수축의 에너지는 ATP의 가수분해로 얻어진다.
- ATP는 세 가지 시스템의 화학반응으로 체내에서 합성된다.

들어올릴 때와 내릴 때의 수축양식

뼈대근육(골격근)의 수축양식은 앞서 기술한 **등척성 수축**, **등장성 수축**, **등속성 수축**의 분류 외에 **구심성 수축**과 **원심성 수축**으로도 나눌 수 있다. 구심성 수축은 근육 전체가 줄어들면서 수축하는 양식으로, 가해진 부하 이상의 힘을 발휘할 때 발현된다. 덤벨 운동인 암컬(arm curl)로 설명하지면 팔꿉관절(주관절)을 직각 위치에서 천천히 몸 방향으로 들어 올리는 동작을 할 때의 위팔두갈래근(상완이두근)이 이에 해당한다. 한편, 원심성 수축은 근육 전체가 늘어나면서 수축하는 양식으로, 가해지는 부하가 발휘하는 힘보다 클 때 발현된다(덤벨을 천천히 내리는 운동에서의 위팔두갈래근(상완이두근)이 이에 해당).

근육수축의 에너지원은 ATP

근육이 수축할 때의 에너지원으로 알려진 물질은 **아데노신3인산**(Adenosine triphosphate, ATP)이다. ATP는 물과 반응하여 **아데노신2인산**(Adenosine diphosphate, ADP)과 **인산**으로 분해되는데(가수분해) 이때 큰 에너지가 방출된다.

ATP는 일반적으로 근육 내부에 저장되어 있는데 수축으로 소비되면 고갈되므로 탄수화물이나 지방, 단백질을 원료로 하여 체내에서 합성된다. 그 방법에는 세 가지 계통이 있으며 **ATP-CP계**(크레아틴인산(creatine phosphate)의 분해에 의한 합성), **해당계**(탄수화물(포도당)의 분해에 의한 합성), **TCA 회로계**(시트르산(구연산)으로 시작되는 순환적 화학반응에 의한 합성)다. 그 중 ATP-CP계와 해당계는 반응에서 산소가 필요하지 않으므로 **무산소계**라 불린다. 한편 TCA 회로계는 산소를 사용하므로 **유산소계**라 불린다 (P.58, P.60 참조).

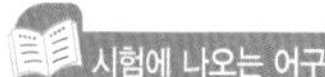

등속성 수축
일정한 수축 속도를 유지하면서 힘을 발휘하는 수축. 일상적인 동작에서는 잘 발현되지 않으며 대부분 전용 운동기구를 사용하는 경우에 발현된다.

아데노신3인산
생체에너지의 근원이 되는 인산화합물로, ATP로 표기된다. 물과 반응하여 아데노신2인산(ADP)과 인산으로 분해될 때 큰 에너지가 방출된다. 근육잔섬유는 이 에너지를 이용하여 활주하며 근육이 수축한다.

 키워드

ATP-CP계
근육 내의 크레아틴인산(CP)의 분해에 따라 ATP를 합성하는 화학반응. 산소를 사용하지 않는다. 지속시간이 짧다.

해당계
탄수화물(포도당)의 분해에 따라 ATP를 합성하는 화학반응. 산소를 사용하지 않는다.

TCA 회로계
시트르산(구연산)으로 시작되는 순환적 화학반응. P.59 참조

근육의 수축양식

등척성 수축(isometric contraction)

근육 길이의 변화 없이 힘을 발휘하는 수축. 근육이 수축하는 동시에 힘줄(건)이 늘어나므로 겉보기의 전체 길이는 변하지 않는다. 팔꿈치를 직각으로 구부린 채 덤벨 들기를 유지할 때, 벽을 손바닥으로 누를 때 등이 해당한다.

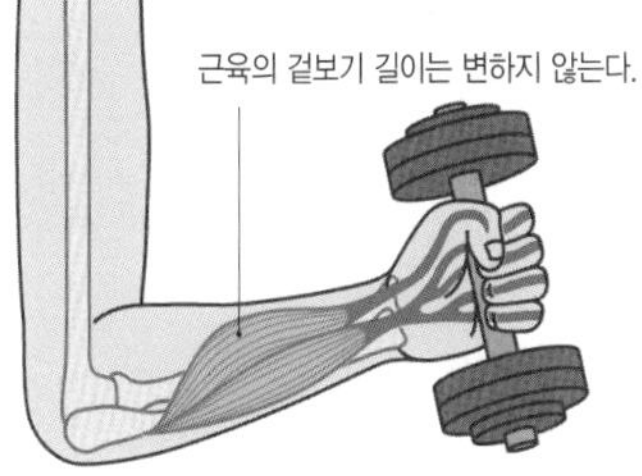

등장성 수축(isotonic contraction)

근육 길이가 변하면서 일정한 장력(張力)이 발휘되는 수축. 덤벨을 들고 팔꿈치를 천천히 들어 올리는 동작에서의 위팔두갈래근(상완이두근) 등이 해당함. 단, 실제로 근육의 장력은 계속 변하고 있으므로 엄밀한 의미에서의 등장성 수축은 존재하지 않는다.

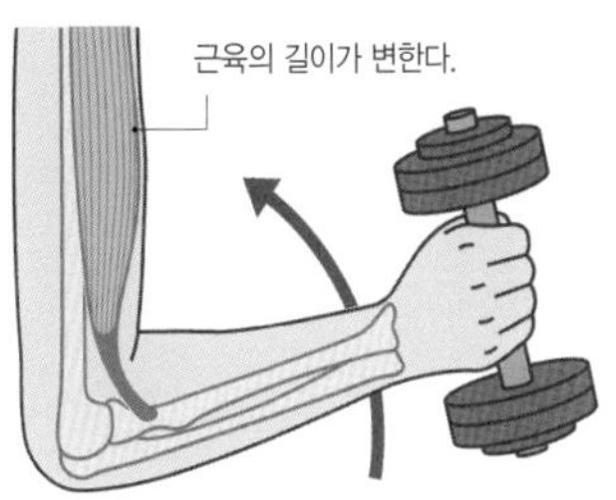

구심성 수축

근육 전체의 길이가 축소되면서(줄어들면서) 일어나는 수축. 가해지는 부하보다 큰 힘이 요구될 때 발현된다.

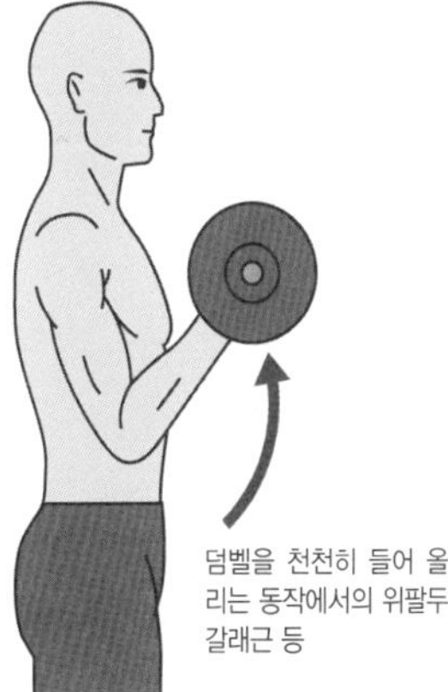

원심성 수축

근육 전체의 길이가 늘어나면서 수축하는 양식. 가해지는 부하가 발휘되는 힘보다 클 경우 일어난다.

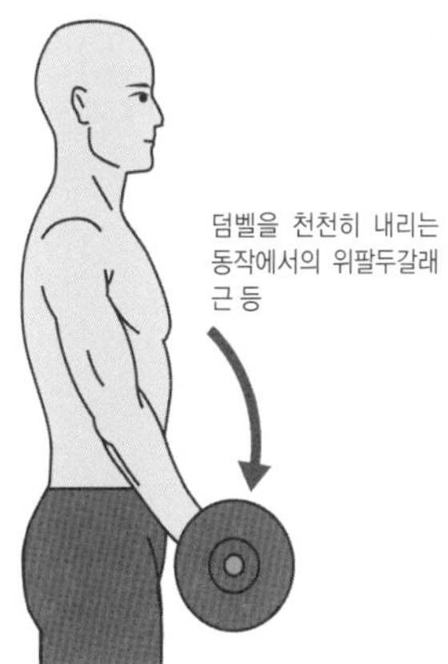

근육수축을 위한 에너지 조달

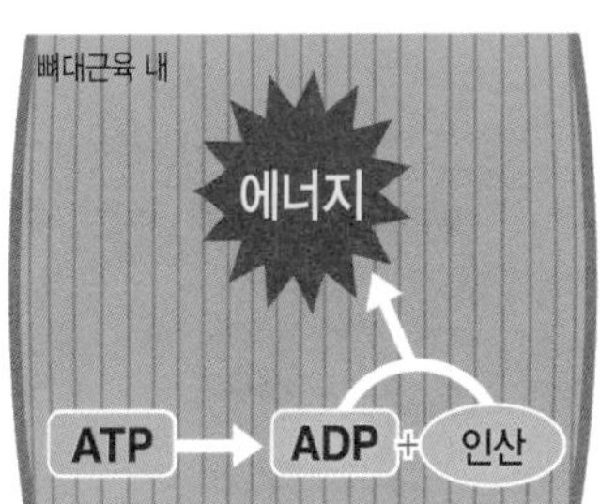

ATP에서 에너지를 추출

뼈대근육에 저장된 아데노신3인산(ATP)은 물과 반응하여 아데노신2인산(ADP)과 인산으로 분해되는데(가수분해), 이때 큰 에너지가 방출된다.

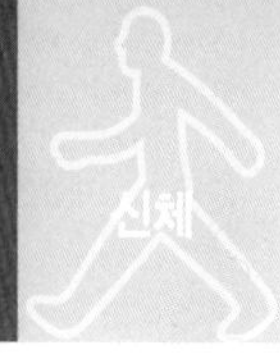

근육과 트레이닝 *muscle and training*

POINT

- 속근을 단련하기 위해서는 레지스턴스 트레이닝을 실시해야 한다.
- 지근을 단련하기 위해서는 지구력 트레이닝을 실시해야 한다.
- 트레이닝의 효과를 높이려면 원리 · 원칙에 충실해야 한다.

단거리는 속근, 장거리는 지근을 단련

지근과 **속근**은 따로 존재하는 것이 아니고 같은 근육 안에 혼재되어 있다. 비율은 거의 반반인 것으로 알려졌지만 트레이닝의 내용에 따라서는 한쪽 근육의 면적비율을 높이는 것도 가능하다.

단거리 달리기 등 순발력이 필요한 운동에는 속근의 비율을 높이는 것이 중요하며 이는 늘 일정 이상의 부하를 가하여 실시하는 **레지스턴스 트레이닝**이 유효하다.

한편 장거리 달리기 등 지구력이 필요한 운동에는 지근의 비율을 높일 필요가 있으며 이는 중~고강도의 부하를 가하면서 장시간 실시하는 **지구력 트레이닝**이 유효하다(러닝머신이나 실내자전거 등이 해당).

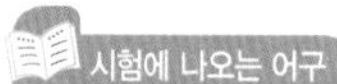

레지스턴스 트레이닝
근육에 항시 일정 이상의 부하를 가하면서 실시하는 트레이닝. 속근을 단련시킨다.

지구력 트레이닝
근육에 중~고강도의 부하를 가하면서 장시간 실시하는 트레이닝. 러닝머신이나 실내자전거 등

근육 트레이닝의 원리 · 원칙

근육 트레이닝은 수축의 원리와 에너지 대사를 이해하고 실시해야 높은 효과를 얻을 수 있다. 그러기 위해서는 다음의 '트레이닝의 원리 · 원칙'을 숙지하는 것이 도움이 된다(P.200 참조).

■ 트레이닝의 3대 원리

과부하의 원리	근력이 향상되면 가하는 부하도 상승시킨다.
특이성의 원리	목적에 맞는 트레이닝을 실시한다.
가역성의 원리	트레이닝을 중지하면 원래 상태로 되돌아간다.

■ 트레이닝의 5대 원칙

전면성의 원칙	모든 면에서 균형을 맞춘 트레이닝을 실시한다.
반복성의 원칙	일정한 기간, 반복적으로 실시한다.
의식성의 원칙	단련시킬 부위나 목적을 의식하며 실시한다.
개별성의 원칙	개인별 맞춤 프로그램을 실시한다.
점진성의 원칙	트레이닝의 질과 양은 서서히 늘린다.

속근과 지근

속근
속근섬유라고도 하며 그 색 때문에 백색근이라고도 한다. 수축이 다소 빠르고 지구력이 있는 타입 Ⅱa와 빠르게 수축하나 지구력이 떨어지는 타입 Ⅱb가 있다.

지근
지근섬유라고도 하며 그 색 때문에 적색근이라고도 한다. 타입 Ⅰ. 수축 속도는 느리나 지구력이 뛰어나다.

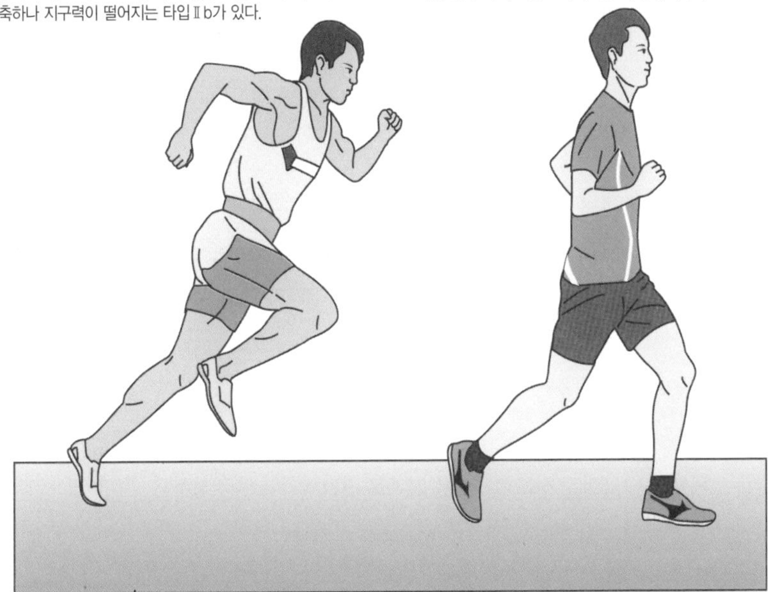

근육섬유의 특징

근육섬유의 종류	지근섬유	속근섬유	
	타입 Ⅰ 섬유	타입 Ⅱa 섬유	타입 Ⅱb섬유
	적색근, 지근	백색근	백색근, 속근
	SO	FOG	FG
근육섬유의 굵기	가늘다.	보통	굵다.
수축 속도	느리다.	빠르다.	빠르다.
수축력	약하다.	다소 강하다.	강하다.
지구력	있다.	다소 있다.	거의 없다.
피로감	적다.	다소 있다.	쉽게 피로해진다.
색	적색	분홍색	백색
특징	수축 속도는 느리나 지구력이 있고 피로감이 적다.	타입 Ⅰ과 타입 Ⅱb의 두 성질을 모두 지닌다. 수축 속도가 빠르며 지구성이 뛰어나다.	수축 속도가 빠르며 발생하는 장력(張力)이 크나 쉽게 피로해진다.

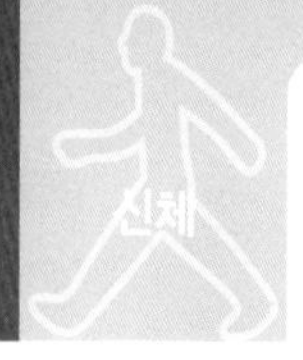
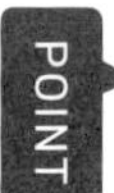

신경계의 구조

POINT
- 신경계는 생체기능의 유지 · 제어에 관련된 정보를 전달하는 구조다.
- 신경계는 크게 중추신경계와 말초신경계로 분류된다.
- 말초신경계에는 효과기관, 운동신경, 자율신경이 있다.

신경계는 온몸에 퍼져 있는 정보 네트워크

신경계란 생체기능의 항상성을 유지 · 제어하기 위해 온몸으로 퍼져 정보전달망으로서 기능하는 구조를 말한다. **뇌**와 **척수**로 구성된 **중추신경계**와 여기서 뻗어 나온 **말초신경계**로 크게 나눌 수 있으며 각각의 역할은 서로 다르다.

중추신경계는 들어오는 정보를 통합 · 정리하고, 처리방법을 판단하여 신체의 해당 부위로 명령을 내리는 '컨트롤 센터'의 역할을 담당한다. 한편 말초신경계는 외부에서 들어온 정보를 중추신경계로 전달하거나 중추신경계로부터 내려온 명령을 전달하는 전도로(pathway)로서 기능한다.

예를 들어 '떨어진 물건을 줍는다'와 같은 행동은 눈으로 들어온 시각정보가 말초신경(이 경우는 **시각신경**)을 통해 중추신경계로 전달되며, 어떻게 처리할 것인지에 대한 판단을 거쳐서 '줍는 행동'을 일으키도록 다른 말초신경을 통해 명령 신호가 근육 등으로 전달된다. **감각기관**(이 경우는 눈)에서 중추신경계로 정보가 향하는 것을 구심성, 중추신경계에서 **효과기**(effector, 근육 등)로 명령이 향하는 것을 **원심성**이라고 한다. 구심성과 관련된 말초신경을 **감각신경**(**구심성 신경**), 원심성과 관련된 말초신경을 **운동신경**(**원심성 신경**)이라고 한다. 두 신경을 통틀어서 **체성신경계**라 부르기도 한다.

말초신경계에는 **내장성신경계**도 있다. 글자 그대로 내장이나 기관의 조절과 제어를 하는 신경으로 특히 심장근육이나 민무늬근육(평활근), 샘(선)에 분포하는 것을 **자율신경계**라고 한다. 항진상태로 작용하는 **교감신경**과 억제상태로 작용하는 **부교감신경**으로 분류된다.

말초신경계는 연결된 중추신경계의 부위에 따라 **뇌신경**과 **척수신경**으로도 분류할 수 있다.

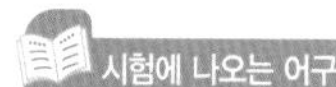

시험에 나오는 어구

중추신경계
자극이나 정보의 정리와 처리 판단 등을 실행하며 온몸에 명령을 발하는 신경계. 뇌와 척수로 구성된다.

말초신경계
중추신경계에 자극 · 정보를 전달하거나(감각신경 · 구심성 신경) 중추신경계가 보내는 명령 등을 신체 각 부위로 전달하고(운동신경 · 원심성 신경), 내장이나 기관의 기능을 조절하는(자율신경계) 등의 역할을 담당한다. 중추신경계의 어느 부위에서 뻗어 나오는지에 따라 뇌신경과 척수신경으로 나뉜다.

교감신경 · 부교감신경
자율신경계의 하위범주로, 교감신경은 행동상태 · 항진상태의 방향으로 작용하며 부교감신경은 안정상태 · 억제상태의 방향으로 작용한다.

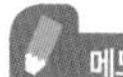

메모

'신경'의 어원
'신기(神氣, 초자연적인 힘)가 전달되는 경맥'이라는 뜻으로, 스기타 겐파쿠(일본 에도시대의 의사로 서양의학 보급에 앞장선 해부학자 – 역주)가 만들어낸 용어로 그의 저서 《해체신서》에서 처음으로 언급되었다. 일본에서 탄생한 용어로 한자문화권에서 공통으로 쓰이고 있다.

중추신경계와 말초신경계

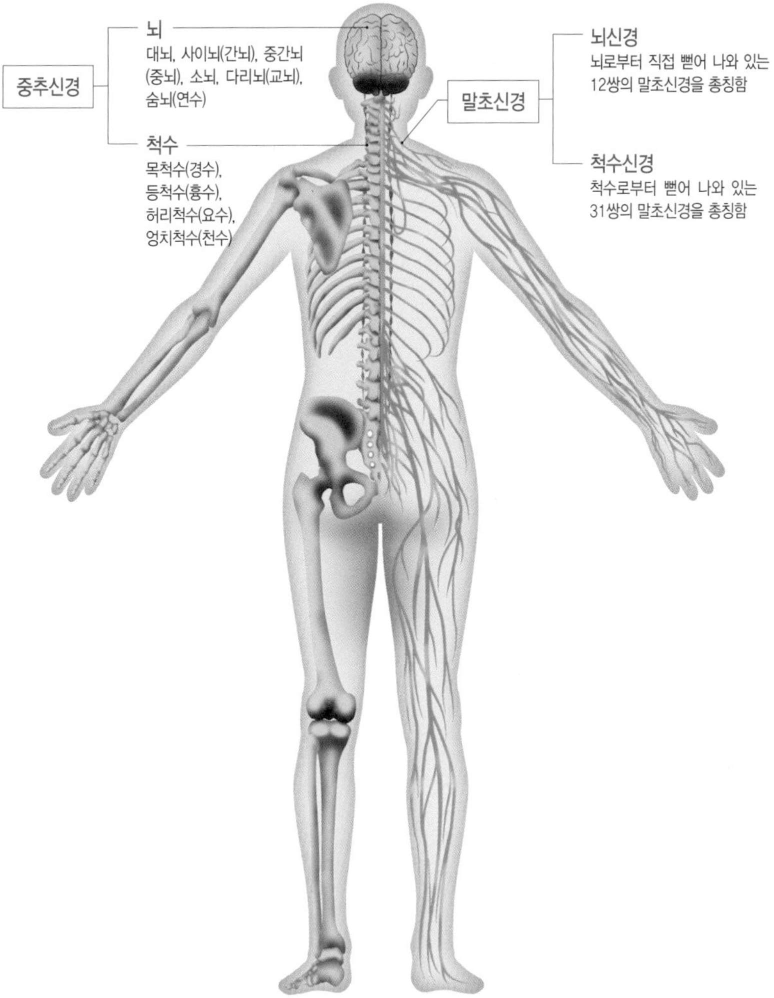

중추신경
뇌
대뇌, 사이뇌(간뇌), 중간뇌 (중뇌), 소뇌, 다리뇌(교뇌), 숨뇌(연수)
척수
목척수(경수), 등척수(흉수), 허리척수(요수), 엉치척수(천수)
말초신경
뇌신경
뇌로부터 직접 뻗어 나와 있는 12쌍의 말초신경을 총칭함
척수신경
척수로부터 뻗어 나와 있는 31쌍의 말초신경을 총칭함

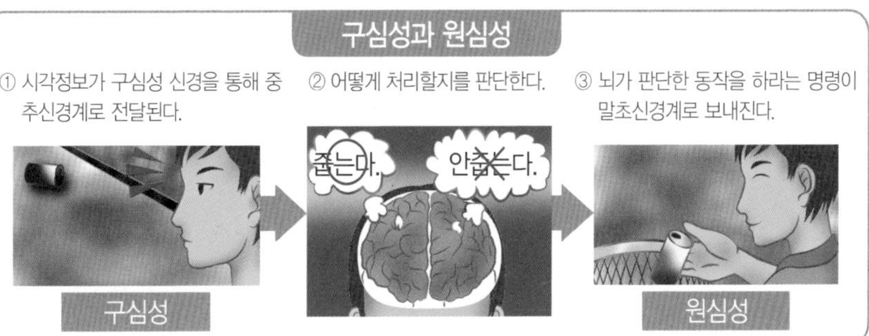

구심성과 원심성

① 시각정보가 구심성 신경을 통해 중추신경계로 전달된다.

② 어떻게 처리할지를 판단한다.

③ 뇌가 판단한 동작을 하라는 명령이 말초신경계로 보내진다.

구심성
줍는다.
안줍는다.
원심성

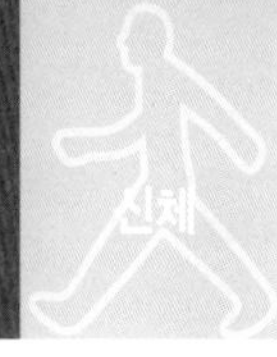

뉴런과 시냅스 *neuron and synapse*

POINT

- 신경세포는 형상이 특이하며 뉴런이라 불린다.
- 뉴런의 기본 구성요소는 세포체, 가지돌기(수상돌기), 축삭돌기의 세 가지이다.
- 전달 신호는 뉴런 간의 연결부(시냅스)에서 화학적으로 전달된다.

신경세포는 모양이 매우 독특

신경계를 이루는 구성단위인 **신경세포**는 형상이 특이하며 **뉴런**이라 불린다. 뉴런의 기본구성요소는 핵이 있는 본체 부분인 **신경세포체**, 그로부터 뻗어 나온 가지 상의 **가지돌기**(**수상돌기**, 정보 수집을 함)와 끈 모양의 **축삭돌기**의 세 가지가 있으며 그 형상에는 여러 종류가 있다(**홑극신경세포**(**단극신경원**), **두극신경세포**(**양극신경원**), **거짓홑극신경세포**(**위단극신경원**), **뭇극신경세포**(**다극신경원**)). 축삭돌기는 **신경섬유**라고도 하며, **말이집**(**수초**(**미엘린초**), **희소돌기아교세포**(**희돌기교세포**)와 **슈반세포**로 구성됨)으로 둘러싸여 있느냐의 여부에 따라 뉴런은 크게 **유수신경**과 **무수신경**으로 나눌 수 있다. 유수신경은 무수신경보다 신호전달이 빠른 특징이 있다.

전기신호가 화학물질로 변환되어 전달

신경계는 다수의 뉴런이 연결되어 형성된다. 가지 모양으로 갈라진 축삭돌기의 말단은 다른 뉴런의 신경세포체나 가지돌기와 연결되어 **시냅스**(**연접**)라 불리는 접속 부위를 형성한다. 시냅스는 틈(**연접틈새**(**시냅스 간극**))이 조금 벌어져 있어서 뉴런으로 전달되는 신호(전위변화)는 다음 뉴런으로 직접 전도되지 않는다.

축삭돌기의 말단인 **시냅스 말단**으로 전기신호가 도착하면 그 자극을 받고 **연접소포**라 불리는 미세구조로부터 **신경전달물질**이 연접틈새로 방출된다. 이를 다른 뉴런인 **연접이후신경세포**의 세포막에 있는 **신경전달물질 수용체**가 받고 연접이후신경세포로 전기적 흥분을 퍼뜨린다. 흥분은 전기신호로 뉴런을 지나가며 시냅스에 도달하면 다른 뉴런으로 신호를 전달한다.

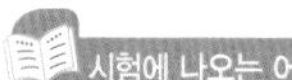

신경조직
신경계는 신경조직과 뇌척수막(수막), 혈관으로 구성되어 있다. 신경조직은 뉴런과 신경아교세포(신경교세포)로 구성되어 있다. 신경아교세포는 글리아세포라고도 하며, 신경세포를 제외한 세포를 총칭한다.

메모

도약전도
뉴런은 축삭돌기가 말이집(미엘린초)으로 둘러싸인 유수세포와 말이집이 없는 무수세포로 크게 나눌 수 있다. 말이집은 희소돌기아교세포(중추신경계의 경우)나 슈반세포(말초신경계의 경우)에 의해 형성된 말이집 구조로 지질이 풍부하다. 유수세포는 말이집이 일정한 간격으로 중단되어 있는데 그 부분을 신경섬유마디(랑비에 결절)라고 한다. 전기적 흥분은 이 부위에서 일어난다. 이 때문에 신호는 신경섬유마디별로 점핑하듯이 전달된다. 이를 도약전도라고 하며 전도속도는 초속 100m로 매우 빠르다.

신경전달물질
시냅스 말단에 있는 연접소포에서 방출되는 화학물질. 뉴런의 종류에 따라 신경전달물질이 다르다(아세틸콜린, 도파민, 노르아드레날린, β-엔돌핀 등 60종 이상).

뉴런

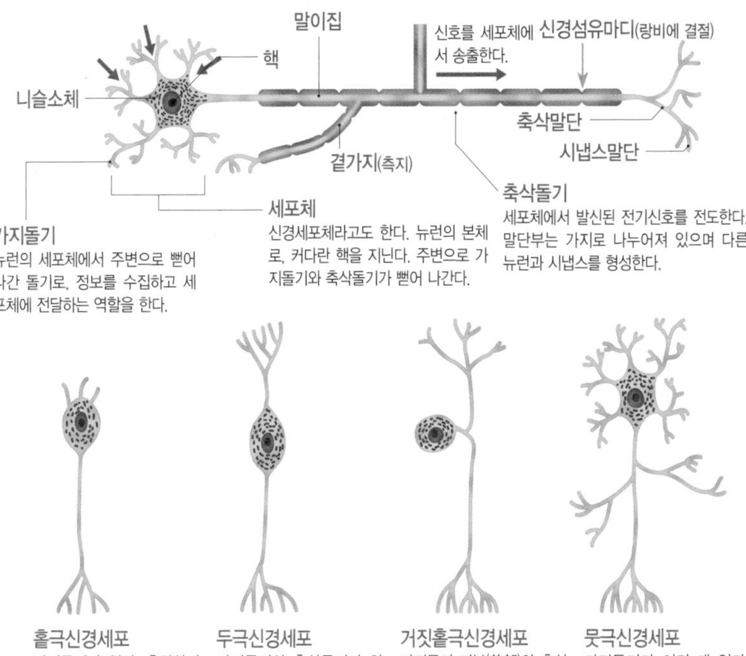

가지돌기
뉴런의 세포체에서 주변으로 뻗어 나간 돌기로, 정보를 수집하고 세포체에 전달하는 역할을 한다.

세포체
신경세포체라고도 한다. 뉴런의 본체로, 커다란 핵을 지닌다. 주변으로 가지돌기와 축삭돌기가 뻗어 나간다.

축삭돌기
세포체에서 발신된 전기신호를 전도한다. 말단부는 가지로 나누어져 있으며 다른 뉴런과 시냅스를 형성한다.

홑극신경세포
가지돌기가 없다. 후각상피세포 등

두극신경세포
가지돌기와 축삭돌기가 하나씩 뻗어 나와 있다. 망막뉴런 등

거짓홑극신경세포
가지돌기 기부(基部)와 축삭돌기가 합류되어 있다. 척수신경절세포 등

뭇극신경세포
가지돌기가 여러 개 있다. 척수운동뉴런 등

시냅스와 신경전달물질

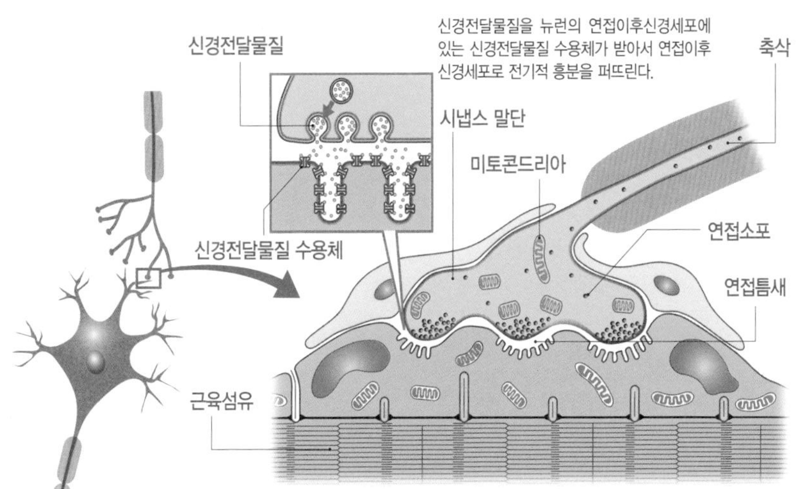

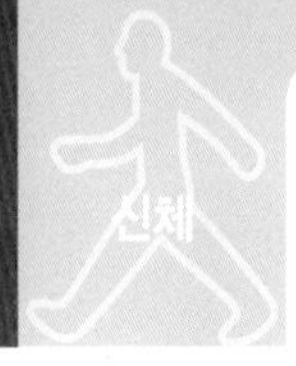

중추신경계 *central nervous system*

POINT
- 중추신경계는 뇌와 척수로 구성되어 있고, 신체의 제반 기능을 주관하는 역할을 한다.
- 뇌는 대뇌, 소뇌, 사이뇌, 뇌줄기로 나누어지며, 담당하는 기능이 서로 다르다.
- 척수는 뇌의 명령과 말초신경계의 신호를 중계 · 전달하는 역할을 한다.

뇌에는 역할별로 '전문부서'가 있다

중추신경계는 외부에서 들어오는 자극이나 정보를 통합 · 정리하고 처리방법을 판단하여 신체 각 부위로 대응 명령을 내리거나 내장의 기능을 관리하여 제어 · 조절하는 등 신체의 제반 기능을 감독 · 관리하는 역할을 한다. 크게 **뇌**와 **척수**로 구분되며 뇌는 다음과 같은 부위로 나눌 수 있다.

- **대뇌**: 좌우의 **대뇌반구**로 구성되며, 사고나 감정, 기억, 외부자극의 판단(감각), 본능적 욕구(식욕, 성욕 등)와 같은 다양한 기능의 발현과 제어에 관여한다.
- **소뇌**: 기능적으로 **전정소뇌**, **척수소뇌**, **다리뇌소뇌**(**교뇌소뇌**)의 세 가지로 구분된다. 운동기능의 조절과 균형 조절 작용을 한다.
- **사이뇌**(**간뇌**): **시상**, **시상상부**, **시상하부**로 구성되며 후각을 제외한 감각의 중계와 자율신경 조절 작용을 한다.
- **뇌줄기**(**뇌간**): 사이뇌 밑에 있는 부위로 중간뇌, 다리뇌, 숨뇌로 분류된다.
- **중간뇌**(**중뇌**): 시각, 청각과 관련된 반사, 운동기능 제어 등에 관여한다.
- **다리뇌**(**교뇌**): 중간뇌 밑에 위치하며, 뇌 내 각 부위의 정보를 중계하는 역할을 한다. 호흡조절과 표정변화 등에도 관여한다.
- **숨뇌**(**연수**): 다리뇌 밑에 있는 부위로 호흡과 순환, 연하(삼킴), 구토 등 생명 유지에 필요한 활동을 조절한다.

척수는 명령전달의 주요 케이블

숨뇌와 이어진 **척수**는 **척주**의 **척주관** 내를 상하로 관통하여 뻗어 있다. 뇌가 **운동신경**으로 전달하는 명령과 **감각신경**이 뇌로 전달하는 자극 신호를 중계하는 등 이른바 정보 전달의 주요 케이블이라 할 수 있다. **척수반사**의 중추 기능도 담당한다.

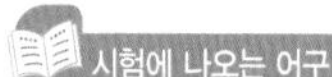
시험에 나오는 어구

대뇌변연계
좌우의 대뇌반구를 연결하는 뇌들보(뇌량)의 주변 부위를 말하며, 후각망울(후구), 띠이랑(대상회), 해마, 편도체, 유두체 등으로 구성된다. 후각이나 정동(공포, 분노, 쾌락, 불쾌 등), 본능적 욕구(식욕, 성욕 등) 등을 주관한다.

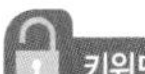
키워드

전정소뇌(원시소뇌)
뇌줄기(뇌간)에 근접한 부위로, 내이의 전정으로부터 평형 정보를 받아 신체의 균형을 유지하도록 기능한다.

척수소뇌(옛소뇌(구소뇌))
벌레구역(충부, vermis)과 벌레곁구역(방충부, paravermis)에 해당하며, 뼈대근육의 수축을 제어하여 자세를 유지한다.

시상
사이뇌의 약 80%를 차지하는 달걀 모양의 회색질 덩어리로, 후각을 제외한 감각 뉴런을 대뇌겉질로 중계하는 중계기지국 역할을 한다.

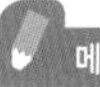
메모

척수반사
척수가 중추가 되어 발현되는 불수의 반응. 감각신경의 자극 정보가 대뇌로 향하지 않고 사이신경세포를 거쳐서 운동신경으로 전달되어 일어난다.

뇌의 구조

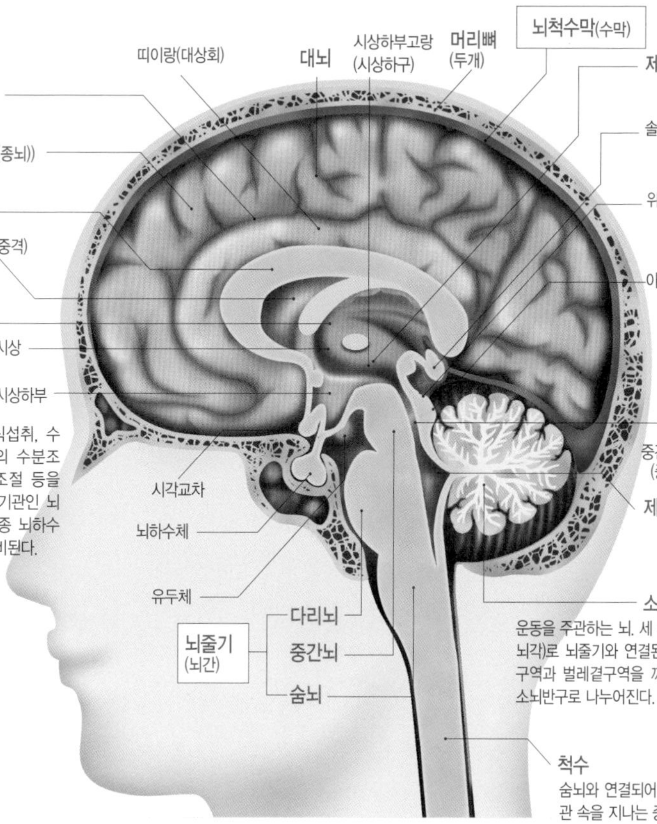

띠이랑(대상회)
대뇌
시상하부고랑 (시상하구)
머리뼈 (두개)
뇌척수막(수막)
제3뇌실
띠고랑(대상구)
솔방울샘(송과체)
대뇌반구(끝뇌(종뇌))
위둔덕(상구)
뇌들보(뇌량)
투명사이막(투명중격)
아래둔덕(하구)
뇌실사이구멍 (뇌실간공)
사이뇌
시상
시상하부

체온조절, 음식섭취, 수분섭취, 체내의 수분조절, 자율신경조절 등을 주관하고 부속기관인 뇌하수체에서 각종 뇌하수체호르몬이 분비된다.

시각교차
중간뇌수도관 (중뇌수도)
제4뇌실
뇌하수체
유두체

뇌줄기 (뇌간)
다리뇌
중간뇌
숨뇌

소뇌

운동을 주관하는 뇌. 세 쌍의 소뇌다리(소뇌각)로 뇌줄기와 연결된다. 중앙의 벌레구역과 벌레곁구역을 끼고 크게 좌우의 소뇌반구로 나누어진다.

척수

숨뇌와 연결되어 있으며 척주관 속을 지나는 중추신경계

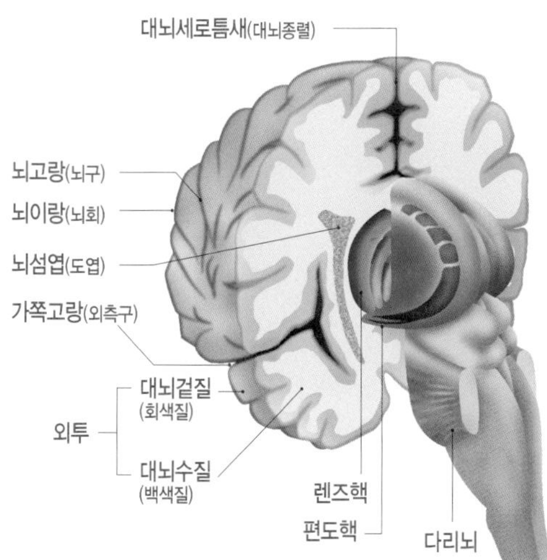

대각선 뒤에서 바라본 뇌

원포인트

대뇌겉질의 기능국재

대뇌겉질은 위치에 따라 맡은 역할이 서로 다르며 각각에 명칭이 붙어 있다.

- 일차운동영역: 운동을 명령하는 부위. 그 내측은 다리, 두정부는 몸통(체간), 측두부는 안면 등 위치에 따라 담당이 달라진다.
- 일차체성감각영역: 피부나 관절 등의 감각을 처리한다.
- 운동성 언어영역: 브로카 영역이라고도 하며, 발화기능을 담당한다.
- 감각성 언어영역: 베르니케 영역이라고도 하며, 언어를 듣거나 이해하는 기능을 담당한다.
- 일차청각영역: 청각정보를 처리한다.
- 일차시각영역: 시각정보를 처리한다.

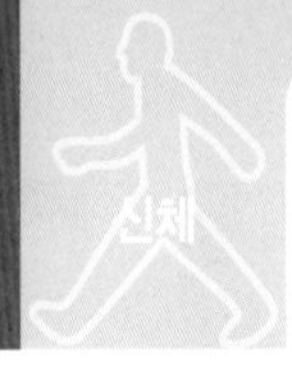

말초신경계 *peripheral nervous system*

POINT
- 말초신경계는 감각기관의 자극 정보와 뇌의 명령을 전달하는 전달통로로서 작용한다.
- 연결된 중추신경계에 따라 크게 뇌신경과 척수신경으로 나눌 수 있다.
- 장기에 불수의적인 명령을 보내는 말초신경계를 자율신경계라고 한다.

말초신경계는 여러 기준에 따라 분류

말초신경계는 **감각기관**이 감지한 자극 정보를 **중추신경계**로 보내거나 **뇌**가 내린 명령을 신체 각 부위로 전달하는 등의 정보 전달통로의 역할을 담당하는 신경계를 말한다. 중추신경계의 어느 부위와 연결되어 있느냐에 따라 크게 **뇌신경**(뇌로 출입. 모두 12쌍)과 **척수신경**(척수로 출입. 모두 31쌍)으로 나눌 수 있다.

말초신경계는 분포하는 위치에 따라서도 분류할 수 있으며 뼈대근육(골격근)이나 피부에 있는 것을 **체성신경**, 내장에 있는 것을 **내장성신경**이라고 한다. 체성신경은 정보의 전달 방향에 따라 크게 **감각신경**(**감각기관**이 수용한 자극을 뇌로 전달한다. **구심성 신경**이라고도 함)과 **운동신경**(뇌의 명령을 뼈대근육 등의 **효과기**로 전달한다. **원심성 신경**이라고도 함)으로도 나눌 수 있다.

또한 내장성신경 중에서 심장근육이나 민무늬근육(평활근), 샘(선)에 분포하는 것을 **자율신경계**라고 하며 의지로 움직일 수 없는 불수의적인 명령을 각 기관에 전달한다. 자율신경계는 또한 신체 각 부위를 흥분상태로 만드는 명령을 보내는 **교감신경**과 안정 및 진정시키는 명령을 보내는 **부교감신경**으로 나누어진다.

위의 분류는 기준마다 혼동하지 않도록 주의를 기울일 필요가 있다. 예를 들어 눈의 **시각신경**(시신경)과 **눈돌림신경**(동안신경)은 모두 뇌신경이지만 시각신경은 감각신경, 동안신경은 운동신경이다. 또한 눈돌림신경에는 동공의 개폐와 수정체의 두께 조절에 관여하는 자율신경이 포함되어 있어 부교감신경으로 분류된다. 한편 척수신경의 감각신경은 뒤통수를 기준으로 아래를 지배하고 있는데(안면 감각은 뇌신경인 **삼차신경**이 지배) 하나하나의 감각신경이 지배하는 범위는 체표에 띠 모양의 분포를 나타내는 것으로 알려져 있으며 이를 **피부분절**(더마톰)이라고 한다.

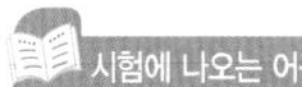

뇌신경
주로 머리에 있는 말초신경. 머리뼈구멍(두개골공)을 통해 뇌로 출입한다. 좌우에 12쌍 존재한다.

척수신경
척수로 출입하는 말초신경. 좌우에 31쌍 있다. 상부의 신경은 두경부와 팔을, 하부의 신경은 하복부와 다리를 지배한다.

신경얼기(신경총)
척수신경(뇌신경을 제외)에서 볼 수 있는 신경섬유가 그물망으로 교차한 구조. 목신경얼기(경신경총), 허리신경얼기(요신경총), 엉치신경얼기(천골신경총), 꼬리신경얼기(미골신경총)가 있다.

앞뿌리 · 뒤뿌리
척수의 앞뿔로부터 척수신경이 나오는 부분을 앞뿌리, 뒤뿔로부터 나오는 부분을 뒤뿌리라고 한다. 앞뿌리는 운동신경과 자율신경, 뒤뿌리는 감각신경이 지나간다.

이중신경지배
대부분의 장기와 기관은 기능적으로 상반되는 교감신경과 부교감신경의 두 신경에 의해 제어되는데 이를 이중신경지배라 한다.

뇌신경

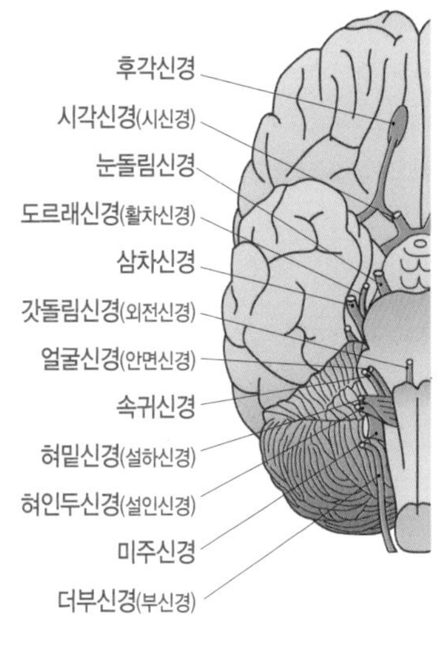

척수신경

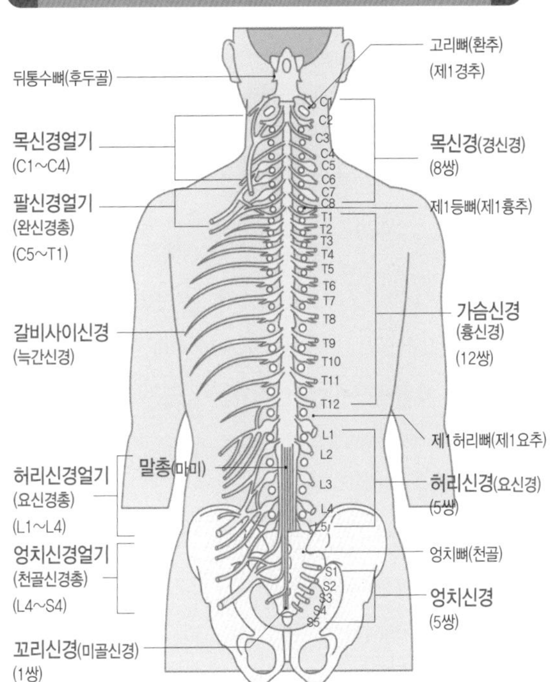

피부분절

더마톰이라고도 한다. 척수신경 중 감각신경의 지배를 받는 영역이 체표에서 옆 방향을 따라 띠 모양으로 분포된 것을 말한다.

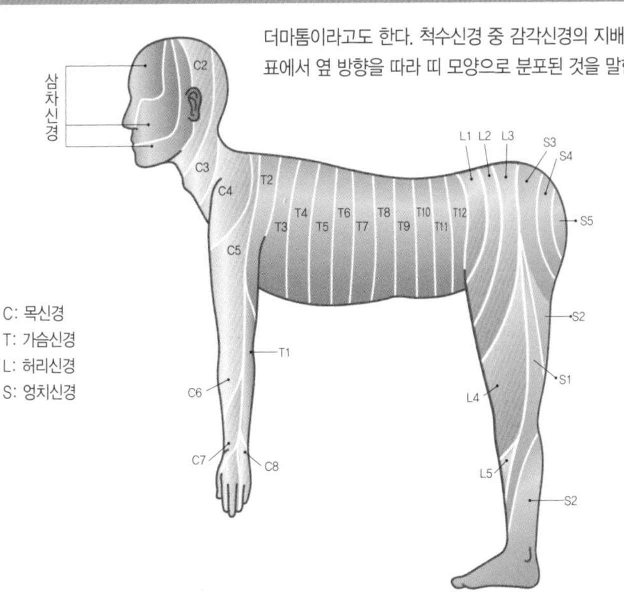

C: 목신경
T: 가슴신경
L: 허리신경
S: 엉치신경

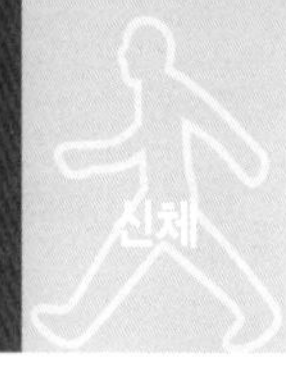

호흡과 운동

POINT

- 산소를 들이고 이산화탄소를 배출하는 과정을 호흡이라고 한다.
- 호흡기계는 허파, 상기도, 하기도로 구성되어 있다.
- 운동하면 산소섭취량은 상승하지만, 일정 시간이 지나면 플래토(plateau)가 된다.

산소는 에너지를 얻기 위한 연소제

생물은 섭취한 영양소를 화학적으로 변화시켜서 에너지를 얻는다. 이때 **산소**가 필요하므로 외부에서 산소를 계속 몸 안으로 공급해야 한다. 한편 화학반응 과정에서 **이산화탄소**가 생성되는데 생명 활동에는 불필요하므로 몸 밖으로 배출해야 한다. 이와 같이 산소와 이산화탄소가 출입하는 일련의 과정을 **호흡**이라고 한다.

호흡에 기능하는 일련의 기관을 **호흡기계**라고 하며, **허파**(폐), **상기도**(코안(비강), 인두, **후두**로 구성됨), **하기도**(기관과 **기관지**로 구성됨)로 구성되어 있다. 허파는 **허파꽈리**(폐포)라고 하는 미세한 주머니 구조의 집합체로, 표면적은 합계 60~80㎡(사람에 따라서는 100㎡)에 이른다. 허파꽈리로의 공기 출입은 허파가 들어 있는 **가슴안**(흉강)의 내부 압력변화에 따라 일어나는데 이는 **가로막**(횡격막)의 상하운동과 **가슴우리**의 확대 · 축소 운동으로 일어난다(**호흡운동**).

운동하면 호흡이 격해지고 심박수가 증가한다. 왜냐하면 뼈대근육(근골격)에서는 에너지원인 ATP가 다량으로 필요하므로 ATP 합성에 필요한 산소를 끊임없이 공급해야 하기 때문이다. **산소섭취량**(1분 동안 체내로 섭취되는 산소량)은 운동과 함께 증가하는데 동일한 강도의 운동을 일정 시간 계속하면 그 이후는 **플래토**(plateau)를 나타내는 것으로 알려져 있다. 이는 그 운동에 필요한 산소공급이 충족되었음을 의미하며 운동 강도가 강해질수록 플래토에 도달하기까지의 시간과 산소섭취량은 증가한다. 그러나 플래토에서의 산소섭취량은 일정 운동 강도에 달하면 더 이상 증가하지 않는다. 이를 **최대산소섭취량**이라고 하며 이때 얻어지는 운동 강도를 **최대강도**라 한다.

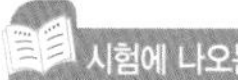

허파꽈리
호흡세기관지 말초부의 벽에 늘어서 있는 지름 0.1~0.2㎜의 주머니 모양의 구조. 표면은 모세혈관으로 덮여 있으며 허파꽈리벽(폐포벽)을 통해 산소와 이산화탄소의 교환이 이루어진다. 포도송이 모양으로 되어 있으며 허파 전체에 3~5억 개 존재한다.

키워드

허파
허파꽈리의 집합체. 좌우 1쌍이 있으며 오른허파(우폐)가 왼허파(좌폐)보다 10% 정도 크다. 오른허파는 위 · 중간 · 아래의 3엽으로 나누어져 있고 왼허파는 위 · 아래의 2엽이다.

가로막
가슴안과 배안(복강)을 구분하는 둥근 지붕 모양을 한 막(膜)상 근육. 이는곳(기시)은 가슴우리 가장자리고, 닿는 곳(종지)은 중심널힘줄(건중심)이다.

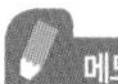
메모

이산화탄소의 생성
에너지 대사 중 TCA 회로계의 ATP가 합성되는 과정에서 산소가 사용되면서 이산화탄소가 생성된다.

호흡기계의 구조

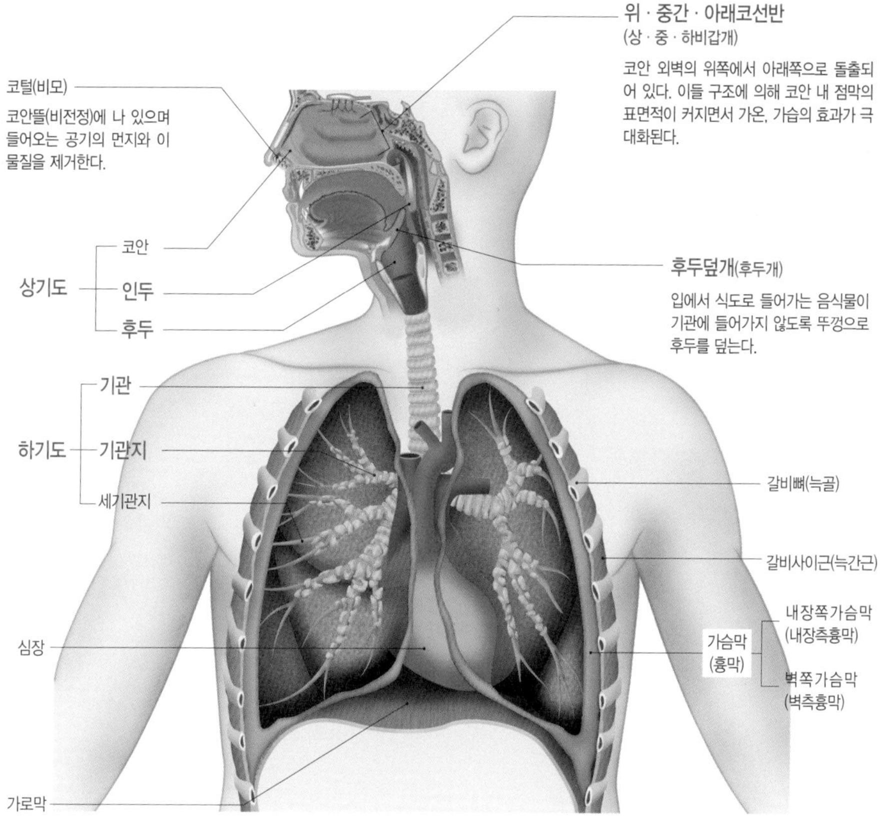

위 · 중간 · 아래코선반
(상 · 중 · 하비갑개)

코안 외벽의 위쪽에서 아래쪽으로 돌출되어 있다. 이들 구조에 의해 코안 내 점막의 표면적이 커지면서 가온, 가습의 효과가 극대화된다.

코털(비모)

코안뜰(비전정)에 나 있으며 들어오는 공기의 먼지와 이물질을 제거한다.

상기도 — 코안, 인두, 후두

후두덮개(후두개)

입에서 식도로 들어가는 음식물이 기관에 들어가지 않도록 뚜껑으로 후두를 덮는다.

하기도 — 기관, 기관지, 세기관지

갈비뼈(늑골)

갈비사이근(늑간근)

심장

가슴막(흉막) — 내장쪽가슴막(내장측흉막), 벽쪽가슴막(벽측흉막)

가로막

원포인트

최대산소섭취량과 최대강도

운동 강도와 산소섭취량은 정비례 관계에 있으나 일정 운동 강도에 도달하면 강도를 그 이상으로 높여도 산소섭취량은 증가하지 않는다. 이때의 산소섭취량을 최대산소섭취량이라고 하며 최대산소섭취량이 얻어지는 운동 강도를 최대강도라 한다.

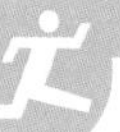

Athletics Column

트레이닝과 호흡 기능

호흡 기능은 트레이닝으로 향상된다. 최대산소섭취량은 일반성인의 경우 약간 힘이 들 정도의 운동을 30분×주 2~3회×2~3개월간 지속하면 눈에 띄게 향상된다. 지구력 트레이닝을 일정 기간 계속하게 되면 같은 산소섭취량을 얻는 데 필요한 환기량은 줄어든다. 즉 허파의 환기 효율이 높아진다.

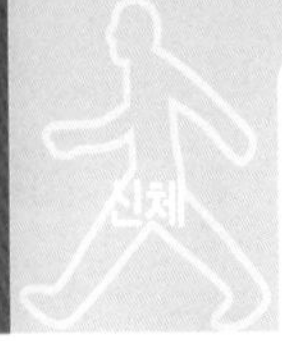
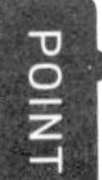

환기와 가스교환 *ventilation and gas exchange*

POINT

- 호흡운동은 가로막에 의한 복식호흡과 가슴우리에 의한 흉식호흡의 조합이다.
- 허파꽈리와 정맥혈 간의 산소와 이산화탄소의 농도 차이로 가스교환이 이루어진다.
- 온몸에 공급되는 혈액과 세포 간에도 가스교환이 이루어진다.

호흡운동은 복식과 흉식의 합체 기술

허파(폐)에 공기가 출입하는 것을 **환기**라고 한다. 공기의 흡입(**들숨**(**흡기**))과 배출(**날숨**(**호기**))이 교대로 반복되는데 이때의 원동력은 **가로막**과 **가슴우리**의 **호흡운동**이다.

가로막(횡격막)에 의한 호흡을 **복식호흡**이라고 한다. 가로막이 수축하여 중앙부가 내려가면 **가슴안**(**흉강**)의 내부 압력이 낮아지면서 허파꽈리(폐포)로 공기가 유입된다. 가로막이 이완되어 원래대로 돌아오면 가슴안의 내부 압력도 원래로 돌아오므로 자연스럽게 날숨이 이루어진다.

가슴우리의 확장 · 수축도 호흡에 관여한다. 이를 **흉식호흡**이라 하며 **바깥갈비사이근**(**외늑간근**)이 수축하여 가슴우리가 외측으로 확장되면서 들숨이 이루어진다(이완되면 가슴우리는 원래로 돌아가면서 날숨이 이루어진다). 일반적으로 호흡운동 전체에서 흉식호흡이 차지하는 비율은 약 10%이며, 임산부는 가로막의 운동 범위가 좁아지므로 흉식호흡의 비율이 높아진다.

몸의 세포 하나하나가 모두 호흡

허파꽈리 안으로 들숨이 들어오면 산소와 이산화탄소의 교환(**가스교환**)이 이루어진다. 온몸에서 모인 **정맥혈**은 산소농도가 낮으므로 산소농도가 높은 허파꽈리 안의 공기에서 혈액으로 산소가 **확산된다**(산소는 혈액으로 들어가면 **적혈구**의 **헤모글로빈**과 결합). 한편 이산화탄소(**혈장**에 용해됨)는 농도가 높은 혈액에서 농도가 낮은 허파꽈리 안의 공기로 확산된다.

내부에 산소를 들인 적혈구는 **동맥혈**에 들어가 온몸의 조직으로 운반된다. 여기서도 혈액과 세포 내의 농도 차이로 산소와 이산화탄소의 가스교환이 이루어지는데 이를 체내에서의 호흡이라는 의미에서 **속호흡**이라고 한다. 한편 허파에서 이루어지는 호흡은 **바깥호흡**이라고 한다.

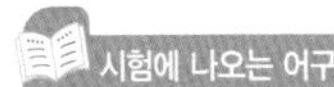
시험에 나오는 어구

가스교환
혈액과 허파꽈리 혹은 혈액과 조직 간에 이루어지는 산소와 이산화탄소의 교환. 사람은 안정 시 1분당 250mℓ의 산소를 들이며 약 200mℓ의 이산화탄소를 배출한다.

키워드

가슴안
가슴우리(갈비뼈(늑골), 복장뼈(흉골), 등뼈(흉추)로 구성된 바구니 모양의 골격)와 가로막으로 둘러싸인 공간

메모

산소농도, 이산화탄소농도
산소농도, 이산화탄소농도는 일반적으로 가스분압(혼합기체를 구성하는 개별 기체의 압력)으로 나타낸다. 단위는 예전에는 mmHg가 많이 사용되었으나 최근에는 Torr를 많이 사용한다(1mmHg=1Torr). 산소분압은 동맥혈에서는 100Torr이나 정맥혈에서는 40Torr로 떨어진다. 한편 이산화탄소분압은 대기 중에서는 거의 0Torr이나 정맥혈에서는 45Torr로 증가한다.

환기의 원리

들숨 시

들숨
바깥갈비사이근이 수축되어 갈비뼈를 들어 올리면 가슴우리가 확장되면서 허파가 펴진다.

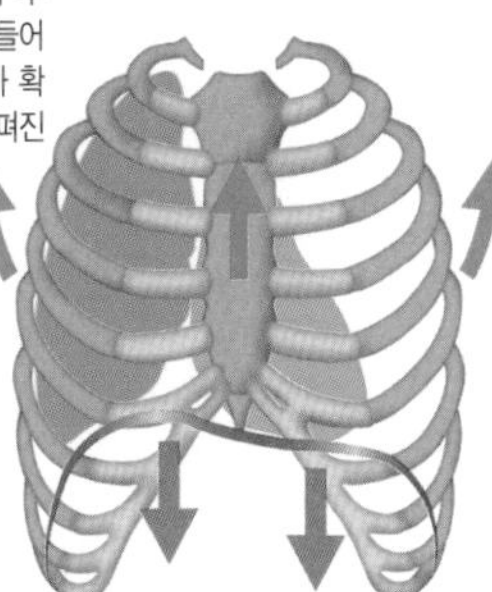

가로막이 수축되면서 가슴안의 용적이 커진다.

날숨 시

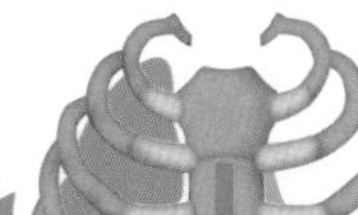

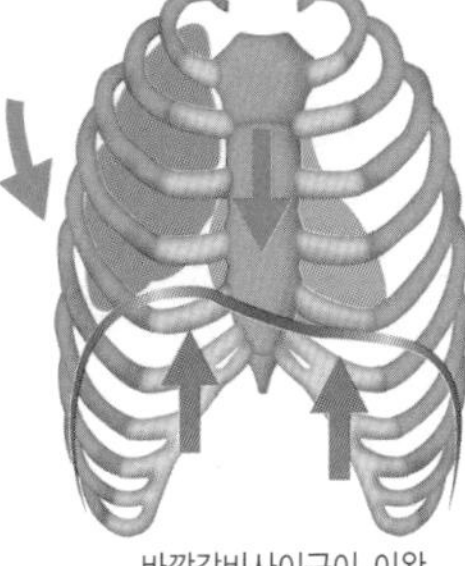

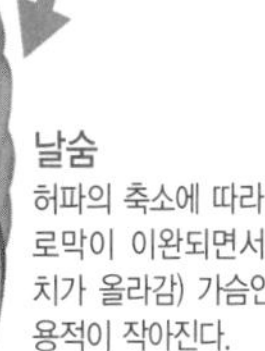

날숨
허파의 축소에 따라 가로막이 이완되면서(위치가 올라감) 가슴안의 용적이 작아진다.

바깥갈비사이근이 이완되면 가슴우리가 원 상태로 돌아온다.

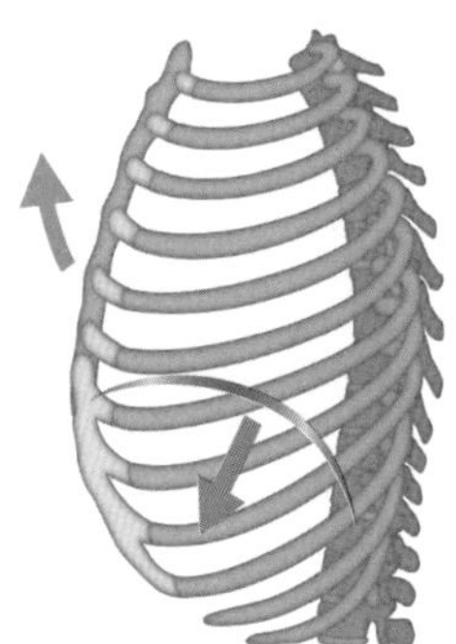

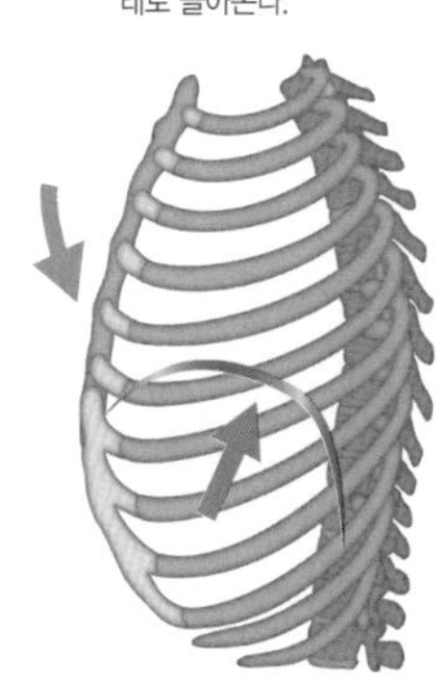

가스교환의 원리

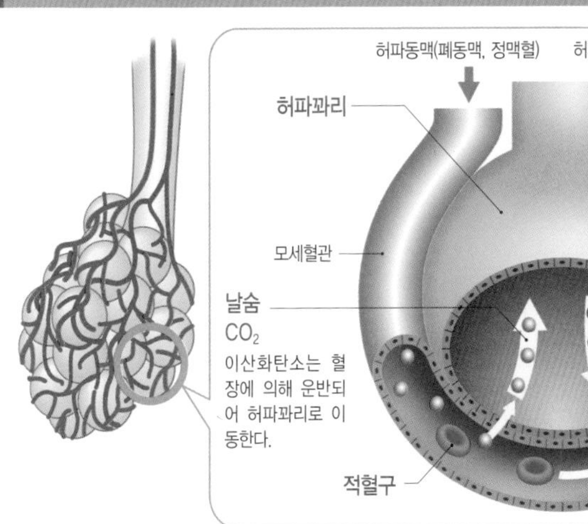

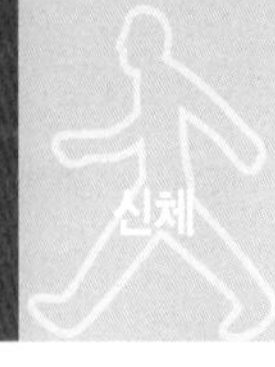

혈액 *blood*

POINT
- 혈액의 가장 중요한 역할은 물질의 수송이다.
- 혈액의 성분은 크게 세포 성분과 액체 성분으로 나눌 수 있다.
- 세포 성분은 적혈구, 백혈구, 혈소판으로 구성되어 있다.

혈액은 세포 성분과 액체 성분으로 구성

온몸을 도는 **혈액**의 가장 중요한 역할은 물질을 수송하는 것이다. 허파(폐)에서 들인 산소를 온몸으로 운반하고 가스교환한 이산화탄소를 허파로 이송하여 배출시킨다. 소장에서 흡수된 영양분을 간으로 운반하고 조직에서 배출된 노폐물을 콩팥으로 운반하는 것도 혈액이다.

혈액의 성분은 크게 고형인 **세포 성분**과 액체 성분으로 나눌 수 있다. 혈액을 시험관에 넣고 원심분리기로 돌리면 **침전물**과 상등액으로 분리되는데 침전물이 세포 성분에 해당한다. 그 내용은 다음의 **혈구**와 **혈소판**으로, 99% 이상이 적혈구다.

- **적혈구**: 가운데가 움푹 들어간 원반형 무핵세포로 함유된 빨간 색소인 **헤모글로빈**(혈색소)이 산소를 운반한다.
- **백혈구**: 면역기능을 담당하는 세포로 그 종류는 다음과 같다.
  - **호중구**…가장 많이 존재하는 백혈구. 체내에 침입한 세균을 섭취하여 죽이는 **식세포작용**이 있다.
  - **단핵구**…혈관 내에서는 구상. 혈관 밖으로 나오면 아메바상의 **큰포식세포**(매크로파지)로 변한다. **식세포작용**이 강하다.
  - **림프구**…**T세포**(**T림프구**), **B세포**(**B림프구**) 등이 있다(면역기능에 관여).
  - **호산구**…기생충에 대한 공격 등에 관여한다. 수가 적다.
  - **호염기구**…면역에 관여하는 것으로 추측된다. 수가 적다.
- **혈소판**: 무핵의 작은 세포 조각으로, 지혈에 작용한다.

혈액의 55~60%를 차지하는 액체 성분을 **혈장**이라고 한다. 90% 이상이 수분이며 그 밖에 미네랄(나트륨, 칼슘 등)이나 단백질(**알부민**, **글로불린**, **피브리노겐**), 영양소나 대사물, 호르몬 등이 들어 있다.

혈액의 세포 성분은 **골수**의 **조혈모세포**에서 생성된다.

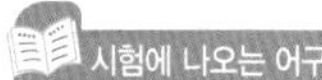

헤모글로빈
철과 포르피린(유기화합물의 일종)의 결합체인 헴이 글로빈(단백질의 일종)에 삽입되어 있는 물질. 고농도의 산소가 있는 조건에서는 산소와 결합하고 저농도의 산소가 있는 소선에서는 산소와 분리된다.

메모

호산구와 호염기구
호산구는 기생충이나 그 알에 대해 강한 공격성을 나타내며 기생충에 감염되면 증가한다. 알레르기 반응과도 관련이 있다. 호염기구도 알레르기 반응과 관련이 있는 것으로 추정되지만 아직 불분명한 부분이 많다.

혈액의 역할
물질수송 외에도 체온조절, 면역기능(주로 백혈구가 체내로의 침입물질을 제거), pH 조절(대략 pH7.4로 유지), 체액량 유지(혈액과 조직액 간의 수분 이동을 조절), 지혈(혈관이 손상되면 혈소판이나 혈장 중의 혈액응고인자가 작동하여 손상 부위로부터의 혈액 유출을 억제)과 같은 기능도 있다.

혈액의 종류

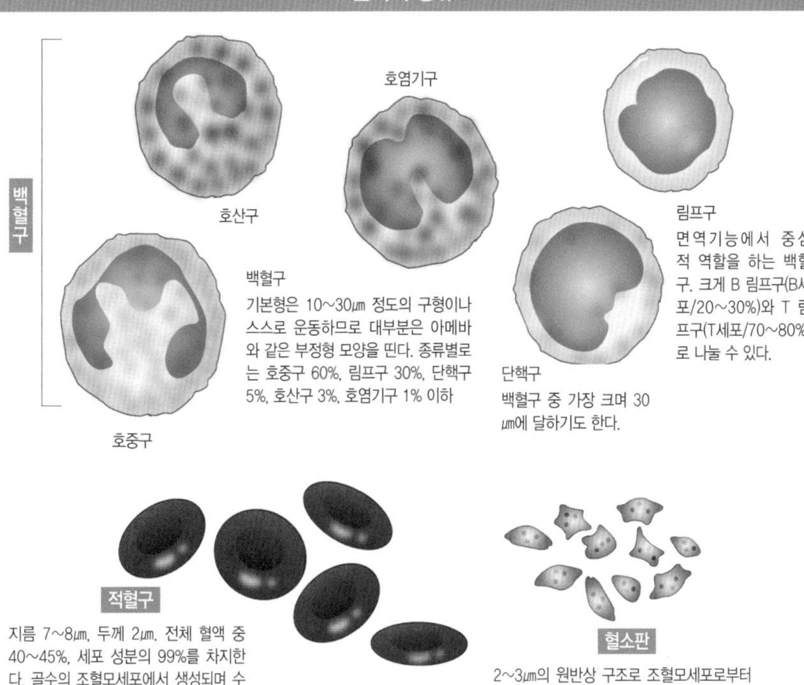

백혈구
기본형은 10~30㎛ 정도의 구형이나 스스로 운동하므로 대부분은 아메바와 같은 부정형 모양을 띤다. 종류별로는 호중구 60%, 림프구 30%, 단핵구 5%, 호산구 3%, 호염기구 1% 이하

림프구
면역기능에서 중심적 역할을 하는 백혈구. 크게 B 림프구(B세포/20~30%)와 T 림프구(T세포/70~80%)로 나눌 수 있다.

단핵구
백혈구 중 가장 크며 30㎛에 달하기도 한다.

적혈구
지름 7~8㎛, 두께 2㎛. 전체 혈액 중 40~45%, 세포 성분의 99%를 차지한다. 골수의 조혈모세포에서 생성되며 수명은 약 120일로 수명을 다하면 비장 등에서 파괴된다.

혈소판
2~3㎛의 원반상 구조로 조혈모세포로부터 분화된 거대핵세포가 분쇄되어 생성된다.

큰포식세포의 식세포작용

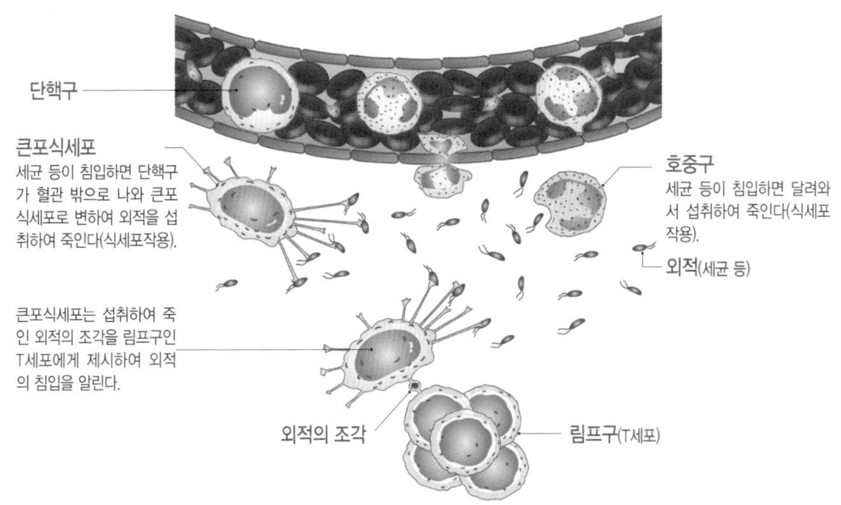

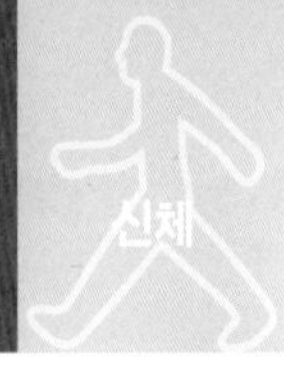

온몸순환과 허파순환

systemic circulation and pulmonary circulation

POINT

- 혈액을 온몸으로 순환시키는 시스템을 순환기계라고 한다.
- 혈관은 동맥, 정맥, 모세혈관으로 분류된다.
- 순환은 크게 온몸순환과 허파순환의 두 경로로 나뉜다.

혈액 순환은 크게 두 가지 경로

혈액을 온몸으로 돌리는 시스템을 **순환기계**라고 한다. 구체적으로는 혈액을 내보내는 펌프로 기능하는 **심장**과 혈액의 수송로인 **혈관**으로 구성되는데 이와는 별도로 **림프**(**림프액**)가 흐르는 **림프관**도 순환기계에 포함된다(전자를 **심혈관계**, 후자를 **림프계**라고 한다).

혈관은 크게 **동맥**, **정맥**, **모세혈관**으로 나눌 수 있다.

동맥은 심장에서 배출된 혈액이 지나는 혈관, 정맥은 심장으로 돌아오는 혈액이 지나는 혈관이다. 모세혈관은 **동맥계**와 **정맥계**의 사이에 위치하여 그물모양으로 갈라져 조직 속을 지나는 혈관을 말한다.

이처럼 혈액은 심장을 기점으로 **순환**하는데 그 경로는 크게 두 가지로 나누어진다. 하나는 심장에서 온몸을 돌아서 다시 심장으로 돌아오는 경로로 **온몸순환**(**체순환**, **대순환**)이라고 한다. 또 하나는 심장에서 허파를 거쳐 심장으로 돌아오는 경로로 **허파순환**(**폐순환**, **소순환**)이라고 한다. 온몸순환은 온몸에 산소를 공급하는 경로, 허파순환은 이산화탄소가 많이 들어 있는 혈액을 허파로 보내고 다시 산소를 충분히 받아서 심장으로 보내는 경로다. 온몸순환의 동맥계를 흐르는 산소가 풍부한 혈액을 **동맥혈**, 정맥계를 흐르는 이산화탄소가 많은 혈액을 **정맥혈**이라고 한다. 동맥 · 정맥의 정의에 따라 허파순환에서는 동맥(**허파동맥**(**폐동맥**))에 정맥혈이, 정맥(**허파정맥**(**폐정맥**))에 동맥혈이 흐르는 '역전'이 일어난다.

허파순환에서 혈액은 모두 허파로 보내지나 온몸순환에서는 보내지는 혈액의 배분이 조직마다 다르다. 약 13~15%는 뇌로 보내지며 나머지는 간과 소화관에 약 20~25%, 뼈대근육(골격근)에 약 15~20%, 콩팥에 약 20%, 심장의 심장동맥(관상동맥)에 약 4~5%, 기타 부위에 약 10~15%로 배분된다.

키워드

순환기계
체액 순환에 관여하는 체내 구조로 크게 혈액 순환에 관여하는 심혈관계(심장과 혈관)와 림프 순환에 관여하는 림프계(림프관, 림프절)로 나누어진다. 혈관은 또한 동맥(심장에서 나오는 혈관)과 정맥(심장으로 돌아오는 혈관), 모세혈관(조직 내를 지나는 그물모양으로 갈라진 혈관)으로 분류된다.

림프계
림프관과 림프절로 구성되며 지방 등 혈액으로는 운반할 수 없는 물질의 수송을 담당한다. 림프관을 흐르는 림프(액)는 액체 성분인 림프장액과 세포 성분인 림프구로 구성되며 모세혈관에서 조직으로 스며 나온 혈장(조직액)에서 유래된다. 심장과 같은 배출기관이 없고 전신의 림프가 가슴(흉부)에 있는 정맥과의 접속부로 향하는 일방통행의 흐름이다.

비뇨기계
혈액이 조직으로부터 회수한 이산화탄소는 허파에서 배출되는데 요소 등의 노폐물은 콩팥으로 이송되어 여과되면서 오줌으로 체외로 배출된다. 이 시스템에 관여하는 체내 구조의 총칭을 비뇨기계라고 한다.

온몸순환과 허파순환

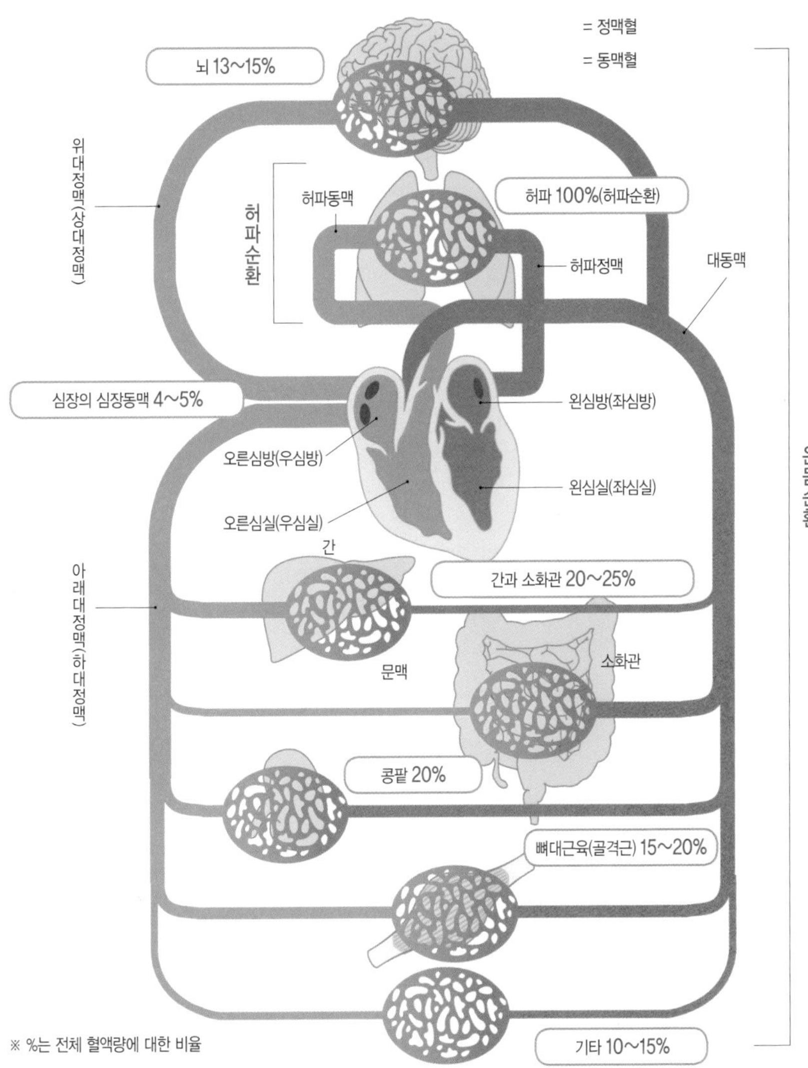

※ %는 전체 혈액량에 대한 비율

원포인트

온몸순환

심장의 왼심실에서 나와 온몸을 돌고 오른심방으로 돌아오는 순환. 산소를 온몸으로 공급하고 이산화탄소를 조직으로부터 회수한다.

허파순환

심장의 오른심실에서 나와 허파를 거쳐서 왼심방으로 돌아오는 순환. 온몸에서 회수된 이산화탄소를 허파로 보내고 산소와 교환하여 심장으로 다시 보낸다.

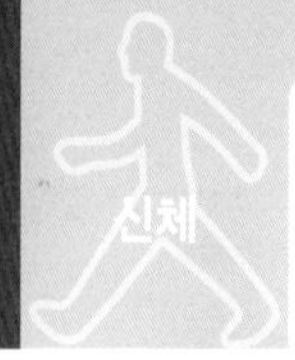

심장의 구조와 기능

POINT
- 심장 내부에는 왼심방 · 왼심실, 오른심방 · 오른심실이 있다.
- 심장은 다량의 산소가 필요하므로 전용의 동맥(심장동맥)이 있다.
- 심장의 박동은 특수 심장근육의 수축으로 일어난다.

심장은 강력한 2 실린더 펌프

혈액 순환의 핵심인 **심장**은 **온몸순환**(체순환)과 **허파순환**(폐순환)으로 혈액을 공급하는 강력한 펌프이며 **심방 · 심실**을 좌우에 지닌 2 실린더 구조로 되어 있다(심방과 심실 사이에는 **방실판막**, 오른심실(우심실)의 **허파동맥구멍**(**폐동맥구**)과 왼심실(좌심실)의 **대동맥구멍**(**대동맥구**)에는 **동맥판막**이 있으며 둘 다 혈액의 역류를 방지한다). 온몸순환은 〈**왼심방**(좌심방)→**왼심실**(좌심실)→**대동맥**→**전신의 각 조직**→**대정맥**→**오른심방**(우심방)〉, 허파순환은 〈**오른심방**→**오른심실**→**허파동맥**(폐동맥)→**허파**→**허파정맥**(폐정맥)→**왼심방**〉의 순서로 혈액이 흐르므로 오른쪽 심방 · 심실에는 **정맥혈**, 왼쪽 심방 · 심실은 **동맥혈**로 채워지게 된다.

심장은 다량의 산소가 필요하므로 전용의 혈관이 있다. 이를 **심장혈관**(**관상혈관**)이라고 하는데 동맥은 **심장동맥**(**관상동맥**)으로 명확하게 눈으로 확인이 되지만 정맥은 주요 혈관을 볼 수 없다(잘게 갈라진 혈관이 심장벽을 따라 지나감). 심장동맥은 대동맥에서 맨 처음에 갈라지는 동맥으로 신선한 혈액이 심장으로 가장 먼저 공급된다.

박동에는 시작지점이 있다

심장을 형성하는 **심장근육**은 크게 **고유심장근육**과 **특수심장근육**으로 나눌 수 있다. 고유심장근육은 심장벽 등을 형성하는 근육이다. 특수심장근육은 자율적인 수축능력을 지닌 근육으로 이에 따라 심장의 박동이 일어난다. 특수심장근육의 수축은 먼저 오른심방 상부에 있는 **굴심방결절**(Keith–Flack node)에서 일어나며 오른심방 하부의 **방실결절**을 거쳐 좌우의 심실에 도달하면서 심장 전체가 수축한다. 이 흥분전도경로를 **자극전도계통**이라 하며 다른 근육의 흥분에 영향을 주지 않으므로 주기적인 박동이 유지된다.

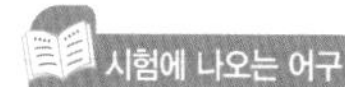

방실판막
심방과 심실을 구분하는 판막. 오른심방 · 오른심실의 판막은 오른방실판막(우방실판, 삼첨판막), 왼심방 · 왼심실의 판막은 왼방실판막(좌방실판, 승모판막)이라고 한다.

심장동맥
심장에 혈액을 공급하는 동맥. 대동맥에서 맨 처음 갈라져 나오는 동맥. 오른심장동맥(우관상동맥)과 왼심장동맥(좌관상동맥)이 있다. 오른심장동맥은 또한 오른모서리가지(예연지)와 뒤심실사이가지(후하행지)로, 왼심장동맥은 앞심실사이가지(전하행지), 휘돌이가지(회선지), 왼모서리가지(좌연지)로 갈라진다(분지). 오른심장동맥에서는 굴심방결절로도 가지가 뻗어 있다.

키워드

심장근육
뼈대근육(골격근)과 마찬가지로 가로무늬근육(횡문근)으로 분류되지만 제대로근(불수의근)이며 단층 원주상 세포와 같이 명확한 특이성을 지닌다. 심장벽 등을 형성하는 고유심장근육과 자극전도계통에 관여하는 특수심장근육으로 분류된다.

특수심장근육
자극전도계통에 관여하는 심장근육. 자율수축능력이 있으며 그 흥분이 전도되면서 심장 전체가 수축한다.

심장내강의 구조와 심장혈관

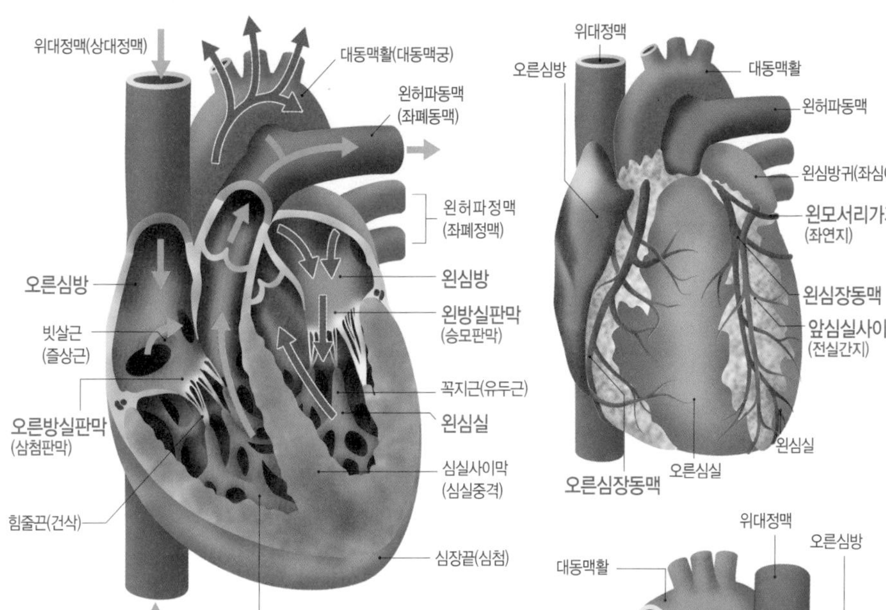

자극전도계통

흥분은 방실결절에서 히스다발로 전달되고 좌우 가지로 갈라진 후 망 구조의 푸르키니에 섬유와 연결되어 심실 내면 전체로 전달된다.

굴심방결절(SA node)
Keith-Flack node 또는 페이스 메이커라고도 한다. 심장박동의 기점이 되는 부위로 오른심방 상부의 대정맥 구멍 근처에 있다. 분당 약 70회의 흥분이 자극전도계통으로 전달된다.

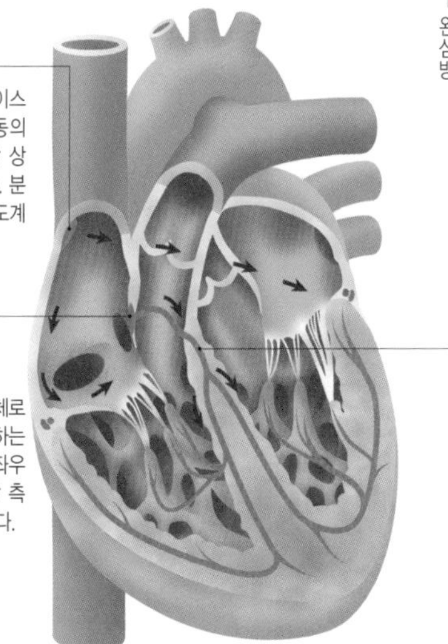

방실결절(AV node)
굴심방결절의 흥분을 심실 전체로 전달하기 위한 중계 역할을 하는 부위. 심방사이막(심방중격. 좌우 심방을 나누는 벽)의 오른심방 측 하부, 오른방실판막 근처에 있다.

히스다발(Bundle of His)
전기적 자극이 방실결절에서 히스다발, 오른갈래와 왼갈래, 푸르키니에 섬유로 전달되고 심실로 순간 퍼지면서 심실 전체가 강하게 수축한다.

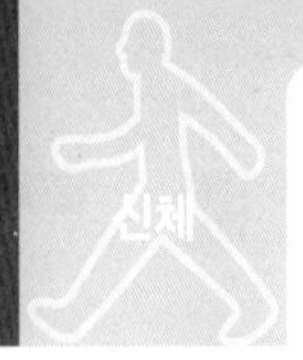

동맥계와 정맥계 *arterial system and venous system*

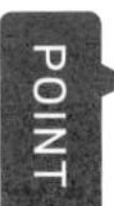

- 동맥은 높은 혈압에 대응해야 하므로 두껍고 탄력있는 벽으로 되어 있다.
- 정맥은 혈압이 낮으므로 벽이 얇고 역류를 방지하기 위한 판막이 있다.
- 정맥환류는 오른심방(우심방)의 흡인 효과와 근육의 펌프작용으로 촉진된다.

동맥은 산소가 풍부한 혈액을 조직으로 공급

동맥은 심장에서 출발하는 혈관이다. 혈류의 고압력(**혈압**)을 견딜 수 있도록 두껍고 탄력있는 벽으로 되어 있으며 그중에서도 **대동맥** 벽의 탄력은 한층 더 크다.

대동맥은 왼심실(좌심실)에서 나와 한번 상방으로 향하는데(**오름대동맥**(**상행대동맥**)) 곧바로 크게 커브를 그리면서(**대동맥활**(**대동맥궁**)) 아래로 뻗어 나가고(**내림대동맥**(**하행대동맥**)) 골반 상방에서 좌우의 **온엉덩동맥**(**총장골동맥**)으로 갈라진다. 그 중간에도 몇 가지 중요한 분지점이 있다.

최초의 분지는 **심장동맥**(**관상동맥**)으로, 심장을 나온 직후 갈라진다. 이어서 대동맥활에서 **팔머리동맥**(**완두동맥**), **왼온목동맥**(**좌총경동맥**), **왼빗장밑동맥**(**좌쇄골하동맥**)으로 갈라지며 가슴(흉부)에서 **갈비사이동맥**(**늑간동맥**)이나 **기관지동맥** 등이, 복부에서 **복강동맥**이나 **위 · 아래창자간막동맥**(**상 · 하장간막동맥**), **콩팥동맥**(**신동맥**) 등으로 갈라진다.

정맥은 가스교환이 끝난 혈액을 회수

정맥은 심장으로 돌아가는 혈관이다. 혈압이 낮으므로 벽은 동맥보다 얇지만 역류의 위험이 있으므로 군데군데 이를 막기 위한 **정맥판막**이 있다. 각 조직의 **모세혈관**에서 **가스교환**을 마친 혈액이 합류하여 심장으로 돌아간다(정맥환류). 정맥은 동맥처럼 하나의 주요 혈관은 없고 **위대정맥**(**상대정맥**)과 **아래대정맥**(**하대정맥**)이 분담하고 있다. 이 두 개는 직접 연결되어 있지 않고 **홀정맥**(**기정맥**)을 매개로 간접적으로 연결되어 있다. 앞서 기술했듯이 정맥 혈압은 낮으므로 정맥 혈압만으로는 혈액을 심장으로 되돌리기에 부족하다. 따라서 가슴우리나 오른심방의 확장에 의한 흡인 효과와 병행하는 동맥의 박동과 다리 뼈대근육의 수축에 의한 펌프작용 등으로 보충된다.

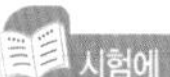
시험에 나오는 어구

혈압
혈관 내벽이 혈액으로부터 받는 압력. 심장의 확장과 수축에 따라 변화한다. 수축 시(혈액 배출 시) 혈압(수축기 혈압 · 최고혈압)이 가장 높고 대동맥에서 100mmHg, 모세혈관에서도 15mmHg를 나타낸다. 위 · 아래대정맥에서는 0에 가깝다. 확장 시의 심장내 혈압은 0에 가깝지만 동맥에서는 벽의 탄력이 작용하여 80mmHg 정도로 유지되면서(확장기 혈압 · 최저혈압) 정상혈류가 유지된다.

오름대동맥
심장에서 대동맥활에 이르기까지의 대동맥. 심장을 나온 직후에 심장동맥이 갈라져 나온다.

내림대동맥
대동맥활보다 후방의 대동맥. 가로막(횡격막)을 경계로 가슴대동맥(흉대동맥)과 배대동맥(복대동맥)으로 나뉜다.

정맥판막
정맥 내벽에 보이는 혈액의 역류를 방지하는 반달 모양의 판막. 팔다리의 정맥에 발달하고 내장 정맥에는 없다.

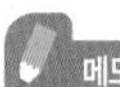
메모

대동맥활에서의 분지
팔머리동맥, 왼온목동맥, 왼빗장밑동맥의 세 개로 갈라진다.

주요 동맥 · 정맥의 분포

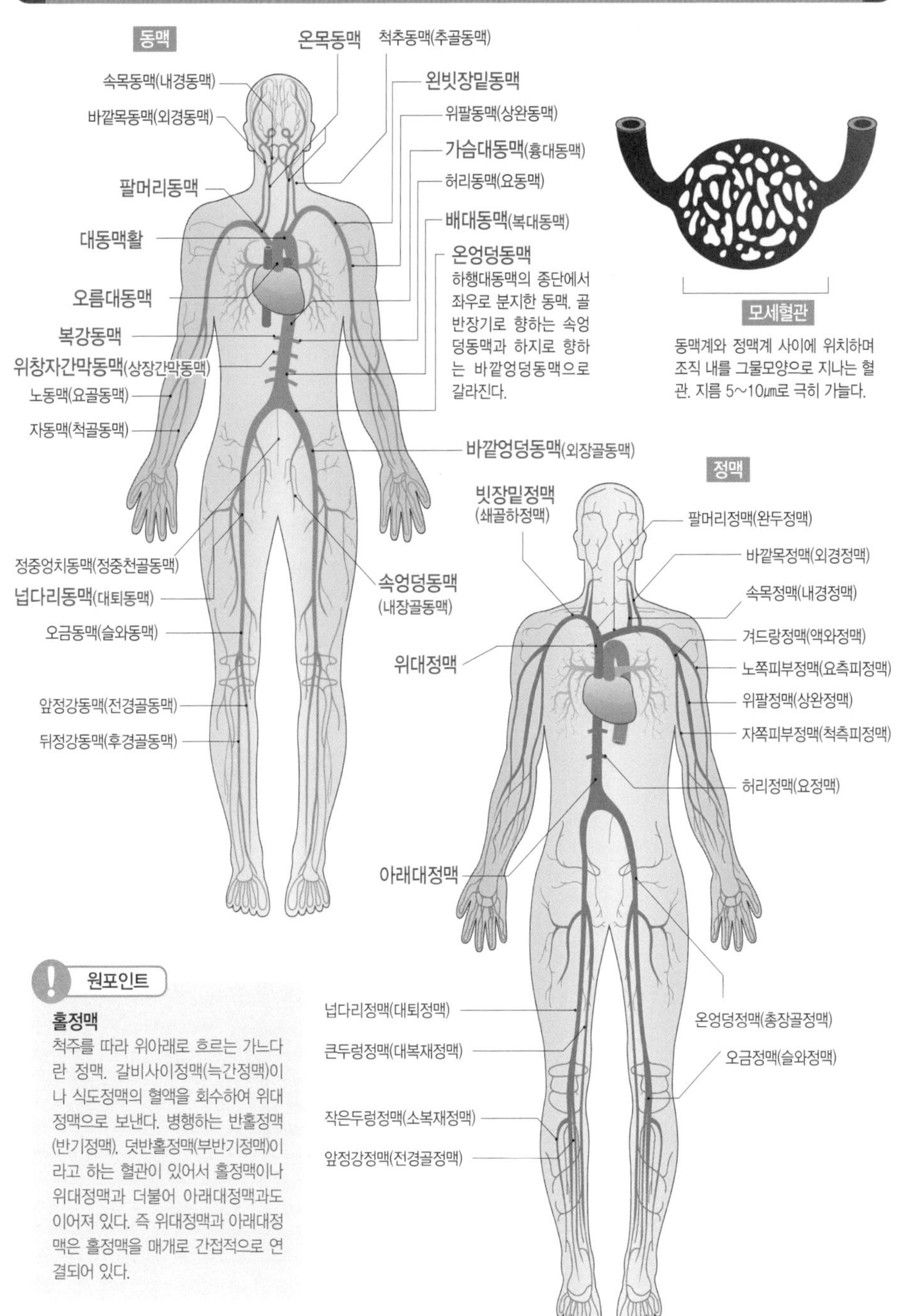

원포인트

홀정맥

척주를 따라 위아래로 흐르는 가느다란 정맥. 갈비사이정맥(늑간정맥)이나 식도정맥의 혈액을 회수하여 위대정맥으로 보낸다. 병행하는 반홀정맥(반기정맥), 덧반홀정맥(부반기정맥)이라고 하는 혈관이 있어서 홀정맥이나 위대정맥과 더불어 아래대정맥과도 이어져 있다. 즉 위대정맥과 아래대정맥은 홀정맥을 매개로 간접적으로 연결되어 있다.

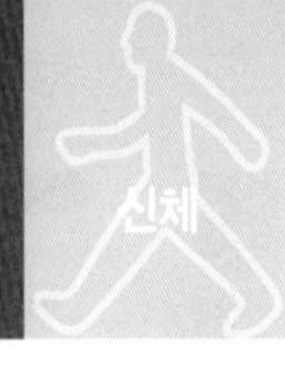

체온

POINT
- 체내에서 발생한 열은 혈액을 따라 온몸으로 퍼진다.
- 신체 내부의 온도를 핵심온도, 체표의 온도를 외층온도라고 한다.
- 열생산과 열발산이 평형을 유지하는 체온조절기능이 있다.

인체에는 체온을 일정하게 유지하는 기능이 있다

체내에서 일어나는 **에너지 대사**(P.58 참조)나 근육의 수축은 발열을 동반한다. 이 **체열**은 혈액을 따라 온몸으로 운반되며 그 결과 신체는 온도를 나타내게 된다. 이것이 **체온**이다.

체온은 열을 생산하는 신체의 심부에서는 거의 일정한 수치를 유지하는데(**핵심온도**) 체표에서는 외부기온의 영향을 받으므로 변화한다(**외층온도**). 따라서 체온의 기본값은 중심온도가 되는데(엄밀히 말하면 **심장**의 **대동맥구멍**(**대동맥구**)에서의 **동맥혈** 온도) 측정하기 어려우므로 **직장체온**이나 **구강체온**, **겨드랑체온**을 대신 사용한다(한국은 겨드랑체온을 흔히 사용함).

일반적으로 인체의 중심온도는 약 37℃인데 이는 생화학반응이 가장 효율적으로 일어나는 온도로 **지적온도**라 불린다. 인간 등의 항온동물은 지적온도를 유지하기 위해 체내의 열생산과 **복사**나 **전도**, **대류**, **불감증산** 등에 의한 외부로의 **열발산**이 평형이 되도록 **체온조절** 기능을 지니고 있다.

인체에는 다음과 같은 체온조절기능이 있다. 그 중추는 **사이뇌**(**간뇌**)의 **시상하부**에 존재한다.

- **근육의 진동운동**: 외기온이 낮은 상황에서는 근육을 미세하게 수축함으로써 체열의 생산을 촉진하고 체온을 상승시킨다.
- **피부혈관의 확장과 수축**: 외기온이 낮은 상황에서는 수축하여 열발산을 억제하고 높은 상황에서는 확장하여 열발산을 촉진한다.
- **발한**: 외기온이 높은 상황에서는 땀을 내서 그 증발에 따른 기화열로 체표를 냉각시켜 체온의 하강을 촉진한다.
- **호르몬에 의한 대사 촉진**: **아드레날린**이나 **갑상샘호르몬**(**갑상선호르몬**)을 증가시켜 대사를 항진하여 체열을 발생시킨다.
- **간 글리코겐의 분해**: 혈당치를 상승시켜 체열을 발생시킨다.

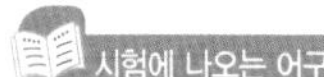

아드레날린
부신속질(부신수질)에서 분비되는 호르몬으로, 혈관의 확장 · 수축이나 혈당치 상승 등에 작용한다.

갑상샘호르몬
갑상샘에서 분비되는 호르몬은 트라이아이오도타이로닌과 타이록신의 두 종류가 알려져 있다. 기초대사량의 유지 · 촉진에 작용한다.

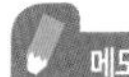
메모

열원 영양소의 발생 열량
1g당 발생 열량은 탄수화물 4.1kcal, 지방 9.3kcal, 단백질 4.1kcal이다.

운동에 따른 체온 상승
운동하면 뼈대근육(골격근)이 활발하게 움직이므로 열생산이 많아지면서 체온이 상승한다. 산소의 섭취량이 일정할 때 운동 강도와 체온 상승은 정비례한다.

핵심온도와 외층온도

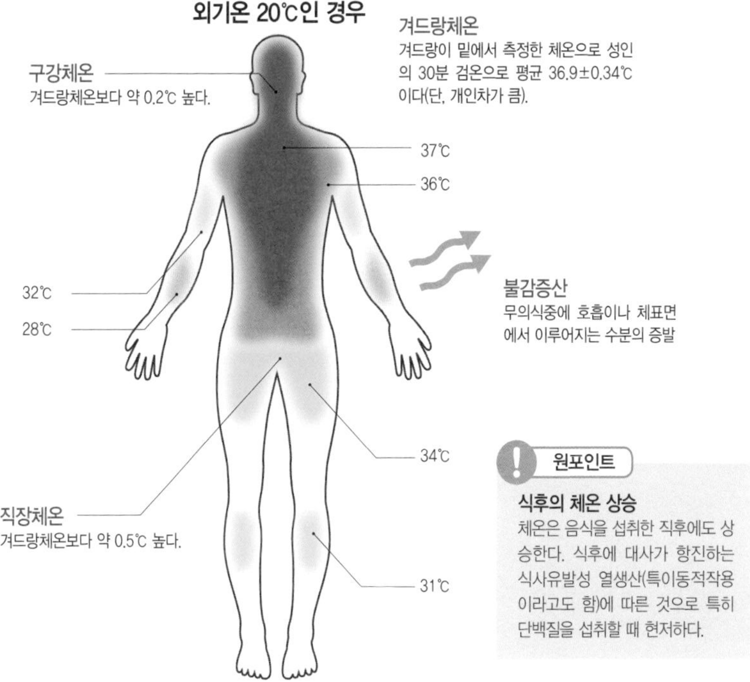

원포인트

식후의 체온 상승

체온은 음식을 섭취한 직후에도 상승한다. 식후에 대사가 항진하는 식사유발성 열생산(특이동적작용이라고도 함)에 따른 것으로 특히 단백질을 섭취할 때 현저하다.

체온조절의 원리

① 기화열
땀이나 흡기에 함유되는 수증기 등이 증발할 때 빼앗는 열

② 복사
방사 혹은 열복사라고도 한다. 열이 전자파로서 전달한다.

③ 전도
서로 접촉하고 있는 물체에서 물체로 열이 전달되는 것. 분자운동의 전달

④ 대류
공기와 같은 유체가 데워지면 밀도가 작아지면서 상승하는 현상. 이에 따라 열이 전달된다.

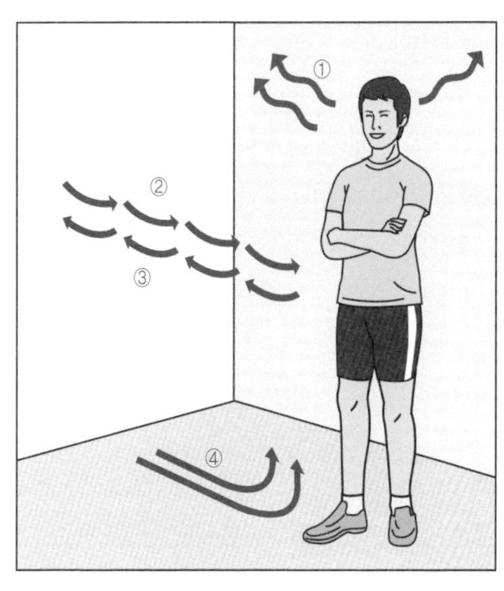

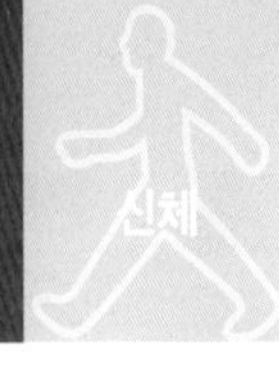

영양소

POINT

- 탄수화물과 지방은 생명의 에너지원인 ATP를 만들어내는 원료다.
- 단백질은 신체 조직을 형성하는 소재가 된다.
- 비타민과 미네랄은 미량이지만 대사 등에 필수적인 물질이다.

에너지를 만들어내고 신체를 구성하는 3대 영양소

앞서 기술한 대로 근육수축의 에너지원은 ATP(아데노신3인산)이다. 이 물질을 합성하는 원료가 바로 **탄수화물, 지방, 단백질**의 **3대 영양소**로 하루 수십~수백 그램을 균형 있게 섭취해야 한다. 에너지를 만들어내므로 **열원 영양소**라고도 불리는데 에너지 생산에 이용되는 것은 주로 탄수화물과 지방으로 단백질이 이용되는 경우는 탄수화물과 지방이 부족하거나 단백질이 과다한 경우에만 국한된다.

단백질의 주요 목적은 신체를 형성하는 소재가 되는 것이다. 인체를 구성하는 요소 중에서는 물 다음으로 많으며 15~20%를 차지한다.

미량이지만 중요한 비타민과 미네랄

비타민과 **미네랄**은 3대 영양소만큼 다량으로 섭취할 필요는 없으나(mg이나 μg 단위) 생명활동에 반드시 필요한 물질이다. 비타민은 대사활동을 보조하는 유기화합물의 총칭으로 A, B군, C, D, E 등이 알려져 있다. 같은 물질이라도 생물에 따라서는 비타민으로 작용하는 경우와 작용하지 않는 경우가 있으며 사람의 경우 13종류의 비타민이 확인되었다.

미네랄(**무기질**)은 무기물로 뼈나 치아의 재료가 되는 칼슘, 적혈구의 산소운반에 필요한 철을 비롯해 소듐(나트륨)이나 포타슘(칼륨), 마그네슘, 아이오딘(요오드) 등이 있다.

비타민과 미네랄을 3대 영양소에 포함하여 **5대 영양소**라 부르기도 하며 사람이 소화시키지 못하는 **다당류**(이른바 **식이섬유**)까지 포함해서 **6대 영양소**라 하는 경우도 있다.

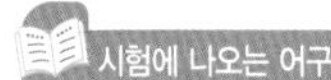

탄수화물
탄소와 물을 포함하고 있는 화합물의 총칭으로 C, H, O 세 원소로 이루어져 있다. 포도당이나 과당 같은 단당류와 설탕 등의 이당류, 그리고 밀가루나 쌀 등의 전분과 글리코겐 등의 다당류가 탄수화물에 포함된다.

지방
생물의 체내에 존재하는 비수용성 물질의 총칭을 지질(lipid)이라고 한다. 그중에서 지방산과 글리세롤로 분해되는 것을 지방(fat)이라고 한다.

단백질
약 20종의 아미노산이 다양한 배열로 결합된 물질. 체내에서 합성되지 않고 음식으로 섭취해야 하는 아미노산을 필수아미노산이라고 한다.

비타민
대사활동의 보조로 작용하는 유기화합물의 총칭. 사람에서는 13종류가 확인되었다. 체내에서 합성되지 않고 음식으로 섭취해야 한다.

미네랄
무기질이라고도 하며 신체를 구성하는 원소 중에서 탄소, 수소, 산소, 질소를 제외한 모든 원소의 총칭

식이섬유
단당이 다중결합된 다당류 중에서 사람의 소화관이 소화할 수 없는 물질을 말한다.

6대 영양소와 그 기능

구분	영양소	기능	주요 식품
3대 영양소 / 5대 영양소 / 6대 영양소	**탄수화물**	몸의 에너지가 된다.	쌀, 빵, 파스타, 우동, 설탕, 감자 등 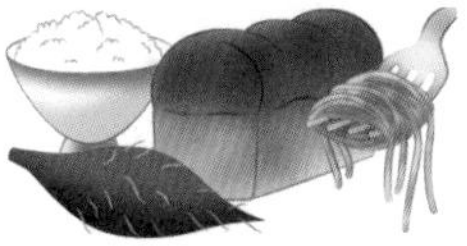
3대 영양소 / 5대 영양소 / 6대 영양소	**지방**	몸의 에너지가 된다.	식물성 기름, 버터, 돼지기름(라드), 마요네즈, 마가린 등 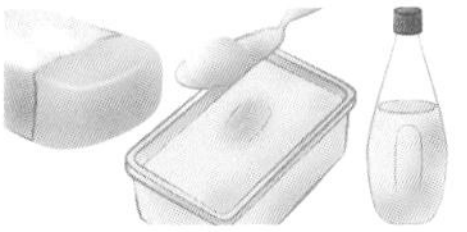
3대 영양소 / 5대 영양소 / 6대 영양소	**단백질**	몸을 만든다.	고기, 생선, 달걀, 대두, 대두제품 등 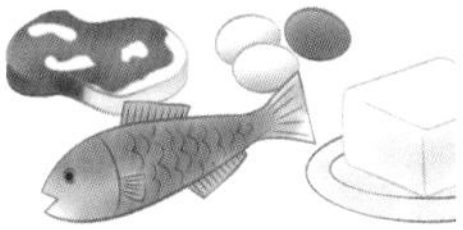
5대 영양소 / 6대 영양소	**비타민** 수용성비타민(비타민C, B군 등), 지용성비타민(A, D, E 등)	몸의 컨디션을 조절한다.	채소(담색채소, 녹황색채소, 해조류, 과일 등. 고기와 생선에도 들어 있다) 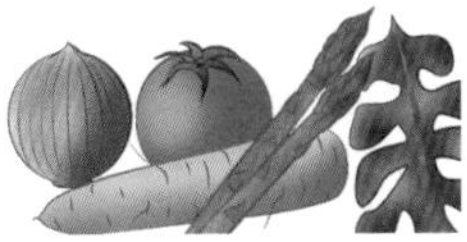
5대 영양소 / 6대 영양소	**미네랄** 칼슘, 철, 소듐, 포타슘, 구리, 아연 등	몸의 컨디션을 조절한다.	칼슘, 철, 소듐, 포타슘, 구리, 아연 등 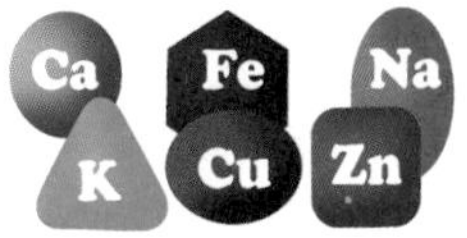
6대 영양소	**식이섬유**	장 기능을 정상적으로 유지하고 탄수화물이나 지방의 흡수 촉진 등에 관여한다.	채소, 해조류, 버섯 등 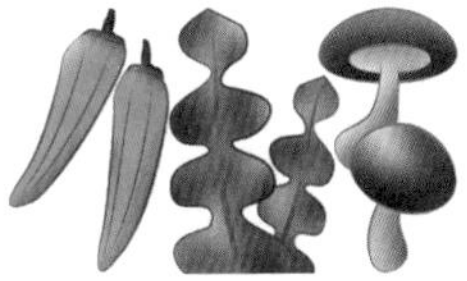

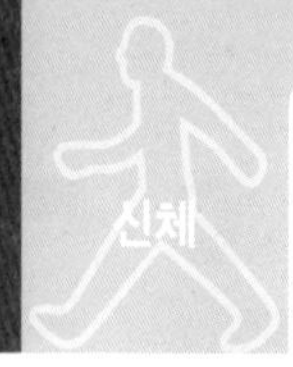

소화와 흡수

POINT

- 음식은 소화관에서 소화되고 영양소가 흡수된다.
- 음식의 소화에는 소화액에 들어 있는 소화효소가 작용한다.
- 각 소화효소는 특정 영양소를 분해한다.

영양소는 소화관에서 음식으로부터 추출

음식을 분해하여 영양소를 추출하는 과정을 **소화**라고 하며 이에 기능하는 여러 기관을 **소화기계**라고 한다. 소화기계 중에서 입(구강)에서 항문까지를 연속된 하나의 관으로 볼 수 있기 때문에 이를 **소화관**이라고 한다. 음식은 소화관에서 영양소로 분해, 흡수되는데 소화관을 구성하는 각 **소화기관**에서는 **소화액**이 분비된다. 이 소화액에 들어 있는 **소화효소**가 소화에 작용한다.

소화효소란 소화의 화학반응에서 촉매로서 작용하는 물질의 총칭으로 그 종류와 관련된 영양소는 소화기관마다 다르다.

- **입안**(구강): 음식을 저작하고 **침**(타액)에 들어 있는 **아밀라아제** 등이 전분을 **말토오스**(맥아당)로 분해한다.
- **식도**: 구강에서 저작된 음식을 위로 보내는 관
- **위**: 음식에 **위액**을 가하여 혼합한다. 위액에 들어 있는 **염산**이 살균작용을 하며 **펩신**이 단백질을 분해한다.
- **작은창자**(소장): 위와 연결된 **샘창자**, **빈창자**, **돌창자**로 나뉜다.
  - **샘창자**(십이지장): **간**에서 만들어진 **쓸개즙**(담즙)과 **이자**(췌장)에서 만들어진 **이자액**(췌액)을 분비하여 지방과 당질을 소화한다.
  - **빈창자**(공장) · **돌창자**(회장): 장벽에 부착된 소화효소로 단백질을 아미노산, 당류를 **글루코오스**(포도당) 등으로 분해한다. **창자융모**(장융모)에서 지방의 분해생성물인 **지방산**과 **글리세롤** 등과 함께 흡수한다.
- **큰창자**(대장): 수분을 흡수한다. **항문**을 통해 찌꺼기를 **변**으로 배출한다.
- **간**: 소화기관에서는 **부속기관**(부속기)으로 기능한다. 쓸개즙(담즙)을 만들고 **쓸개**(담낭)를 거쳐서 샘창자로 보낸다. 쓸개즙은 지방을 **유화**시킨다.
- **이자**: 소화기관에서는 부속기관으로 기능한다. 이자액을 분비한다. 이자액에는 **리파아제**(지방을 분해하는 소화효소)가 들어 있다.

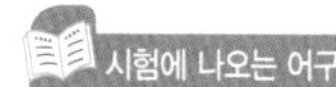

소화효소
소화기관에서 분비되는 소화액에 들어 있다. 음식의 소화에 작용하는 효소

저작
치아에 의한 분쇄와 갈아 으깨기, 혀에 의한 혼합의 조합

침
구강에서 분비되는 소화액. 3개의 침샘(타액선, 귀밑샘(이하선), 혀밑샘(설하선), 턱밑샘(악하선)) 등에서 만들어진다. 소화효소인 아밀레이스가 들어 있으며 전분을 말토오스로 분해한다.

위액
위점막에 있는 위샘에서 분비되는 소화액. 염산이 주성분인 위산, 단백질 소화효소인 펩신 등이 들어 있다.

키워드

쓸개즙
간에서 생성되어 쓸개에 저장된 다음 샘창자에서 분비된다. 소화효소는 들어 있지 않으나 지방을 유화시키고 이자액의 리파아제 등에 의한 분해를 돕는다.

이자액
이자에서 생성되고 샘창자에서 분비되는 소화액. 지방 소화효소인 리파아제가 들어 있으며 지방을 지방산과 글리세롤로 분해한다.

소화기관의 구조

음식의 소화 · 흡수에 관여하는 기관의 총칭으로 소화기관(입안, 식도, 위, 작은창자, 큰창자, 항문)과 부속기관(치아, 혀, 침샘, 간, 이자)으로 나눌 수 있다.

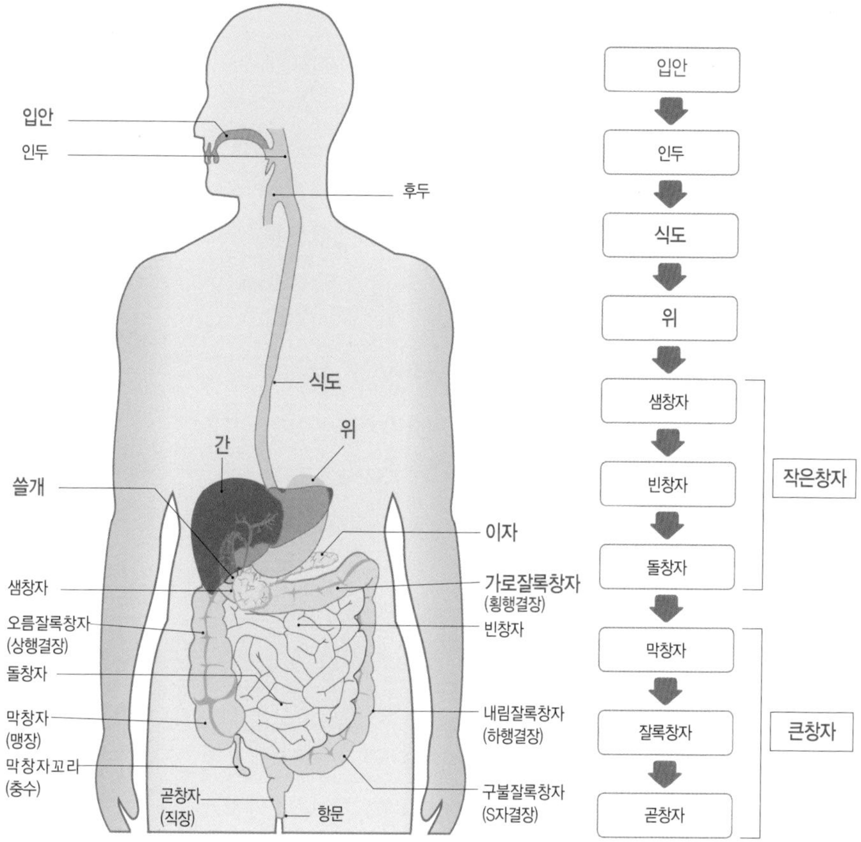

입안
인두
후두
식도
위
간
쓸개
이자
샘창자
가로잘록창자
(횡행결장)
오름잘록창자
(상행결장)
빈창자
돌창자
막창자
(맹장)
내림잘록창자
(하행결장)
막창자꼬리
(충수)
곧창자
(직장)
항문
구불잘록창자
(S자결장)

입안 → 인두 → 식도 → 위 → 샘창자 → 빈창자 → 돌창자 → 막창자 → 잘록창자 → 곧창자

작은창자: 샘창자, 빈창자, 돌창자
큰창자: 막창자, 잘록창자, 곧창자

원포인트

막효소의 예

- 락타아제: 유당(락토오스)을 포도당(글루코오스), 뇌당(갈락토오스)으로 분해
- 말타아제: 맥아당(말토오스)을 포도당으로 분해
- 수크라아제: 설탕(수크로오스)을 포도당과 과당(프럭토오스)으로 분해
- 리파아제: 지방을 지방산과 글리세롤로 분해
- 엔테로키나아제: 이자액의 트립시노겐에 작용하여 단백질을 아미노산으로 분해하는 트립신을 생성

작은창자(소장)

샘창자, 빈창자, 돌창자로 나누어진다. 샘창자에서는 간에서 분비되는 쓸개즙과 이자에서 분비되는 이자액에 의해 지방이나 당질이 분해된다. 빈창자나 돌창자에서는 장벽에 붙어 있는 소화효소(락타아제, 말타아제, 수크라아제, 리파아제 등)가 당질이나 단백질, 지방 소화의 최종단계에 관여하며 생성물(포도당, 아미노산, 지방산, 글리세롤 등)을 흡수한다.

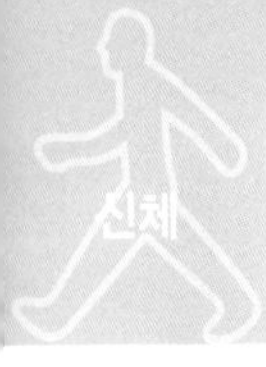

에너지 대사

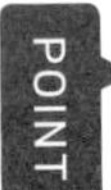

- 근육의 ATP는 소량이므로 합성하여 공급할 필요가 있다.
- ATP의 합성과정에는 ATP-CP계, 해당계, TCA 회로계가 있다.
- ATP-CP계와 해당계는 무산소계, TCA 회로계는 유산소계로 분류된다.

에너지를 생산하는 세 가지 경로

에너지원인 ATP(아데노신3인산)는 근육에 비축되는데 그 양은 1초도 채 되지 않는 최대운동으로도 고갈될 만큼 소량이다. 따라서 **열원 영양소**를 소화하여 생성되는 물질(**에너지 기질**)로부터 합성하여 공급할 필요가 있다. 이를 **에너지 대사**라고 하며 세 가지 합성경로가 있다.

- **ATP-CP계**: **크레아틴인산**(CP)을 원료로 하는 합성계. CP는 아미노산을 원료로 간에서 합성되어 근육에 축적되는데 이때 생성되는 인산이 근육에 남아 있는 ADP와 결합하여 ATP가 재합성된다(**로만반응**).
- **해당계**: 근육의 **글리코겐**(포도당이 여러 개 결합한 고분자화합물)이나 혈중 **포도당**(**글루코오스**)을 원료로 하는 합성계. 이러한 당질이 분해되면 몇 종류의 인산화합물(**중간대사물**)로 변하면서 **피루브산**으로 변환되는데 이 과정에서 ATP가 생산된다.
- **TCA 회로계**: **아세틸코엔자임A**(아세틸CoA)를 기본으로 하는 합성계. 아세틸CoA는 해당계에서 생성된 피루브산이나 근육 중의 지방으로부터 분해된 지방산 등으로 만들어지며 **구연산**으로 시작되는 화학변화의 회로(**TCA 회로** · **구연산회로**)로 투입된다. 이 과정에서 생성되는 물질이 산소와 반응하여 ATP가 합성된다.

위 세 가지 중 ATP-CP계와 해당계는 지속시간이 극히 짧으나(합쳐서 40초 정도) TCA 회로계는 장시간에 걸쳐서 반응이 계속된다(이론적으로는 무한함). 또한 ATP-CP계와 해당계는 산소가 관여하지 않으므로 **무산소계**, TCA 회로계는 산소가 필요하므로 **유산소계**로 분류된다.

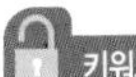

크레아틴인산(CP)
아르기닌과 글리신(둘 다 아미노산의 일종)을 원료로 간에서 합성되며 근육에서 크레아틴과 인산으로 분해된다.

해당계
글리코겐이나 포도당을 분해하면 여러 중간대사물(주로 인산화합물)의 생성을 거쳐서 피루브산이 된다. 이 분해과정에서 ATP가 생산된다.

글리코겐
포도당이 수지상으로 결합된 다당(단당의 중합체)으로 동물전분이라고도 불린다. 포도당은 글리코겐의 형태로 저장되며 적정분해되면서 포도당이 공급된다.

아세틸코엔자임A
줄임말은 아세틸CoA로 피루브산이나 지방산을 원료로 생성되는 유기화합물. 에너지 대사에 이용되지 않은 잉여분은 지방산으로 재합성되어 중성지방이 된다.

ATP의 합성
ATP는 근섬유 내에서 합성되는데 소비와 합성은 동시에 이루어지므로 운동 중에도 뼈대근육(골격근) 내의 ATP 농도는 거의 일정하게 유지된다.

ATP-CP계

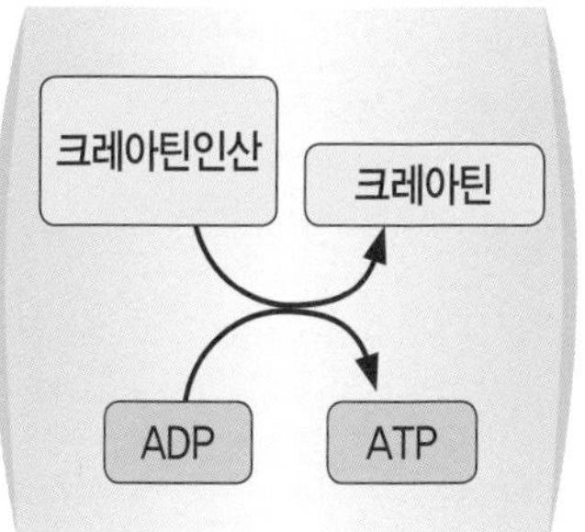

크레아틴인산의 분해로 생성된 인산이 근육 내에 남아 있는 ADP와 결합하여 다시 ATP가 되는 합성계. 반응 속도는 매우 빠르나(몸무게 1kg당 1초당 약 13cal) 원료인 ADP의 양이 적으므로 지속시간은 8초로 짧은 편이다. 따라서 순발력이 필요한 장면에서 효과를 발휘한다. 무산소계 반응으로 세포질에서 일어난다.

TCA 회로

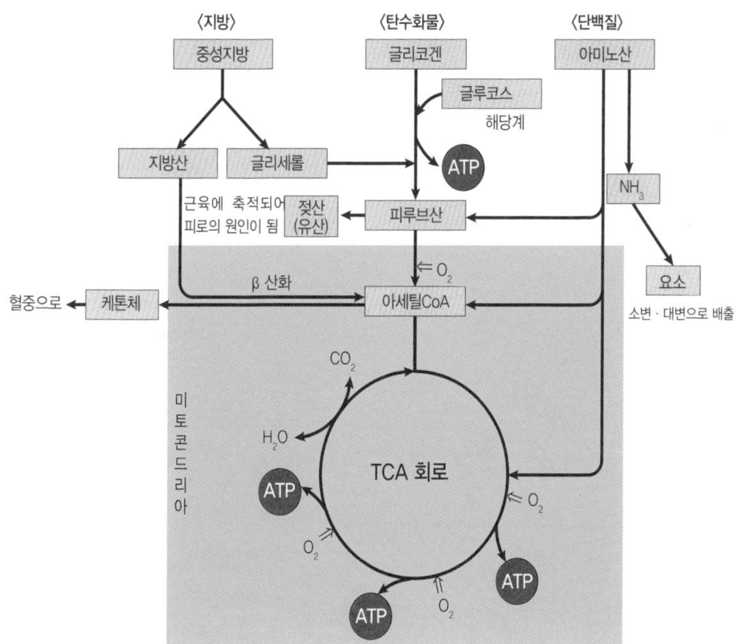

원포인트

TCA 회로계

아세틸CoA에서 변화된 구연산에서 호박산이나 사과산 등을 거쳐 다시 구연산으로 돌아오는 화학변화 사이클을 TCA 회로 또는 구연산 회로라고 하며, 이 과정과 전자전달계에 의해 대량의 ATP가 합성된다(중간대사물에서 분리된 수소가 산소와 화합하여 물이 되는 반응과정에서 ATP가 생산됨). 지속시간은 이론적으로는 무제한이나 반응속도가 느리므로(몸무게 1kg당 1초당 약 3.6cal) 지구력이 필요한 장면에서 유효하다. 세포의 미토콘드리아에서 일어나는 유기산소계 반응.

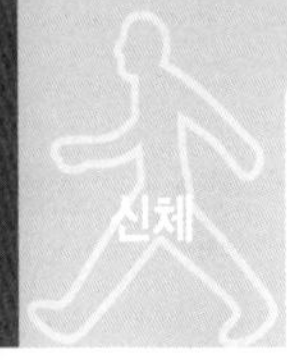

유산소운동과 무산소운동

POINT

- 단거리 달리기, 역도 등 순발적인 힘을 요하는 운동은 무산소운동이다.
- 장거리 달리기, 자전거 등 지구력을 요하는 운동은 유산소운동이다.
- 운동의 지속시간이 길어질수록 지방소비 비율은 커진다.

순발력의 무산소운동, 지구력의 유산소운동

에너지 대사 중 **ATP-CP계**와 **해당계**는 ATP를 합성하는 반응이 매우 빠르게 일어나기 때문에(몸무게 1kg당 공급속도는 ATP-CP계가 초당 약 13cal, 해당계가 초당 약 7cal) 근육으로 ATP를 신속하게 공급할 수 있지만 지속시간이 매우 짧아서(ATP-CP계와 해당계를 모두 합쳐도 40초 정도) 단시간의 운동에서만 효력이 발휘된다. 따라서 순발력이 필요한 경기나 순간적으로 큰 힘을 요하는 고강도 경기에서 유효하다. ATP-CP계와 해당계는 산소가 필요 없는 **무산소계** 반응이므로 이러한 합성계가 효력을 발휘하는 운동을 **무산소운동**이라고 한다. 스포츠에서는 단거리 달리기, 역도, 근력 트레이닝 등이 이에 해당한다.

TCA 회로계는 반응속도가 느린(몸무게 1kg당 초당 약 3.6cal) 반면 ATP-CP계나 해당계보다 ATP를 많이 합성할 수 있으며 이론적으로는 제한없이 반응이 계속된다. 따라서 지구력을 요하는 저강도의 장시간 운동, 예를 들어 장거리 달리기, 조깅, 자전거 등에서 효과를 발휘한다. TCA 회로계는 **유산소계** 반응이므로 이러한 운동을 **유산소운동**이라 한다.

탄수화물인 글리코겐은 해당계와 TCA 회로계에 관여하는데 고강도 운동일수록 빨리 소비된다. 한편 지방산은 TCA 회로계에 관여하지만 운동이 저강도이면서 지속시간이 길어지면 저장지방을 분해하여 지방산을 만들게 된다. 그 결과 에너지 대사 전체에서 차지하는 소비비율은 단시간에 고강도의 운동에서는 탄수화물이 우세하지만 저강도로 장시간 하는 운동일수록 지방의 비율이 커진다. 즉 체지방 연소에는 저강도 · 장시간의 유산소운동이 유리하다.

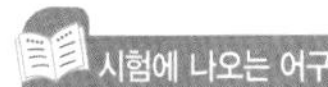

무산소운동
무산소계(ATP-CP계 · 해당계)로 에너지를 얻는 운동

유산소운동
유산소계(TCA 회로계)로 에너지를 얻는 운동

메모

글리코겐의 소비
근육 내의 글리코겐은 운동강도가 높을수록 단시간에 고갈되나 운동이 저강도면 소비가 억제되므로 고갈되기까지의 시간이 연장된다.

지방의 소비
TCA 회로계에는 아세틸CoA가 투입되는데 그 원료가 되는 지방산은 초기에는 근육에 있는 것이 사용된다. 그러나 운동시간이 길어지면 고갈되므로 지방조직의 저장지방을 분해하여 지방산을 생성시켜 혈중에 방출하여 근육으로 공급하게 된다. 그 비율은 운동시간이 길수록 커진다.

유산소운동

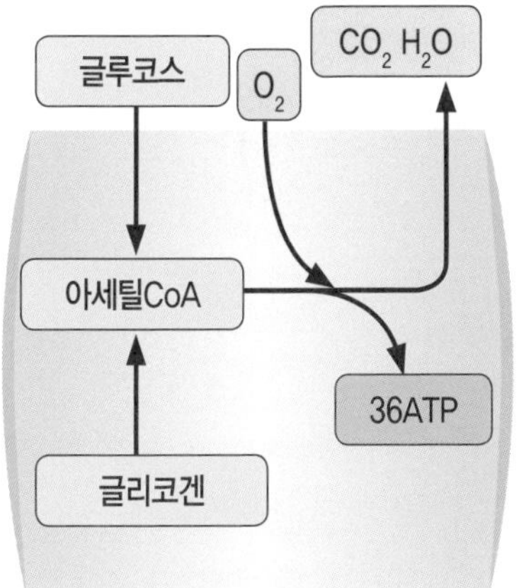

뼈대근육(골격근) 내의 글리코겐 분해 또는 혈중에서 들인 글리코겐을 분해하여 얻은 포도당(글루코스)을 근육에 산소를 충분히 공급하는 운동으로 분해하여 ATP를 생산한다.

글루코스, 글리코겐 외에 지방산을 에너지원으로 하여 산소로 분해하여 에너지를 생산한다.

장거리 달리기, 조깅, 자전거 등 지구력을 요하는 스포츠가 해당된다.

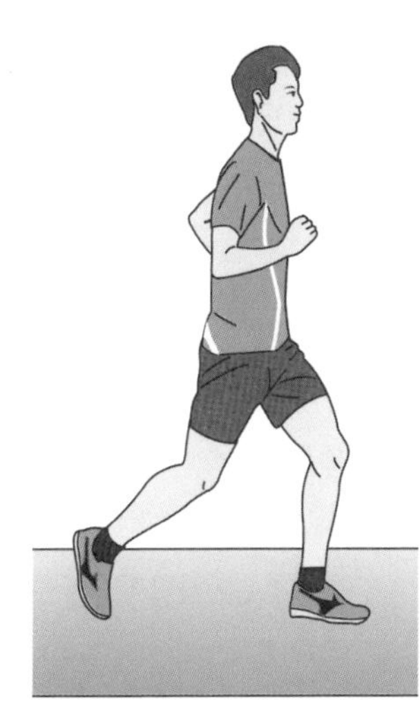

무산소운동

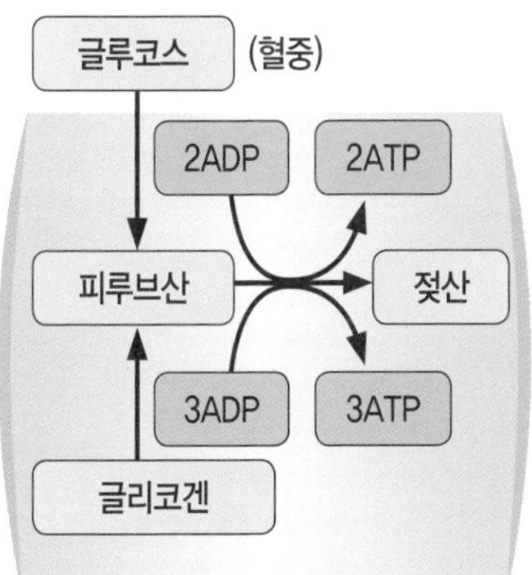

뼈대근육 내에 저장된 글리코겐을 분해하여 피루브산을 얻거나 또는 혈중에서 글루코스를 들여서 무산소계 해당으로 분해하여 ATP를 생산한다(글리코겐으로부터는 실질적으로 3ATP가, 글루코스로부터는 2ATP가 생성된다).

글리코겐이 에너지원이 되면 젖산이 생성되므로 짧은 시간에 피로해진다.

순발력을 요하는 단거리 달리기, 역도, 근력 트레이닝 등이 해당된다.

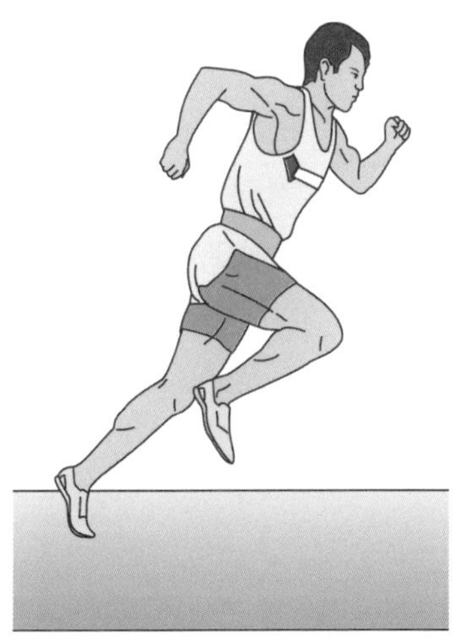

SPECIAL COLUMN ①

로코모티브 신드롬이란?

메타볼릭 신드롬(내장지방형 비만)은 이제 우리에게 친숙한 용어가 되었다. 그런데 최근 새로운 신드롬(증후군=여러 증상들의 발현)을 예방해야 한다는 주장이 대두되고 있다. '로코모티브 신드롬'(locomotive syndrome) 통칭 '로코모'다. 영어로 '기관차'를 의미하는 '로코모티브'(locomotive)에서 파생한 조어로('운동의…'라는 뜻이 내포되어 있음) 운동기의 기능이 저하되어 일상생활에 지장이 생길 위험이 있는 상태를 말한다(일본말로는 '운동기증후군'임). 2007년 일본정형외과학회가 주장한 증후군이다.

구체적으로는 근육이나 뼈, 관절, 연골, 척추사이원반 등이 노화나 장해(골절 등), 질환(변형성 관절증, 관절류마티즘)으로 쇠약해지면서 운동기능이 저하되여 미래에 '요양보호'가 필요해질 위험이 높은 상태를 말한다. 계단을 오르내리는 데 손잡이가 필요하고 한 발로 선 상태에서 양말을 신지 못하거나 집 안에서 자주 걸려 넘어지거나 15분 이상 걷지 못하는 등의 상태가 이에 해당하며 방치할 경우 운동기 불안전증(넘어질 위험성이 높은 운동기질환) 등에 빠지면서 거동이 불편해 누워 지내야 하는 위험성을 내포하므로 결코 가볍게 지나칠 수 없다. 특히 일본은 세계에서도 유례를 찾아볼 수 없을 정도의 속도로 고령화가 진행되고 있으므로 더욱 심각하다.

예방책으로는 스쿼트와 한발 서기를 기본으로 한 '로코모션 트레이닝'(로코트레)의 보급 등이 유효한 것으로 알려져 있다.

2장

운동의 역학과 기초

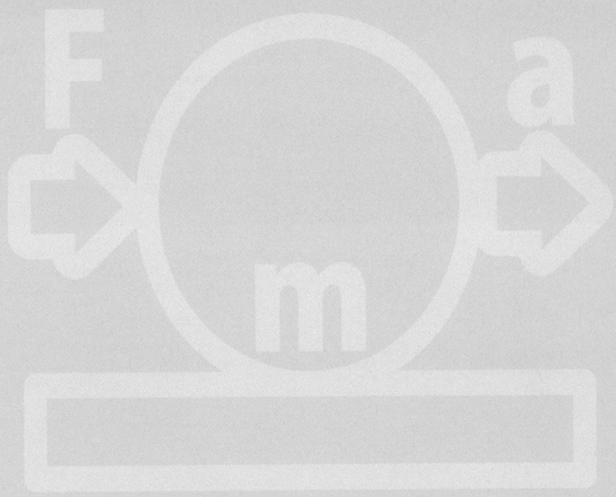

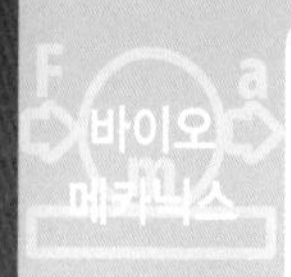

신체운동과 바이오메카닉스

POINT
- 신체운동을 역학적 시점에서 고찰하는 학문을 바이오메카닉스라 한다.
- 신체운동은 직진운동(병진운동)과 회전운동으로 환원할 수 있다.
- 신체운동도 뉴턴의 운동법칙의 지배를 받는다.

신체운동을 역학적 시점에서 고찰

'운동'이라는 단어에는 여러 의미가 들어 있다. 일반적으로 '스포츠'와 같은 의미로 쓰이는 경우가 많다. 한편 물리학에서의 '운동'은 물체의 움직임을 지칭하며, 사회학에서는 특정한 목적을 지향하는 행동이나 무브먼트를 의미한다. 어느 경우든 공통적으로 인간이나 생물, 물체의 '움직임'이라는 뜻을 담고 있다.

이 책에서 다루는 '운동'은 생물학과 의학, 생리학적 시점을 바탕으로 하지만 '움직임'을 다루고 있는 이상 물리학 특히 '역학'과의 관련성을 무시할 수 없다. 신체운동 그 자체를 다루는 학문을 'kinematics(운동학)', 그 운동을 발현시키는 힘을 연구하는 학문을 'kinetics(운동역학)'이라고 한다.

이 '운동학'과 '운동역학'을 합쳐서 **바이오메카닉스**(biomechanics: 생체역학)라고 부른다. 바이오메카닉스의 연구대상은 전신에서 세포까지 매우 광범위하며 그 응용 또한 스포츠나 임상(의료와 재활)뿐만 아니라 공업과 환경 분야에까지 이르고 있다.

신체운동을 역학적 시점에서 고려하려면 역학에서 '운동'의 기본을 이해해야 할 필요가 있다. 물체운동의 기본은 **직진운동**(병진운동)과 **회전운동**이다. 신체운동도 이 2개로 환원할 수 있다. 이들은 또한 뉴턴이 발견한 세 가지 **운동법칙**의 지배를 받고 있다.

제1법칙: 관성의 법칙

제2법칙: 운동방정식(힘은 물체의 질량과 가속도에 비례)

제3법칙: 작용 · 반작용의 법칙

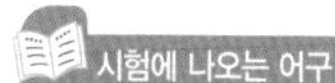

바이오메카닉스
'생체역학'으로 번역되며 신체운동을 역학적 관점에서 고찰하는 학문

직진운동(병진운동)
물체가 직진하는 운동

회전운동
물체가 회전축 주위를 회전하는 운동

메모

뉴턴의 운동법칙
제1법칙(관성의 법칙), 제2법칙(운동방정식: 힘은 물체의 질량과 가속도에 비례), 제3법칙(작용 · 반작용의 법칙)으로 구성된 역학의 기본법칙

운동학과 생체역학(바이오메카닉스)

운동학과 운동역학

신체운동 그 자체를 연구하는 학문을 '운동학', 운동을 발현시키는 힘을 연구하는 학문을 '운동역학'이라고 한다.

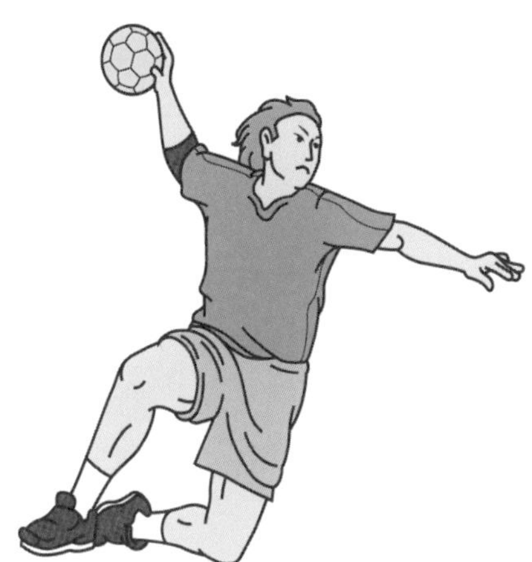

생체역학

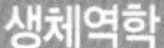

'운동학'과 '운동역학'을 합친 것을 '생체역학'이라고 한다.

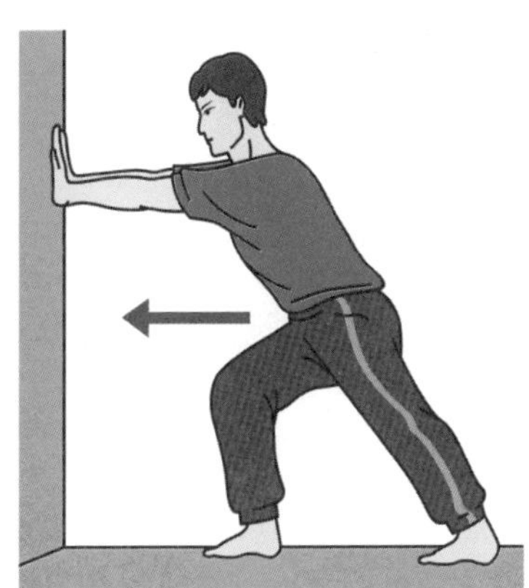

직진운동(병진운동)과 회전운동

운동은 물체가 똑바로 움직이는 직진운동(병진운동)과 물체가 회전축의 주위를 회전하는 회전운동으로 크게 나눌 수 있다.

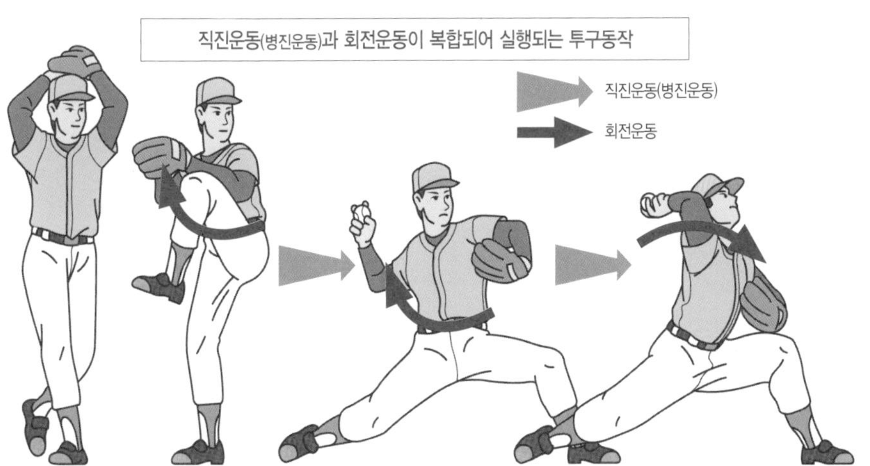

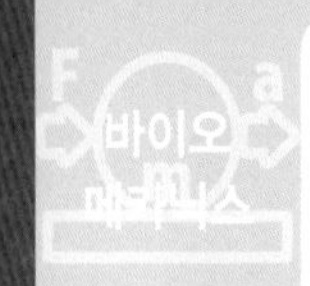

신체와 지레의 원리

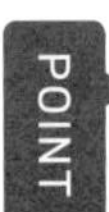

- 관절운동은 지레의 원리로 설명이 가능하다.
- 지레는 받침점의 위치에 따라 3종류로 나눌 수 있다.
- 관절운동은 '제3의 지레'의 '응용예'가 가장 많다.

관절의 움직임은 '지레'의 '응용'

신체운동 중에서 관절운동은 '지레의 원리'로 설명이 가능하다. '지레'는 막대를 사용해서 대상물에 커다란 힘을 가하거나 안정성을 얻는 도구로, 반드시 **받침점**(막대를 받치는 점), **힘점**(막대에 힘을 가하는 점), **작용점**(막대가 대상에 힘을 미치는 점)이 존재한다. 이 3점의 위치관계에 따라 지레는 다음 세 가지로 분류된다.

1종지레: 〈힘점〉-〈받침점〉-〈작용점〉
2종지레: 〈받침점〉-〈작용점〉-〈힘점〉
3종지레: 〈받침점〉-〈힘점〉-〈작용점〉

1종지레는 받침점의 위치에 따라 효과가 달라지는 높은 응용성이 특징이다. 힘점과 작용점에 들어가는 힘의 크기가 같을 때 두 점의 정중앙에 받침점을 두면 균형이 잡힌다. 또한 받침점이 작용점과 가까워질수록 힘점에 가하는 힘을 증폭시켜 작용점에 영향을 미칠 수 있으며 힘점이 받침점과 가까워질수록 작용점에 큰 운동역을 줄 수 있다. 신체에서는 머리(두부)와 목뼈(경추)를 연결하는 고리뒤통수관절(환추후두관절)이나 한발서기할 때의 엉덩관절(고관절)이 대표적인 예다.

2종지레는 받침점을 작용점에 근접시켜서 힘점의 힘을 증폭할 수 있다. 이에 해당하는 관절의 운동은 발끝서기할 때의 발목관절(족관절)이다.

3종지레는 커다란 힘이나 안정성은 얻기 어려운 대신 가동범위가 크고 빠른 운동을 얻을 수 있다. 이 지레를 응용한 관절운동은 매우 많으며 팔꿉관절(주관절)이 대표적인 예다. 물건을 든 손이 작용점, 위팔두갈래근(상완이두근)이 노뼈(요골)에 부착한 부분이 힘점, 팔꿉관절이 받침점에 해당한다.

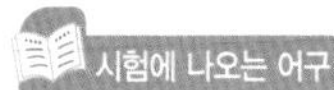

지레
막대(레버)를 사용하여 커다란 힘이나 균형을 얻는 도구. 받침점, 힘점, 작용점의 세 점이 있다.

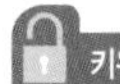

키워드

1종지레
받침점이 힘점과 작용점 사이에 있는 지레

2종지레
작용점이 힘점과 받침점 사이에 있는 지레

3종지레
힘점이 받침점과 작용점 사이에 있는 지레

지레의 원리

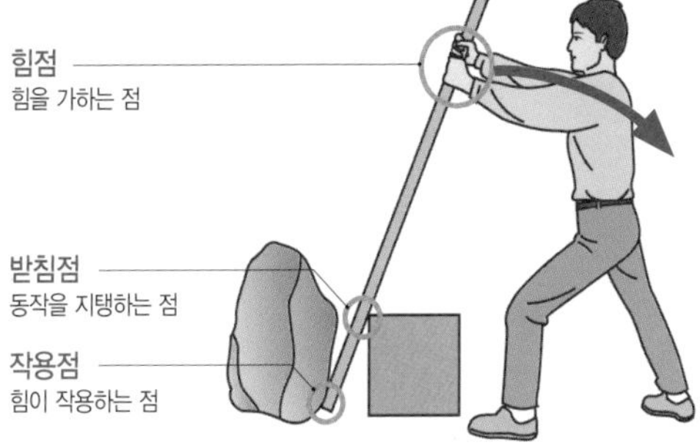

세 종류의 지레

1종지레

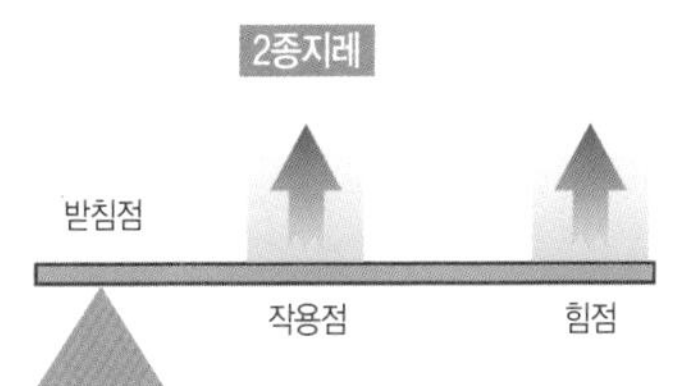

시소처럼 받침점이 작용점과 힘점 사이에 있다.

2종지레

받침점과 힘점 사이에 작용점이 있다. 받침점을 작용점 가까이 대면 작은 힘으로 물건을 움직일 수 있다.

3종지레

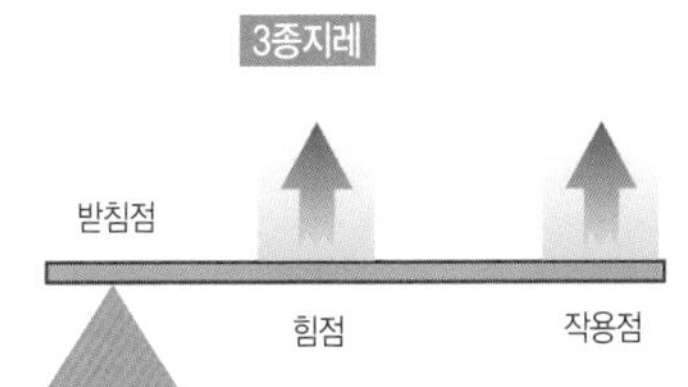

힘점이 받침점과 작용점 사이에 있다. 가동범위가 크며 재빠른 동작이 가능하다.

머리와 목뼈를 연결하는 고리뒤통수관절

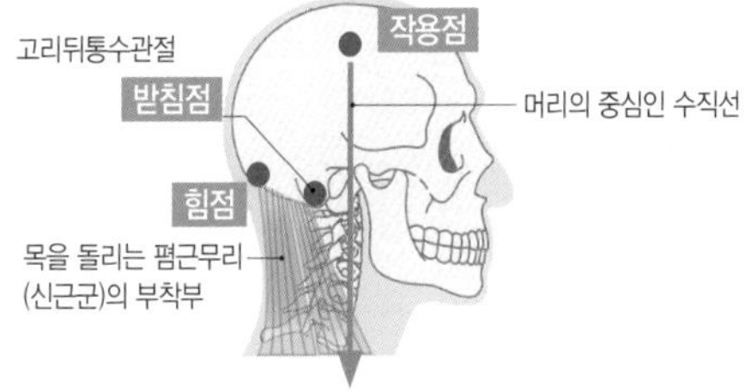

발끝서기 했을 때의 발목관절

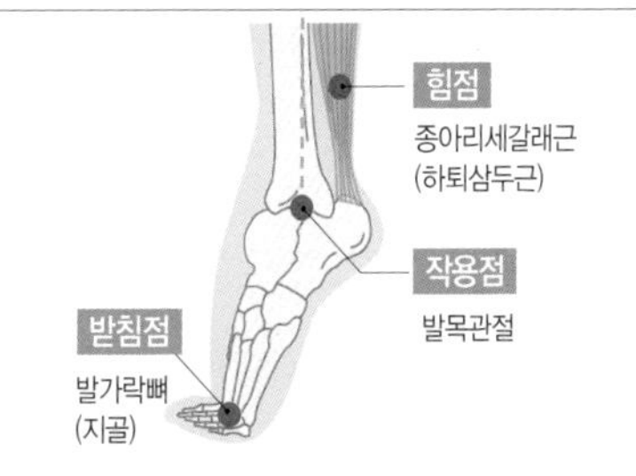

물건을 들 때의 팔꿉관절

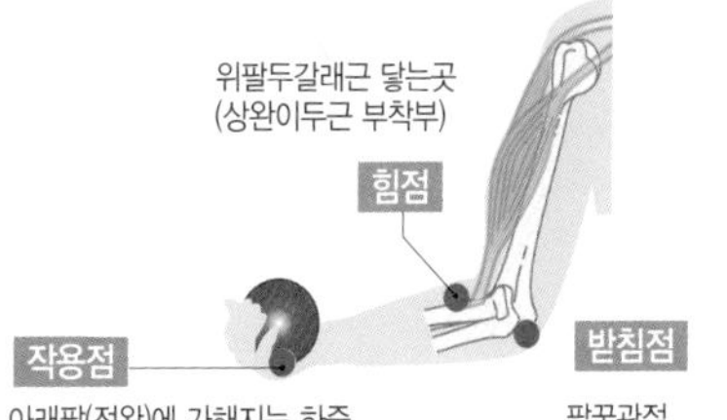

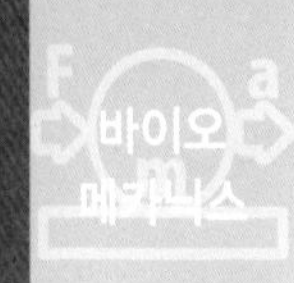

신체운동의 표시방법

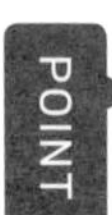

- 신체운동의 기준은 기본자세이다.
- 신체운동은 운동면(3종)과 운동축(3종)으로 나타낸다.
- 관절의 운동방향은 4종을 기본으로 하여 다양하게 표현된다.

신체의 움직임은 면과 축으로 나타낸다

정면을 보고 똑바로 서서 팔을 내리고 손바닥을 몸쪽으로 향한 채 발끝을 두 엄지발가락이 붙도록 가지런히 하고 앞을 향한 자세를 **기능적 기본자세**라고 한다. 신체운동은 이를 기준으로 '운동면'과 '운동축'으로 표시한다. 운동면은 다음의 세 가지가 있다.

시상면: 신체를 정면에서 볼 때 좌우로 나누는 면
이마면: 신체를 정면에서 볼 때 앞뒤로 나누는 면
수평면: 신체를 정면에서 볼 때 위아래로 나누는 면

운동축도 세 가지로 분류된다. 운동축은 운동면에 대해 직행하므로 신체운동의 대부분은 관절을 운동축으로 하는 운동면상에서 전개되는 회전운동으로 환원된다.

수직축: 수직방향의 운동축. 운동면은 수평면
시상-수평축: 앞뒤를 관통하는 운동축. 운동면은 이마면
이마-수평축: 좌우를 관통하는 운동축. 운동면은 시상면

관절운동의 방향은 특유의 방법으로 표현

신체운동 중에서 관절운동의 방향은 독특한 방식으로 표현된다. 기본은 **굽힘**(**굴곡**, 기준위에서 전방 또는 상방으로의 회전), **폄**(**이완**, 후방 또는 하방으로의 회전), **벌림**(**외전**, 좌우외측방향으로의 회전), **모음**(**내전**, 좌우내측방향으로의 회전)의 네 가지로, 부위에 따라서 **가쪽돌림**(**외선**, 외측방향으로의 선회), **안쪽돌림**(**내선**, 내측방향으로의 선회), **수평굽힘**(수평면상의 굴곡), **수평폄**(수평면상의 이완), **뒤침**(**회외**, 외측으로의 뒤틂), **엎침**(**회내**, 내측으로의 뒤틂), **회선**(좌우의 뒤틂) 등 다양한 변형이 추가된다. 운동은 같지만 부위에 따라서는 다르게 표현되기도 한다.

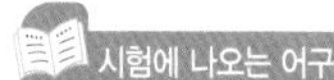

기능적 기본자세
정면을 바라본 직립자세에서 손바닥을 몸통쪽으로 향하고 두 발끝을 가지런히 모아서 정면을 향하는 신체운동을 표현하는 기준이 되는 자세

운동면
신체운동을 표현할 때 기준이 되는 면. 시상면, 이마면, 수평면의 3종

운동축
신체운동을 나타낼 때 기준이 되는 축. 수직축, 시상-수평축, 이마-수평축의 3종

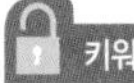
키워드

굽힘
관절의 전방이나 상방으로의 회전

폄
관절의 후방이나 하방으로의 회전

벌림
관절의 좌우외측으로의 회전

모음
관절의 좌우내측으로의 회전

운동면과 운동축

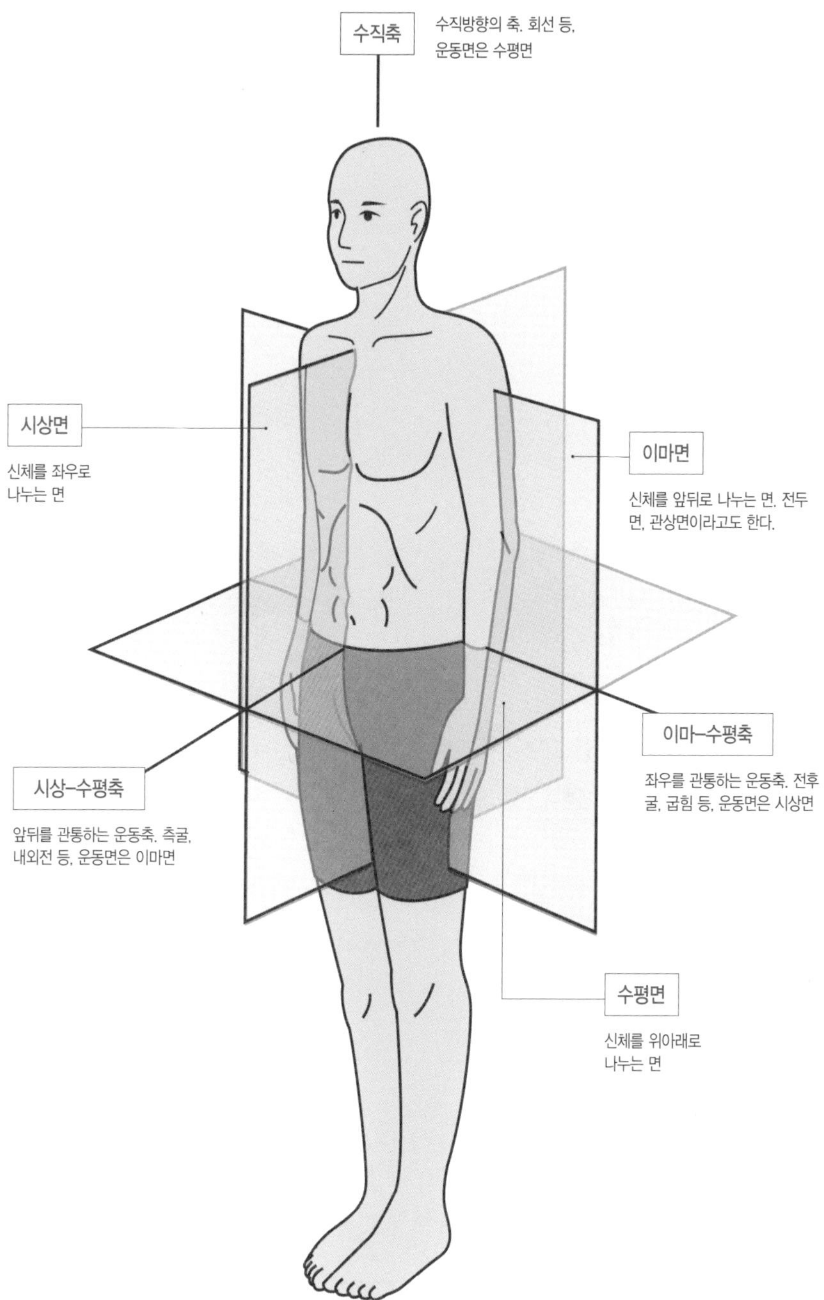

수직축
수직방향의 축. 회선 등,
운동면은 수평면
시상면
신체를 좌우로
나누는 면
이마면
신체를 앞뒤로 나누는 면. 전두
면, 관상면이라고도 한다.
이마-수평축
좌우를 관통하는 운동축. 전후
굴, 굽힘 등, 운동면은 시상면
시상-수평축
앞뒤를 관통하는 운동축. 측굴,
내외전 등, 운동면은 이마면
수평면
신체를 위아래로
나누는 면

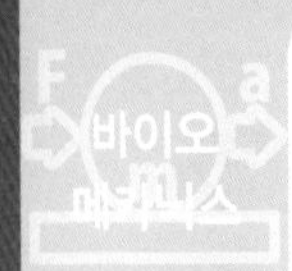

신체운동과 힘, 모멘트

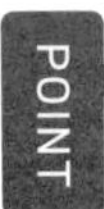

- 신체운동도 뉴턴의 운동법칙의 지배를 받는다.
- 관절의 운동은 회전운동으로 환원할 수 있다.
- 회전하기 쉬운지 어려운지는 힘의 모멘트로 나타낼 수 있다.

뉴턴역학은 신체운동을 지배

역학의 기본은 '뉴턴의 운동법칙'이다. 신체운동도 물리적인 '운동'이므로 이 법칙의 지배를 받는다.

제1법칙: **관성의 법칙**

물체는 외부에서 힘이 가해지지 않는 한 같은 상태를 유지한다(정지하고 있는 경우는 정지를, 운동하고 있는 경우는 등속직선운동을 계속한다).

제2법칙: **운동방정식**

물체에 힘을 가하면 가속도가 생긴다. 힘을 F, 물체의 질량을 m, 가속도를 a라고 하면 '$F=ma$'의 관계가 성립한다(운동방정식: 힘은 물체의 질량과 가속도에 비례한다).

제3법칙: **작용 · 반작용의 법칙**

물체A가 다른 물체B에 힘을 가했을 때(작용) 물체A는 가한 힘과 크기가 같고 방향이 반대인 힘을 물체B로부터 받는다(반작용).

관절운동에는 '모멘트'도 고려된다

물체의 운동은 직진운동 외에 회전운동도 있다. 관절운동은 '지레의 원리'로 설명된다는 것을 앞서 기술했는데 지레도 받침점을 중심으로 한 회전운동으로 생각할 수 있다.

회전운동에서는 '회전시키기 쉬운지 어려운지'가 문제가 된다. 이와 관계가 있는 물리량을 **힘의 모멘트**(M)라 하며, 회전의 중심으로부터 움직이는 물체까지의 거리(r)와 그 물체를 회전시키는 방향에 가해지는 힘(F)의 곱($M=r\times F$)으로 정의된다. 즉 '회전시키는 데 필요한 힘의 크기'로, 이 값이 클수록 회전시키기 쉬워진다.

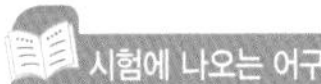

뉴턴의 운동법칙: 제1법칙(관성의 법칙)
물체는 외부로부터 힘이 가해지지 않는 한 같은 상태를 유지한다.

뉴턴의 운동법칙: 제2법칙(운동방정식)
힘을 F, 물체의 질량을 m, 가속도를 a라고 할 때 '$F=ma$'로 나타낼 수 있다(힘은 질량과 가속도에 비례).

뉴턴의 운동법칙; 제3법칙(작용 · 반작용의 법칙)
어떤 물체가 다른 물체에 힘을 가할 때(작용) 그 물체는 가한 힘과 크기가 똑같으면서 방향이 반대인 힘을 상대 물체로부터 받는다(반작용).

메모

힘의 모멘트
힘을 F, 회전의 중심으로부터의 거리를 r이라고 할 때 두 값의 곱으로 정의된다. 회전운동을 일으키기 쉬운 정도를 나타내는 물리량

뉴턴의 운동법칙

제1법칙: 관성의 법칙

물체는 외부로부터 힘이 가해지지 않는 한 같은 상태를 유지한다.

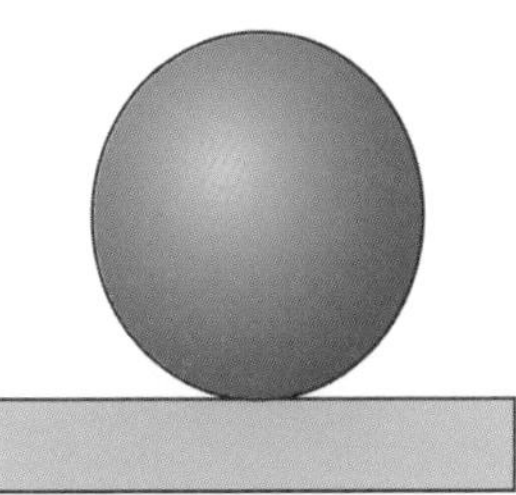

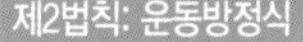

힘을 *F*, 물체의 질량을 *m*, 가속도를 a라고 할 때 '*F*=*ma*'로 나타낸다.

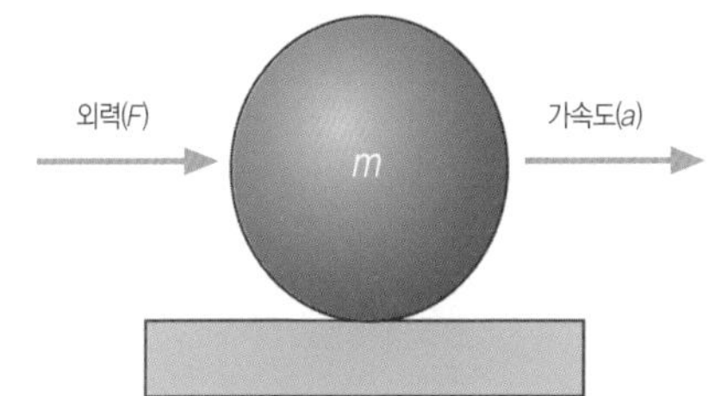

제3법칙: 작용 · 반작용의 법칙

어떤 물체가 다른 물체에 힘을 가할 때(작용) 그 물체는 가한 힘과 같은 크기로 반대방향의 힘을 받는다(반작용).

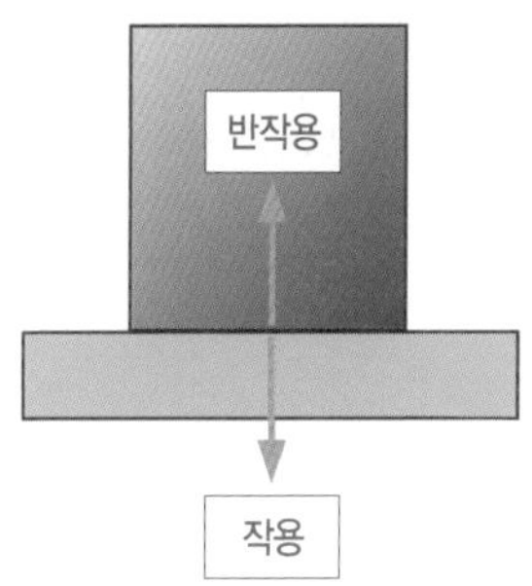

힘의 모멘트

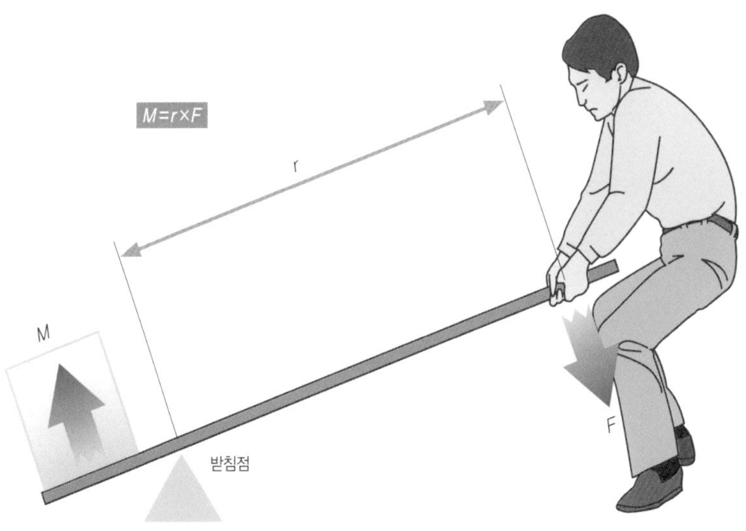

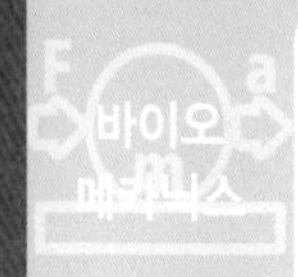

일과 에너지

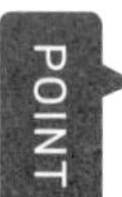

- 물체에 가해진 힘과 이동한 거리의 곱을 '일'이라고 한다.
- 단위시간당 일의 양을 '일률'이라고 한다.
- 운동하는 물체가 지닌 '일하는 능력'을 '운동에너지'라고 한다.

역학에서의 '일'과 '에너지'

물체에 힘을 가하면 물체는 운동하여 위치가 바뀐다. 역학에서는 힘과 이동거리의 관계를 **일**(W)이라는 개념을 도입하여 설명한다. 일은 힘(F)과 이동거리(s)의 곱으로 정의되며($W=F\times S$), Nm(뉴턴미터) 또는 J(줄)을 단위로 사용한다.

여기에 시간까지 고려하여 단위시간에 얼마나 일을 했는지를 **일률**(**파워**, P)로 정의한다(단위는 W:와트). 일률은 '일 W÷시간 T' 즉 '힘 $F\times$ 거리 $S\div$ 시간 T'인데 거리를 시간으로 나눈 값은 속도(V)이므로 일률은 힘과 속도의 곱($F\times V$)으로도 나타낼 수 있다.

한편 물체의 이동은 속도를 수반하므로 일은 속도와의 관계로도 설명할 수 있다. 질량 m인 물체에 힘이 가해져 일정한 거리를 이동하여 속도가 V가 되었다고 가정해보자. 이는 '일을 했더니 속도가 V가 되었다'는 뜻이며 '일이 운동으로 변환되었다'라고도 할 수 있다.

즉 운동하는 물체는 '일을 하는 능력'을 내포하고 있다는 뜻이 된다. 실제로 운동하는 물체가 다른 물체와 충돌하면 부딪힌 물체에는 힘이 가해지면서 일정 거리를 이동한다(즉 운동하고 있던 물체는 일을 했음). 이처럼 물체가 지니고 있는 '일을 하는 능력'을 **에너지**라고 하며(단위는 일과 똑같은 J) 운동하는 물체가 지닌 에너지를 **운동에너지**라고 한다. 속도 V로 운동하고 있는 질량 m의 물체의 운동에너지는 '$\frac{1}{2}\times m\times V^2$'로 구할 수 있다.

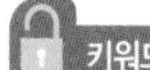

키워드

일
가한 힘과, 힘과 같은 방향으로 이동한 거리의 곱으로 정의되는 물리량

줄(J)
일 또는 에너지의 난위. 1N의 힘으로 물체를 1m 이동시키는 일을 1J로 정의한다.

일률
단위시간당 일의 양

와트(W)
일률의 단위. 1초간 1J의 일을 하는 일률을 1W로 정의한다.

에너지
물체가 지닌 '일을 하는 능력'을 나타내는 물리량

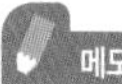

메모

운동에너지
운동하는 물체가 지니고 있는 일할 수 있는 능력. '(질량×속도의 제곱)÷2'로 구할 수 있다.

일률

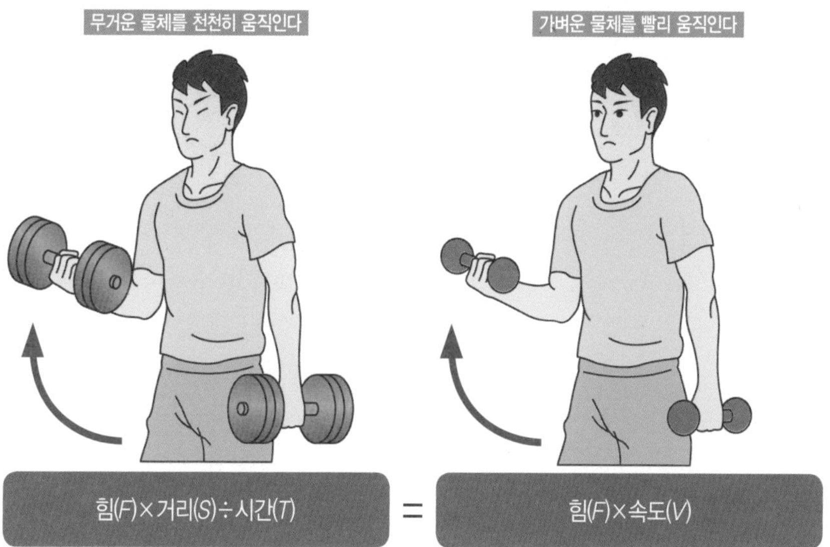

운동에너지

운동에너지: 운동하고 있는 물체가 가지고 있는 일할 수 있는 에너지를 말한다.

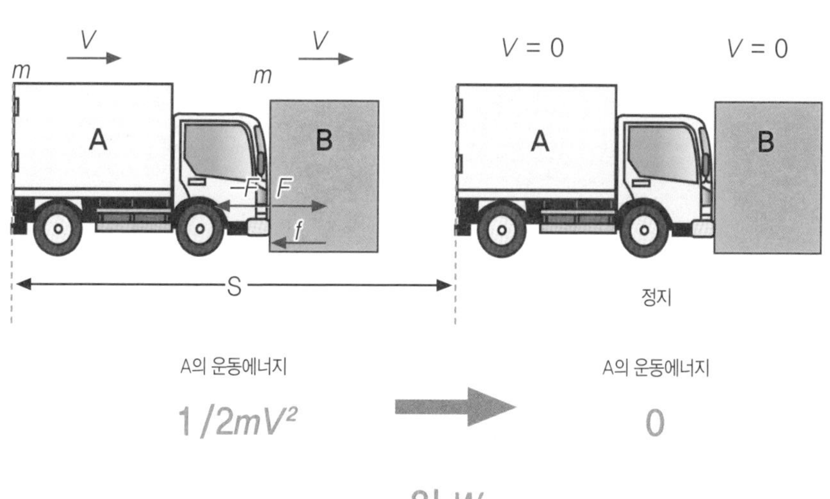

SPECIAL COLUMN ②

진화 중인 체지방계

'체지방률'은 트레이닝을 하는 사람이 신경 쓰는 데이터 중 하나다. 체지방률이란 체중에서 차지하는 지방 중량의 비율로 과거에는 쉽게 측정할 수 있는 수치가 아니었다. 전통적인 측정법 중 하나로 가장 정밀하다고 알려진 '수중체중칭량법'은 아르키메데스의 원리를 이용한 것인데 숨을 다 토해내고 전신을 수조 속으로 잠수해야 하는 데다가 대규모의 장치가 필요하다. 같은 원리를 이용한 '공기치환법'은 비교적 편하게 계측할 수 있으나(밀폐 캡슐 안의 기압을 변화시켜 측정) 역시 대규모의 장치가 필요하다. 그런데 1992년 일본의 한 계측제조업체가 '임피던스법'에 의한 소형측정기를 개발해내면서 고정밀의 데이터를 손쉽게 얻을 수 있게 되었다.

이 방법은 근육과 지방의 전기저항이 다르다는 사실을 응용하여 몸에 미세한 전류를 흘려서 임피던스(교류의 전압과 전류의 비. 직류의 전기저항에 해당)를 측정하여 체지방률을 산출하는 것으로, 지금은 근육량이나 골량까지도 계측 가능한 '체조성계'로까지 진화되었다. 단, 생체의 전기저항은 컨디션이나 시간의 영향에 따라 변동하며 산출 기준 데이터도 업체마다 다르기 때문에 측정값은 시간이나 업체에 따라 오차가 있다.

특히 '체내연령' '신체나이'라 불리는 항목은 그 차이가 현저하며 'T사와 O사 제품은 10살이나 차이가 난다'라는 평도 있다. 특히 이 항목은 통일기준이 없으므로 일종의 '참고사항'으로만 이해하는 것이 바람직하다.

3장

몸통의 구조와 기능

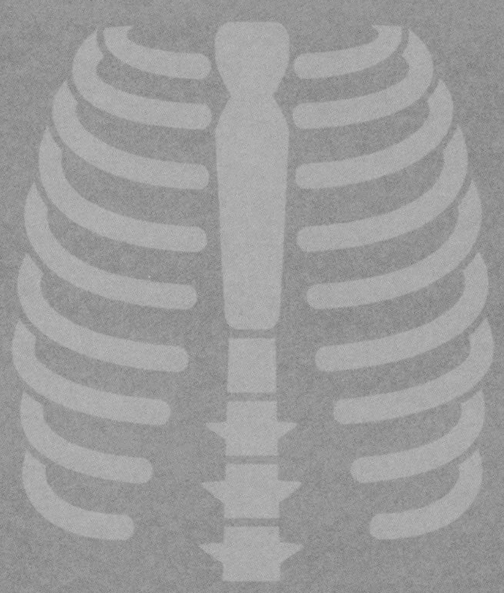

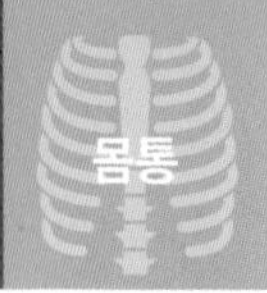

몸통

몸통의 골격

POINT

- 몸통은 인체의 중요한 장기를 품고 있는 '신체의 중심부'이다.
- 몸통을 지탱하는 뼈는 척주, 가슴우리, 골반이다.
- 가슴우리는 등뼈, 갈비뼈, 복장뼈로 구성된다.

'신체의 중심부'에 해당하는 몸통

인체는 해부학상 네 부분으로 나누어진다. 목에서 위를 **두경부**, 좌우의 **팔**을 **상지**, 좌우의 **다리**를 **하지**라고 하며 나머지 부분을 **몸통(체간)**이라고 부른다. 몸통은 인체의 주요 장기가 들어 있는 글자 그대로 '신체의 중심부' 부분(**동체**)에 해당한다. 몸통은 **가슴(흉부)**과 **배(복부)**로 나누어지므로 **흉복부**라는 별칭도 있지만 가슴 · 배는 몸의 앞면에 대한 호칭이므로 (뒷면(등)은 **등(배부)**, **허리(요부)**라고 함) 잘 쓰이지 않는다. 배 중에서 **골반**이 있는 부분을 **골반부**라 부르기도 한다. 또한 두경부에서 목(경부)만을 따로 분리해서 몸통에 포함하여 취급하기도 한다(이 경우 머리뼈만으로 **두부**를 구성). 이 책에서는 이 분류에 따라 목을 이 장에서 설명한다.

몸통을 구성하는 뼈는 척주, 가슴우리, 골반

몸통을 구성하고 있는 뼈는 **척주**, **가슴우리**, 골반으로 나누어진다. 척주는 몸통의 중앙을 수직방향으로 지나는 뼈로, 신체의 지주 역할을 한다. **척추뼈**라 불리는 짧은 고리모양 뼈의 연결로 구성되며 상부의 **목뼈(경추)**는 머리를 지탱하며 하부의 **엉치뼈(천골)**, **꼬리뼈(미골)**는 골반의 뒷면을 구성하고 있다. 골반은 척주의 **허리뼈(요추)**라 불리는 부분과 연결된 '바닥이 뚫린 깔때기 모양'을 한 커다란 뼈로, 아랫배(하복부)를 지탱하며 내장의 장기를 보호한다.

가슴우리는 심장이나 허파를 둘러서 보호하는 '뼈의 바구니'로, 척주의 **등뼈(흉추)**라 불리는 부분과 이와 연결된 **갈비뼈(늑골)**, **복장뼈(흉골)**로 구성되어 있다. 복장뼈는 **빗장뼈(쇄골)**와도 연결되어 있다. 빗장뼈는 몸통과 팔을 연결하는 뼈로, **어깨뼈(견갑골)**로 이어져 있다.

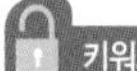

키워드

척주
몸통의 지주 역할을 하는 골. 척추뼈가 세로로 이어져 있다.

골반
아랫배의 장기를 보호하는 깔때기 모양의 뼈

가슴우리(흉곽)
허파와 심장을 보호하는 바구니 모양의 뼈구조. 등뼈, 갈비뼈, 복장뼈로 구성된다.

몸통의 구조

몸통이란 이른바 동체를 말한다. 인체에서 두경부, 팔, 다리를 제외한 부분.
목을 포함할 때도 있다.

[몸통(앞면)]

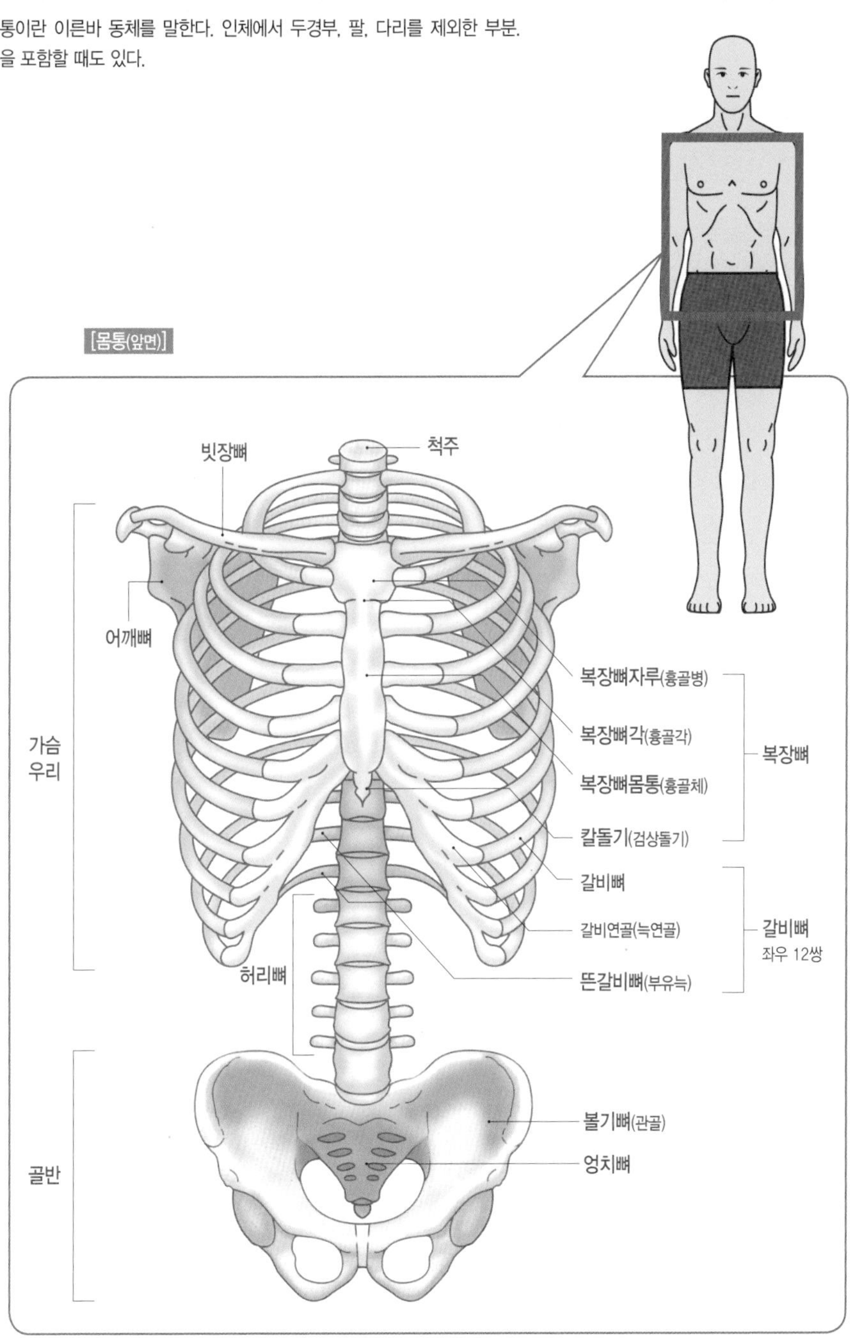

몸통의 기능

POINT
- 몸통의 중요 역할은 '직립자세의 유지'다.
- 몸통의 주축인 척주는 'S자 커브'로 하중을 분산시킨다.
- 척주의 지지성은 '항중력근'으로 보강된다.

몸통(체간)은 직립자세의 유지에 중요한 기능

장기의 격납 · 보호와 함께 **몸통**(체간)의 중요 역할은 '직립자세의 유지'다. 사람은 직립하므로 신체에 가해지는 중력은 모두 수직 하방을 향하며 게다가 무거운 머리(두부)가 맨 위에 있으므로 하중균형이 불안정하다고 볼 수 있다. 본래 정지하는 자세만으로도 어려운 구조인데 이 자세를 유지한 채로 걷고 운동을 해야 한다.

그래서 몸통은 중력에 대항하여 확실하게 전신을 지탱하는 기능이 발달되었다. 그 하나가 척주의 쿠션 기능으로, 완만한 S자 커브(**척주의 생리적 만곡**)가 이 기능을 수행하고 있다. 만약 척주가 곧은 일직선이라면 머리의 하중이 그대로 척주에 가해지지만 커브를 그림에 따라 하중이 적절하게 분산되므로 척주의 부담이 경감되어 직립자세와 이를 유지한 상태에서의 이족보행이 가능하다.

여기에다 **항중력근**으로 총칭되는 근육군이 척주를 보강하여 지지성을 향상시킨다. 구체적으로는 몸통의 **척주세움근**(척주기립근), **배가로근**(복횡근), **큰볼기근**(대둔근) 외에 다리(하지)의 **넙다리네갈래근**(대퇴사두근)이 항중력근에 해당한다. 항중력근으로 분류되는 근육은 그 기능상 가만히 서 있는 상태에서도 긴장 상태에 있다.

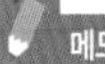
메모

척주의 S자 커브
정확한 명칭은 '척주의 생리적 만곡'이다. 목뼈(경추)는 전방으로의 커브(전만), 등뼈(흉추)는 후방으로의 커브(후만), 허리뼈(요추)는 전만, 엉치뼈(천골)~꼬리뼈(미골)는 후만을 그린다.

column 사족동물의 몸통

사람의 몸통이 수직방향으로 뻗어 있는 것에 비해 사족 보행하는 동물의 몸통은 수평 방향으로 뻗어 있다. 이 자체는 사지에 체중이 균형 있게 배분되므로 몸통에 가해지는 부담이 적고 척주의 가동범위가 사람보다 훨씬 커진다. 예를 들어 개나 고양이는 추우면 몸을 구부려서 말 수 있지만 사람은 할 수 없다. 사람은 진화 과정에서 몸통의 큰 가동범위를 버리고 직립자세를 유지하는 길을 선택했다고 볼 수 있다.

자세를 유지하는 항중력근

항중력근이란 신체에 가해지는 중력에 대항하여 척주의 지지성을 보강하는 근육근의 총칭이다. 척주세움근, 배가로근, 큰볼기근, 넙다리네갈래근 등을 비롯하여 아래에 기재한 근육이 이에 해당된다.

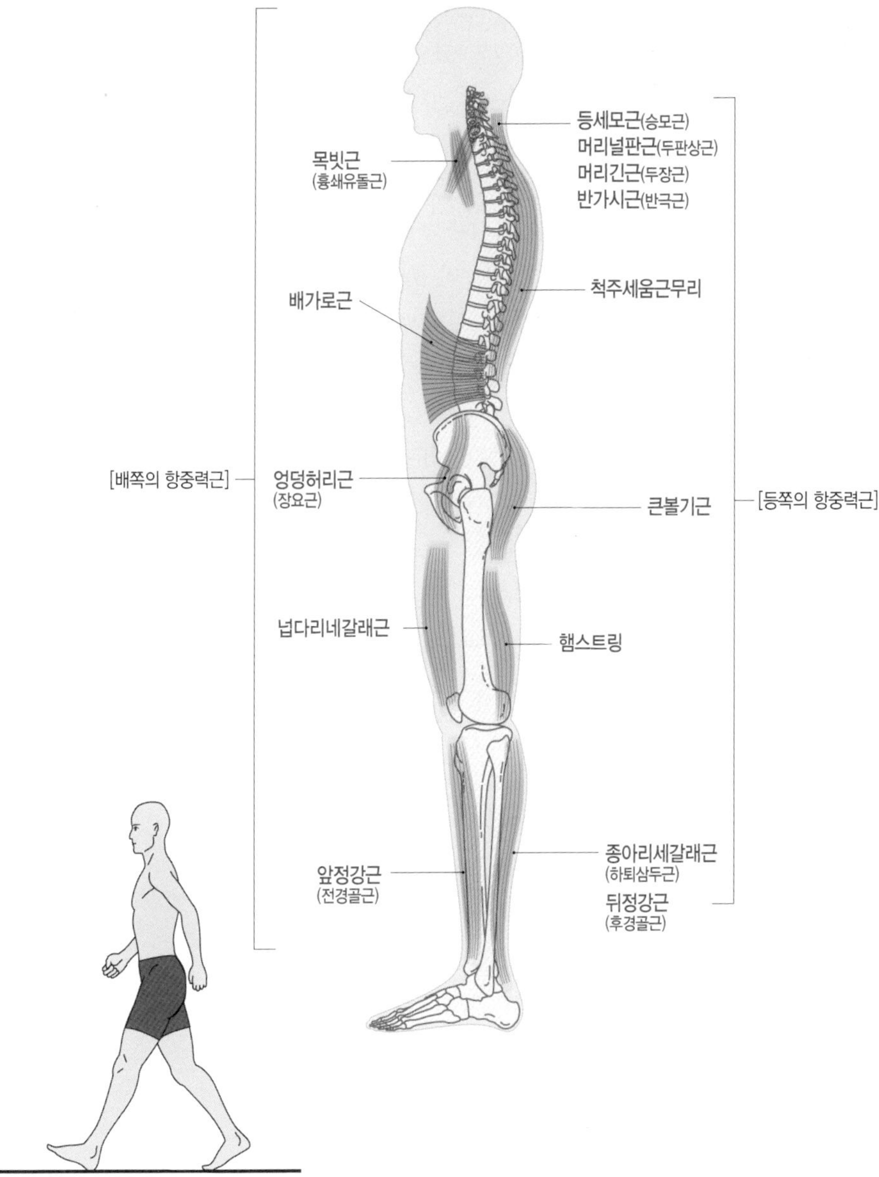

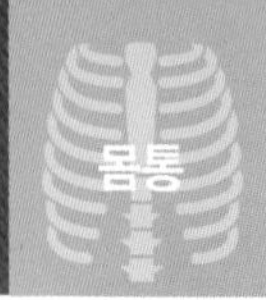

척주의 구조

POINT

- 척주는 26개의 척추뼈가 연결되어 만들어진 것이다.
- 척주는 목뼈, 등뼈, 허리뼈, 엉치뼈, 꼬리뼈의 5개 부분으로 나누어진다.
- 척주 각 부위의 전방커브를 전만, 후방커브를 후만이라고 한다.

뼈가 연결되어 만들어진 척주

척주는 26개의 **척추뼈**가 연결되어 만들어진 것이다. 척추뼈의 기본적 형상은 **척추뼈몸통**(**추체**, 배쪽 부분)과 **척추뼈고리**(**추궁**, 등쪽 부분)로 된 고리모양 구조로, 여기에 7개의 돌기가 부착되어 있다. 이 돌기는 **가시돌기**(**극돌기**), **가로돌기**(**횡돌기**), **위관절돌기**(**상관절돌기**), **아래관절돌기**(**하관절돌기**)의 4종류로 분류되며 각각 독자적인 기능을 지니고 있다. 가시돌기와 가로돌기는 근육의 부착 부위로서 기능하며, 1쌍씩 있는 위관절돌기와 아래관절돌기는 옆에 있는 척추뼈의 아래 · 위관절돌기와 **돌기사이관절**(**추간관절**)을 형성하면서 척추뼈와 척추뼈를 연결한다. 단, 연결에는 돌기사이관절 외에 척추뼈몸통들 사이에 있는 **척추사이원반**(**추간원반**), 척추뼈몸통의 앞뒤를 둘러싸는 **앞세로인대**(**전종인대**)와 **뒤세로인대**(**후종인대**), 척추뼈고리 사이를 연결하는 **황색인대**, 가로돌기 사이를 연결하는 **가로사이인대**(**횡돌기간인대**), 가시돌기 사이를 연결하는 **가시사이인대**(**극간인대**)도 관여한다. 척추뼈의 고리(**척추뼈구멍**(**추공**))은 이어져서 관 모양을 형성하는데 이 관 속으로 척수가 지나가므로 **척주관**이라 불린다.

척주는 크게 다섯 부분으로 나누어진다. 머리부에 가까운 쪽부터 **목뼈**(**경추**), **등뼈**(**흉추**), **허리뼈**(**요추**), **엉치뼈**(**천골**), **꼬리뼈**(**미골**)라고 하며 각각을 구성하는 척추뼈의 개수는 정해져 있다(목뼈:7개, 등뼈:12개, 허리뼈:5개). 엉치뼈와 꼬리뼈는 성인에서는 각각 1개의 뼈로 보이지만 유아기에 여러 개로 나누어져 있던 **천추**(5개)와 **미추**(3~5개)가 성장 과정에서 융합된 것이다. 척주는 몸통(체간)의 하중을 분산시키기 위해 S자 커브(**생리적 만곡**)를 그린다. 목뼈와 허리뼈는 전만, 등뼈와 엉치뼈, 꼬리뼈는 후만을 그린다. S자 커브는 출생 후에 형성된다. 태아의 척주는 전체적으로 후만인데 목을 가눌 수 있게 될 즈음에 목뼈의 전만이, 서서 걸을 수 있게 될 즈음에 허리뼈의 전만이 형성된다.

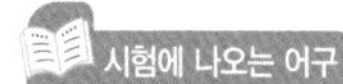

척추뼈
연결되어 척주를 형성하는 고리모양의 뼈. 척추뼈몸통, 척추뼈고리라 불리는 부분과 4종류 7개의 돌기(가시돌기, 가로돌기, 위관절돌기, 아래관절돌기)로 구성된다. 척추뼈끼리는 돌기사이관절과 척추사이원반으로 연결된다.

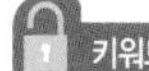
키워드

돌기사이관절
인접하는 척추뼈의 위관절돌기와 아래관절돌기로 형성되는 관절로, 형상으로는 평면관절로 분류된다.

가로사이인대
가로돌기 사이를 연결하는 인대

척주의 구조

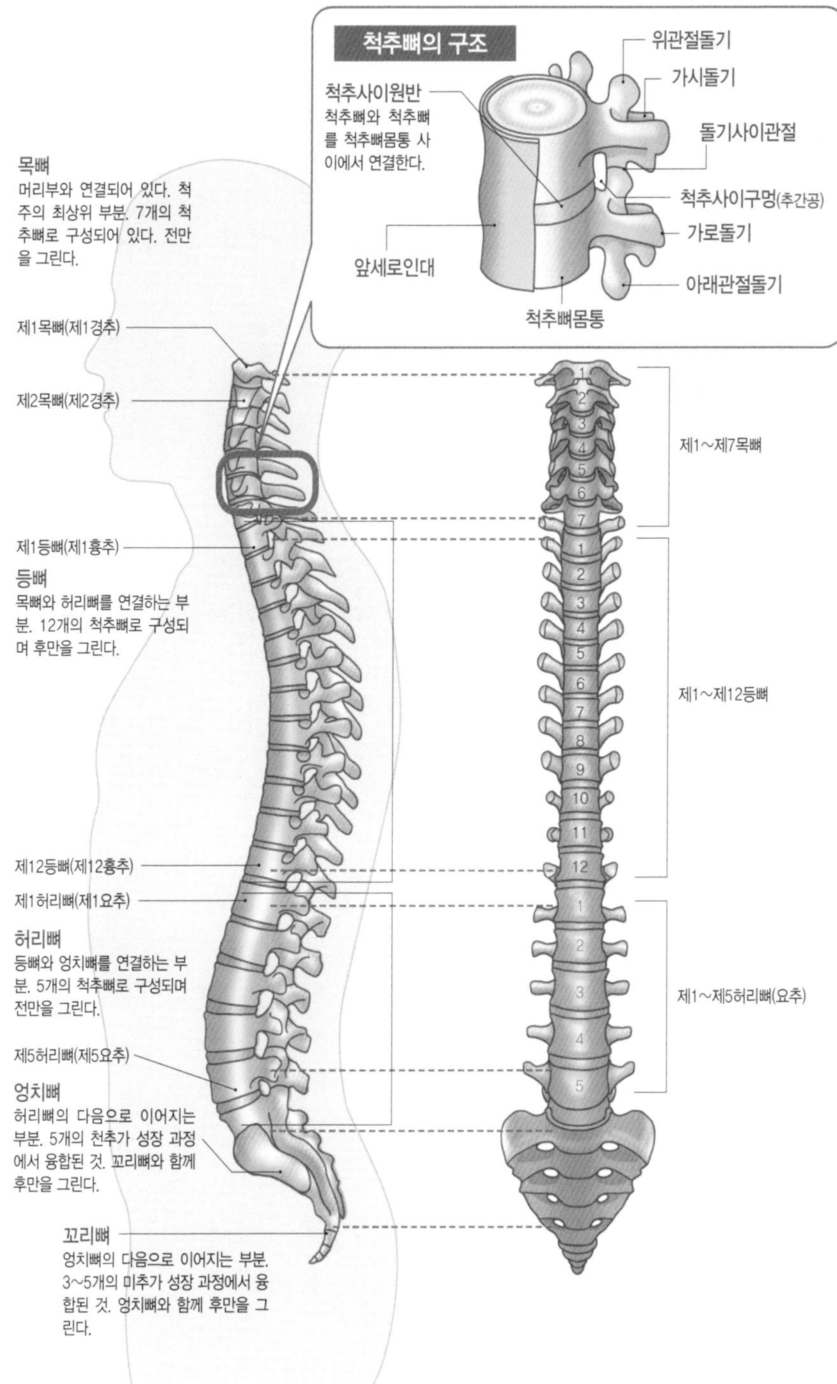
척추뼈의 구조
척추사이원반
척추뼈와 척추뼈를 척추뼈몸통 사이에서 연결한다.
위관절돌기
가시돌기
돌기사이관절
척추사이구멍(추간공)
가로돌기
아래관절돌기
앞세로인대
척추뼈몸통
목뼈
머리부와 연결되어 있다. 척주의 최상위 부분. 7개의 척추뼈로 구성되어 있다. 전만을 그린다.
제1목뼈(제1경추)
제2목뼈(제2경추)
제1등뼈(제1흉추)
등뼈
목뼈와 허리뼈를 연결하는 부분. 12개의 척추뼈로 구성되며 후만을 그린다.
제12등뼈(제12흉추)
제1허리뼈(제1요추)
허리뼈
등뼈와 엉치뼈를 연결하는 부분. 5개의 척추뼈로 구성되며 전만을 그린다.
제5허리뼈(제5요추)
엉치뼈
허리뼈의 다음으로 이어지는 부분. 5개의 천추가 성장 과정에서 융합된 것. 꼬리뼈와 함께 후만을 그린다.
꼬리뼈
엉치뼈의 다음으로 이어지는 부분. 3~5개의 미추가 성장 과정에서 융합된 것. 엉치뼈와 함께 후만을 그린다.
제1~제7목뼈
제1~제12등뼈
제1~제5허리뼈(요추)

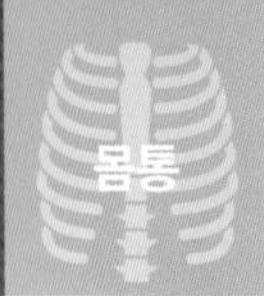

척주의 움직임과 근육

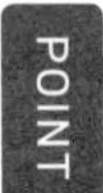

- 돌기사이관절의 작은 움직임이 합쳐져서 척주 전체의 큰 움직임이 된다.
- 척주가 유연하게 움직일 수 있는 것은 척추사이원반과 인대 때문이다.
- 척주의 움직임에 직접 관여하는 근육군을 고유등근육이라고 한다.

척주의 유연한 움직임을 구현하는 구조

척추뼈와 척추뼈를 연결하는 **돌기사이관절**(**추간관절**)은 평면관절이므로 가동범위가 크지 않다. 그러나 하나하나의 작은 움직임이 합쳐지면 척주 전체에 커다란 가동범위가 실현된다. 기본적으로 앞굽힘(전굴, 굽힘(굴곡)), 뒤굽힘(후굴, 폄(이완)), 좌우 옆으로 굽힘(가쪽굽힘(측굴)), 좌우로 뒤틂(회선)의 네 가지가 가능한데 가동범위의 크기는 척주의 각 부분에 따라 달라진다. 가장 큰 것은 목뼈(경추)의 가동범위이며 다음으로 큰 것은 허리뼈(요추)의 가동범위이다.

척주의 유연한 움직임에 기여하는 것은 **척추사이원반**(**추간원반**)과 인대다. 척추뼈몸통(추체) 사이에 껴있는 척추사이원반은 젤리상의 **속질핵**(**수핵**)을 **섬유테**가 둘러싼 구조로, 척주에 가해지는 부하의 완충재로 기능한다. 또한 척추뼈를 연결하는 각종 인대 중에서도 척추뼈몸통의 앞뒤를 둘러싼 **앞세로인대**(**전종인대**)와 **뒤세로인대**(**후종인대**)는 세로 방향으로 뻗어서 척주 전체를 커버하며, 척추사이원반과도 연결되어 척주 전체를 안정화시키면서 움직임에 유연성을 더하고 있다.

척주에는 다양한 근육이 관여하고 있는데 척주의 움직임과 직접 관련된 것은 등의 깊은층에 있는 **고유등근육**이라 불리는 근육군이다. 고유등근육은 크게 얕은층의 근육과 깊은층의 근육으로 분류되며 얕은층에 있는 **척주세움근**(**척주기립근**)이라 총칭되는 근육은 척주의 폄(이완)이나 가쪽굽힘(측굴)에 작용하며 **항중력근**(P.78 참조)으로도 기능한다. **엉덩갈비근**(**장륵근**), **가장긴근**(**최장근**), **가시근**(**극근**)이 이에 해당한다. 한편 이들보다 더 깊은층에 있는 **돌림근**(**회선근**), **뭇갈래근**(**다열근**), **반가시근**(**반극근**)과 같은 짧은 근육은 이완이나 회선에도 관여하지만 공헌도는 작으며 척주의 지지가 주요 기능이다. 그 밖에 목뼈에도 고유등근육이 있으며 목뼈의 지지와 운동에 관여한다. **널판근**(**판상근**)이나 **뒤통수밑근육**(**후두하근**)이 이에 해당된다.

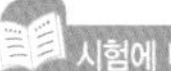

앞세로인대 · 뒤세로인대
척추뼈의 척추뼈몸통을 앞뒤에서 둘러싼 인대. 세로 방향으로 연속적으로 뻗어서 척주 전체를 커버한다. 척주를 안정화시키고 전체적인 움직임에 유연성을 부가한다.

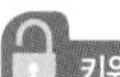

엉덩갈비근
척주세움근 중에서 가장 외측에 위치하는 근육

가장긴근
척주세움근 중에서 내측에 위치하는 근육

가시근
척주세움근 중에서 가장 내측에 위치하는 근육

뒤통수밑근육
목뼈의 고유등근육으로 큰뒤머리곧은근(대후두직근), 작은뒤머리곧은근(소후두직근), 위머리빗근(상두사근), 아래머리빗근(하두사근)의 총칭이다.

척주의 기본적인 움직임
앞굽힘(굽힘), 뒤굽힘(폄), 좌우 옆으로 굽힘(가쪽굽힘), 좌우로 뒤틂(회선)의 네 가지가 가능하다.

척주의 인대

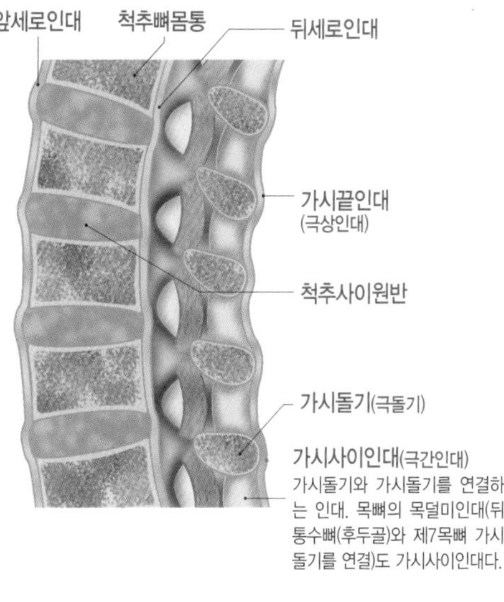

목뼈의 움직임

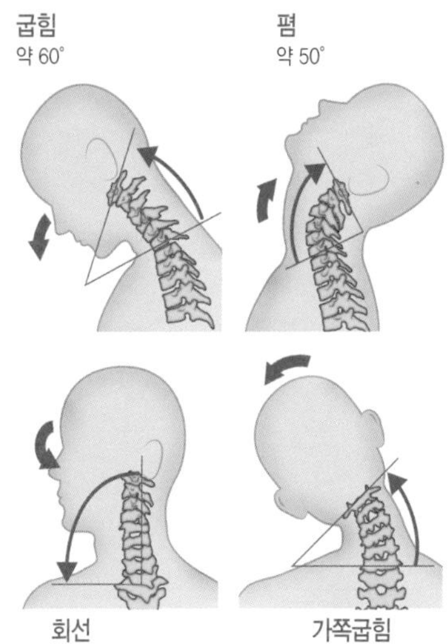

고유등근육의 구조

고유등근육이란 척주의 움직임에 직접 관여하는 깊은 층 근육군의 총칭이다.

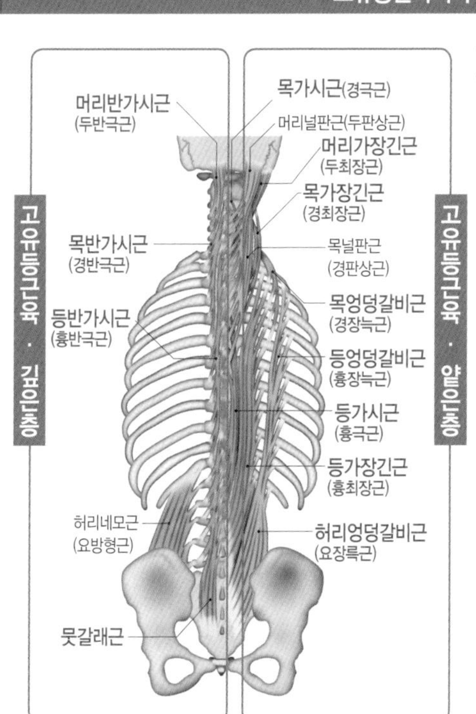

위뒤톱니근(상후거근) · 아래뒤톱니근(하후거근, 중층)

위뒤톱니근은 상부의 갈비뼈(늑골)와 척주를, 아래뒤톱니근은 하부의 갈비뼈와 척주를 연결하여 갈비뼈를 움직인다.

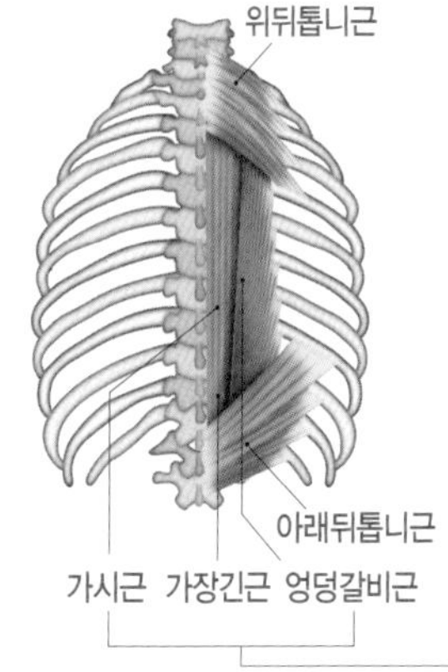

척주세움근
고유등근육 중 척주의 폄이나 가쪽굽힘에 관여하며 항중력근으로도 기능하는 근육군의 총칭으로 엉덩갈비근, 가장긴근, 가시근이 있다.

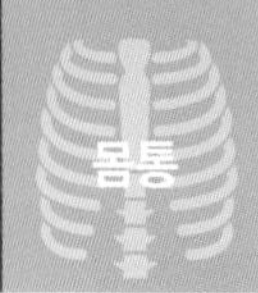

목뼈의 구조

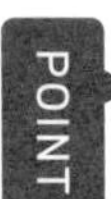

- 목뼈는 7개의 척추뼈로 이루어져 있으며 커다란 가동범위를 지닌다.
- 제1목뼈와 제2목뼈는 특이한 형상을 하고 있다.
- 머리의 회전은 제2목뼈를 축으로 제1목뼈가 돌면서 가능해진다.

머리는 고리뼈와 중쇠뼈에 의해 회선

목뼈(**경추**)는 7개의 척추뼈로 구성되며(해부학에서는 C1~C7로 넘버링) **전만**을 그린다. 이 커브는 출생 약 3개월 후에 이른바 목을 가눌 때 즈음 나타난다.

목뼈는 척주 중에서 가장 커다란 가동범위를 지니고 있다. 앞굽힘(전굴, 굽힘(굴곡)), 뒤굽힘(후굴, 폄(이완)), 좌우의 가쪽굽힘(측굴), 좌우의 회전의 네 가지 동작이 가능하다. 회전을 하기 위해 제1목뼈(제1경추)와 제2목뼈(제2경추)는 다른 척추뼈와 다른 형상을 하고 있다. 제1목뼈는 머리뼈(두개)의 뒤통수뼈(후두골)와 연결되어 **고리뒤통수관절**(환추후두관절, 종류는 타원관절)을 형성하는 척추뼈로 척추뼈몸통(추체)이 사라진 완전한 고리모양을 이루고 있어서 **고리뼈**(**환추**)라 불린다. 고리뼈에는 제2목뼈의 **치아돌기**(치돌기)라 불리는 부분이 끼어 있다(**고리중쇠관절**(**환축관절**)). 이는 발생적으로는 고리뼈의 척추뼈몸통이 분리·융합한 것으로 머리는 이를 축으로 회전한다. 이 때문에 제2목뼈를 **중쇠뼈**(**축추**)라고 한다.

회선의 가동범위는 목뼈 전체로 좌우로 약 90°로 그 중 40~45°는 고리중쇠관절에 의해 나머지는 제2목뼈 이후의 돌기사이관절(추간관절)에 의해 이루어진다. 기타 동작의 가동범위는 굽힘 60°, 폄 50°, 가쪽굽힘이 좌우 약 40°로 알려져 있는데 계측방법에 따른 오차가 크므로 참고치로만 삼도록 한다.

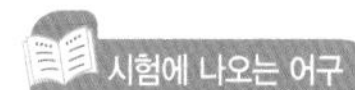

목뼈
머리뼈와 연결된 척주의 최상위 부분. 7개의 척추뼈로 구성된다.

고리뒤통수관절
고리뼈와 뒤통수뼈를 연결하는 관절. 2축의 타원관절로 관절면은 좌우에 2개 있다.

목뼈의 구조

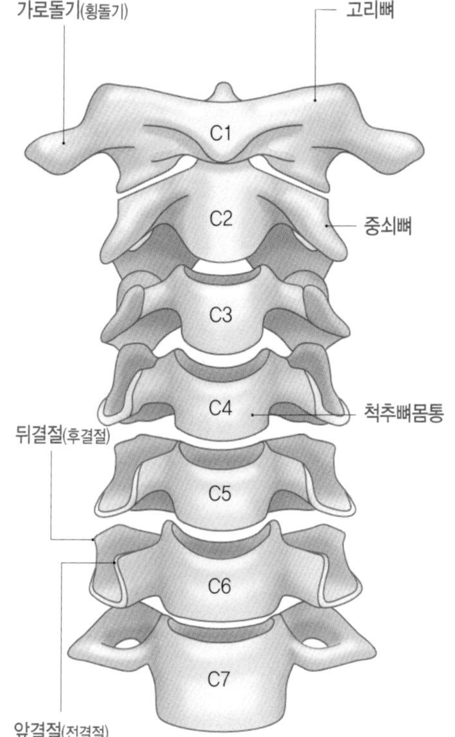

제1목뼈

척추뼈몸통이 사라져 고리모양으로 되어 있어 고리뼈라 불린다. 고리뒤통수관절로 뒤통수뼈와 연결되어 있으며 제2목뼈의 치아돌기를 축으로 회선한다.

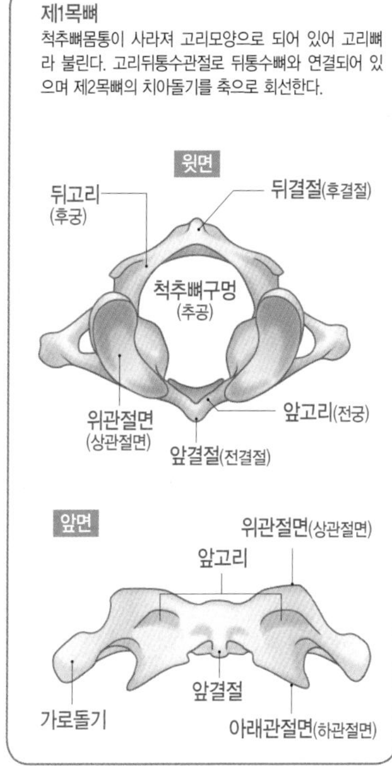

제2목뼈

중쇠뼈라고도 한다. 제1목뼈에서 분리된 척추뼈몸통에서 유래한 치아돌기의 존재가 특징이다.
이것이 제1목뼈에 껴서 회선의 축으로 기능한다.

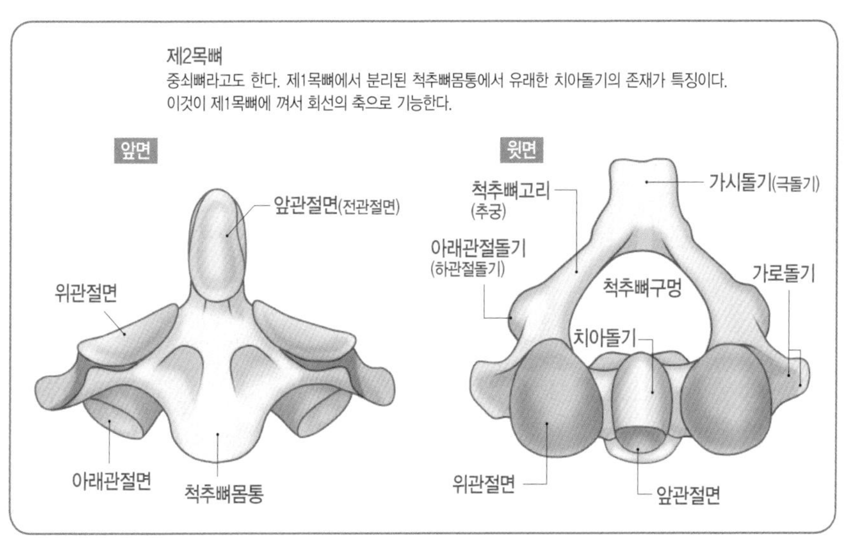

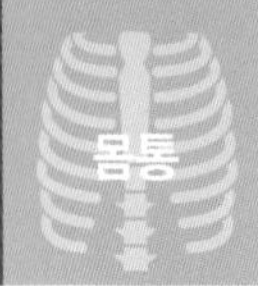

목뼈의 움직임과 근육

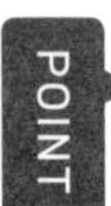

- 목뼈의 움직임에는 다양한 근육이 관련되어 있다.
- 특히 중요한 것은 목빗근, 척주앞근육, 뒤통수밑근육이다.
- 목뼈 부위에는 저작이나 연하와 관련된 근육이 있다.

목의 움직임에는 다양한 근육이 관여

목뼈(경추)가 움직이는 데는 다음과 같은 근육들이 관여하고 있다. 좌우에 각각 1쌍씩 있는 것이 특징이다.

척주앞근육(추전근): 목(경부)의 앞면으로 뻗은 근육. 목긴근(경장근)을 메인으로 **머리긴근**(두장근), **가쪽머리곧은근**(외측두직근), **앞머리곧은근**(전두직근)으로 구성되어 있다.

- **목빗근**(흉쇄유돌근): 복장뼈(흉골)와 빗장뼈(쇄골)에서 일어나며 목 측면을 사선으로 지나 관자뼈(측두골)의 꼭지돌기(유양돌기)에서 닿는 근육(얼굴을 옆으로 돌리면 목의 측면에 기다란 근육으로 나타난다).
- **널판근**(판상근): 목 뒷면에 있는 고유등근육
- **반가시근**(반극근): 마찬가지로 목 뒷면에 있는 고유등근육
- **뒤통수밑근육**: 목 뒷면 상부(목덜미)의 깊은층에 있는 고유등근육. **큰뒤머리곧은근**(대후두직근), **작은뒤머리곧은근**(소후두직근), **위머리빗근**(상두사근), **아래머리빗근**(하두사근)으로 구성되어 있다.
- **목갈비근**(사각근): 목뼈가로돌기(경추횡돌기)에서 일어나 제1~2갈비뼈(늑골)에서 닿는다. **앞목갈비근**(전사각근), **중간목갈비근**(중사각근), **뒤목갈비근**(후사각근)으로 분류된다.

위에 기술한 근육과 함께 목뼈에서 엉치뼈(천골)로 뻗는 **척주세움근**(척주기립근), **가장긴근**(최장근), **가시근**(극근), **엉덩갈비근**(장륵근)도 목뼈의 움직임에 관여한다. 이들 근육은 관여하는 동작별로 다음처럼 분류할 수 있다.

- 굽힘(굴곡): 척주앞근육, 목빗근, 목갈비근
- 폄(이완): 널판근, 척주세움근, 반가시근, 뒤통수밑근육
- 가쪽굽힘(측굴): 목빗근, 목갈비근
- 회전: 척주앞근육, 목빗근, 널판근, 뒤통수밑근육, 목갈비근

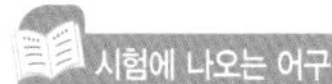

널판근 · 반가시근
목 등면에 있는 고유등근육

뒤통수밑근육
목 등면의 이른바 목덜미의 깊은층에 있는 고유등근육. 큰뒤머리곧은근, 작은뒤머리곧은근, 위머리빗근, 아래머리빗근으로 구성되며 폄이나 회전이 작용한다.

척주세움근
척주를 따라 뻗은 가장긴근, 가시근, 엉덩갈비근의 총칭. 머리의 하중으로 목뼈가 앞으로 쏠리지 않도록 등을 지지하고 있다. 폄에도 관여한다.

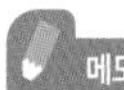

목뼈 부위 근육근
이들은 크게 목뿔위근육(설골상근. 두힘살근(악이복근), 붓목뿔근(경돌설골근), 턱목뿔근(악설골근), 턱끝목뿔근(이설골근))과 목뿔아래근육((설골하근), 복장방패근(흉골갑상근), 방패목뿔근(갑상설골근), 복장목뿔근(흉골설골근), 어깨목뿔근(견갑설골근))으로 나뉜다.

목뼈의 움직임과 근육의 움직임

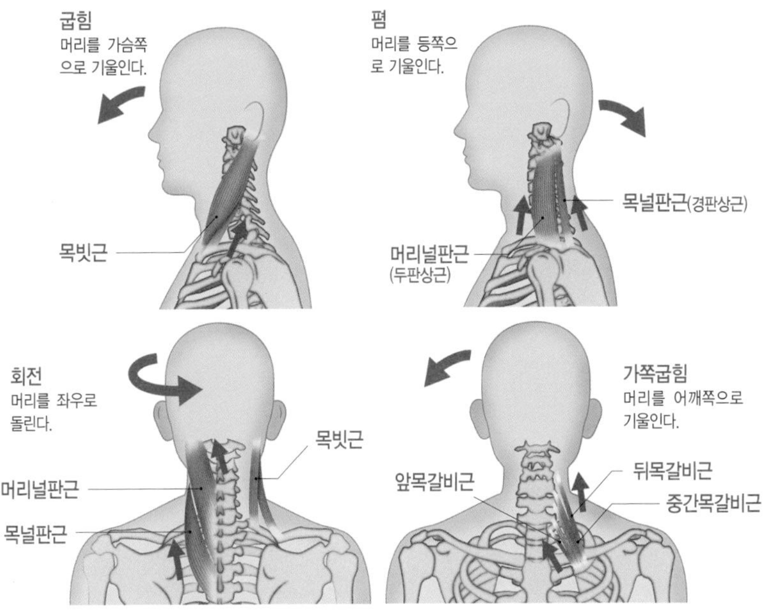

목의 근육

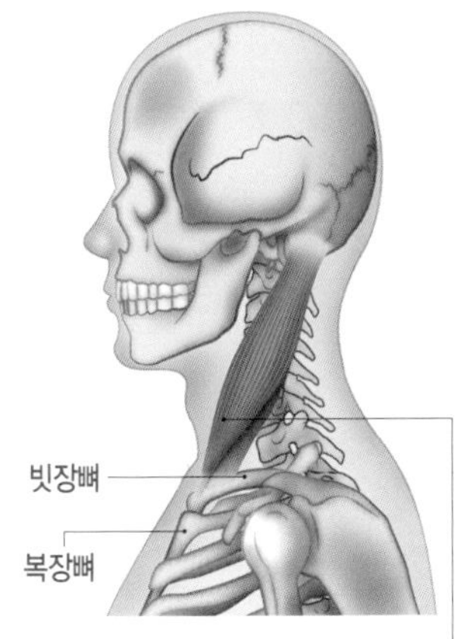

목빗근

목의 측면을 사선으로 달리는 커다란 근육. 복장뼈와 빗장뼈에서 일어나 관자뼈의 꼭지돌기에서 닿는다. 굽힘, 가쪽굽힘, 회전에 작용한다.

척주앞근육 · 목갈비근

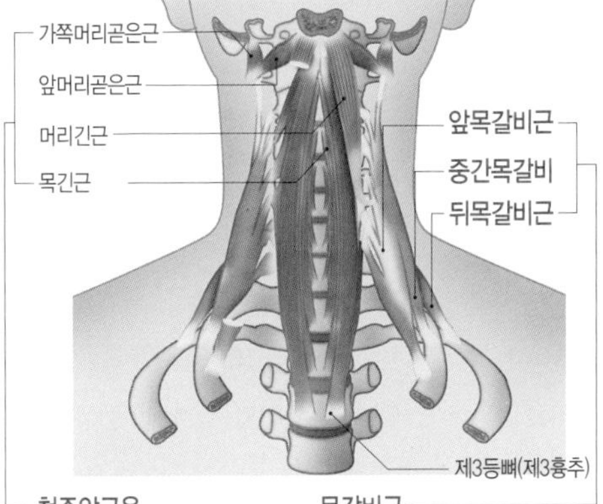

척주앞근육

목긴근, 머리긴근, 가쪽머리곧은근, 앞머리곧은근의 총칭. 목뼈의 굽힘, 회전에 관여한다.

목갈비근

목뼈 가로돌기에서 일어나 제1~2갈비뼈에서 닿는 근육. 앞목갈비근, 중간목갈비근, 뒤목갈비근으로 분류된다. 굽힘, 가쪽굽힘, 회전에 관여하며 호흡의 보조 시에는 들숨 때 갈비뼈를 들어올린다.

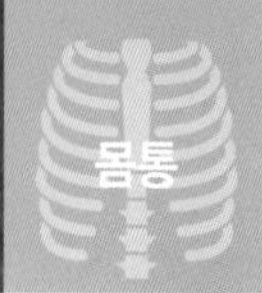

등뼈와 가슴우리의 구조

POINT

- 등뼈는 12개의 척추뼈로 이루어져 있으며 12쌍의 갈비뼈와 연결되어 있다.
- 등뼈와 갈비뼈가 형성하는 바구니 구조를 가슴우리라고 한다.
- 갈비뼈는 갈비연골을 매개로 복장뼈와 연결되어 있다.

등뼈와 갈비뼈, 복장뼈로 심폐를 보호

목뼈(경추)로부터 이어지는 **등뼈(흉추)**는 12개의 척추뼈로 이루어져 있다(해부학에서는 T1~T12로 넘버링). 이들 형상은 척추뼈의 기본적 형상과 같으나 가시돌기(극돌기)가 돌출되어 길다는 특징이 있다. 등뼈는 전체적으로 **후만**을 그린다.

등뼈에는 **갈비척추관절(늑추관절**, 형식은 평면관절)을 매개로 좌우 12쌍의 **갈비뼈(늑골)**와 연결되어 있다. 갈비뼈는 하나하나의 척추뼈의 좌우에서 커브를 그리면서 전방으로 뻗으며 앞면의 중앙에 있는 **복장뼈(흉골)**와 연결된다. 이들 등뼈, 갈비뼈, 복장뼈로 만들어지는 바구니 구조를 **가슴우리**라 하며 허파와 심장을 둘러싸면서 이들 장기를 보호한다.

가슴우리의 유연성은 갈비뼈의 연결방식에서 기인

갈비뼈와 복장뼈는 직결되지 않고 **갈비연골(늑연골)**을 중간에 끼고 연결되어 있다. 제1~7갈비뼈는 전용의 갈비연골과 연결되어 있으나 제8~10연골은 도중에 합체되어 제7갈비연골로 연결된다. 제11갈비뼈와 제12갈비뼈는 복장뼈와 직접 붙어 있지 않다. 이에 따라 제1~7갈비뼈는 **참갈비뼈(진늑골)**, 제8~12갈비뼈(제8~12늑골)는 **거짓갈비뼈(가늑골)**라고 불린다(제11 · 12갈비뼈는 **뜬갈비뼈(부유늑)**라고도 함).

복장뼈는 세로로 길고 편평하며 **복장뼈자루(흉골병)**, **복장뼈몸통(흉골체)**, **칼돌기(검상돌기)**의 세 가지로 구성되어 있다. 또한 제2갈비연골이 붙어 있는 복장뼈자루와 복장뼈몸통의 경계는 **복장뼈각(흉골각, 루이각)**이라 불리는데 해부학적으로 매우 중요하다. 이를 지나는 수평면(**복장뼈각평면(흉골각평면)**)은 기관에서 기관지가 갈라지는 높이와 일치한다.

복장뼈는 **복장빗장관절(흉쇄관절)**을 매개로 좌우의 **빗장뼈**와도 연결되어 있다. 빗장뼈는 S자를 그리면서 어깨로 뻗으며 **어깨뼈(견갑골)**와 이어진다.

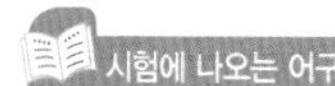

갈비뼈
등뼈의 좌우에서 갈비척추관절로 연결된 뼈. 전방으로 뻗으며 갈비연골을 매개로 복장뼈로 이어진다. 등뼈, 복장뼈와 함께 가슴우리를 형성한다.

복장뼈
가슴(흉부) 전방 중앙에 있는 납작뼈. 복장뼈자루, 복장뼈몸통, 칼돌기로 구성되며 갈비뼈나 빗장뼈가 연결되어 있다. 등뼈, 갈비뼈와 함께 가슴우리를 형성한다.

빗장뼈
복장뼈에 연결되어 있는 S자 모양의 뼈. 어깨에서 어깨뼈와 연결되어 있다. 복장뼈와의 연결부위인 복장빗장관절은 몸통과 팔을 잇는 유일한 관절이다(분류상은 안장관절이지만 구관절에 필적하는 가동범위를 지니고 있음).

가슴우리의 구조

가슴우리는 등뼈, 갈비뼈, 복장뼈가 만드는 바구니 모양의 구조로 되어 있다. 심장과 허파를 보호하고 호흡운동을 보조한다.

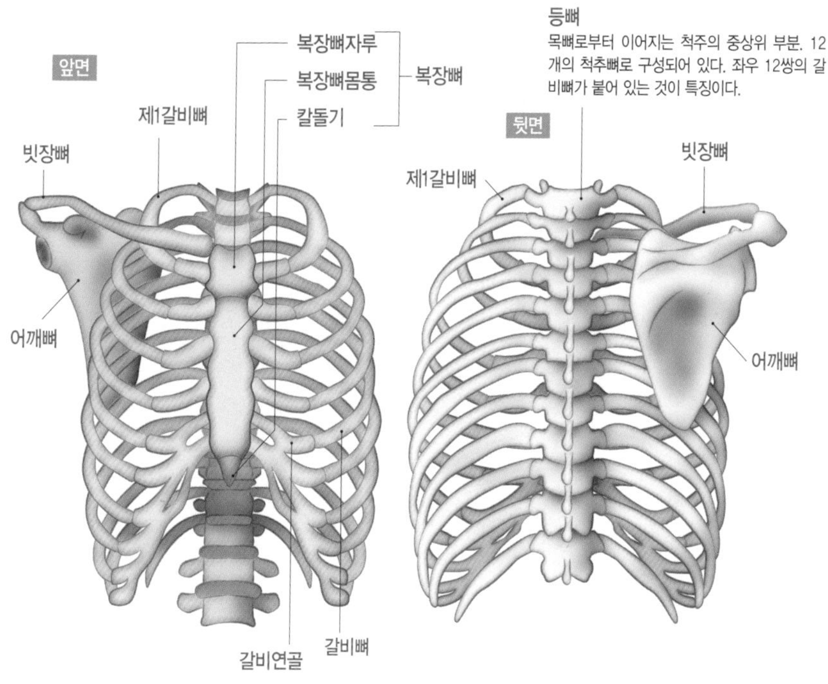

복장뼈각(루이각)

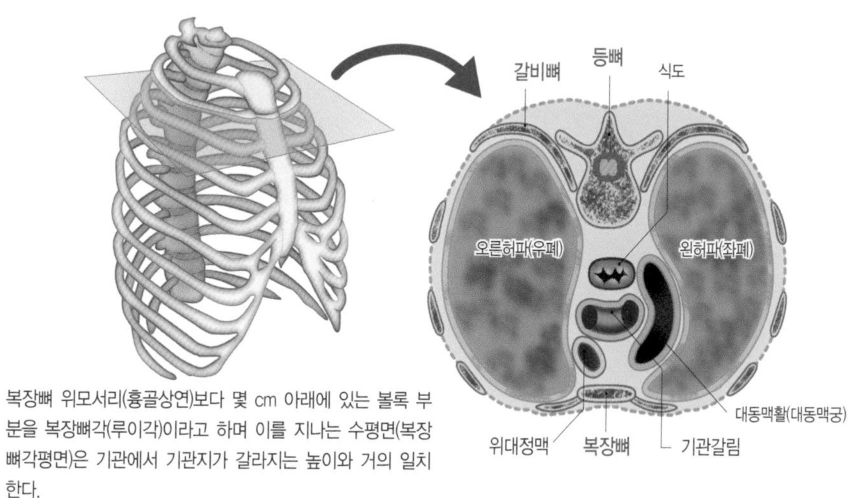

복장뼈 위모서리(흉골상연)보다 몇 cm 아래에 있는 볼록 부분을 복장뼈각(루이각)이라고 하며 이를 지나는 수평면(복장뼈각평면)은 기관에서 기관지가 갈라지는 높이와 거의 일치한다.

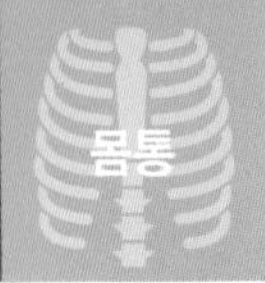

등뼈와 가슴우리의 움직임과 근육

POINT

- 등뼈는 허리뼈와 연동하여 굽힘, 폄, 가쪽굽힘, 회전 운동을 한다.
- 갈비뼈의 상하운동에 따라 가슴우리가 확대 · 축소하면서 흉식호흡이 이루어진다.
- 흉식호흡에는 갈비뼈 사이에 붙은 근육과 목(경부)의 근육이 관여한다.

등뼈의 운동은 허리뼈와 연동

등뼈(**흉추**)에는 갈비뼈(늑골)가 연결되어 있고 기다란 가시돌기(극돌기)도 있어서 단독의 운동성은 그리 크지 않다. 굽힘(굴곡), 폄(이완), 가쪽굽힘(측굴), 회전과 같은 운동은 **허리뼈**(**요추**)와의 연동으로 증폭된다. 등뼈 단독으로는 굽힘이 30~40°, 폄이 20~25°, 가쪽굽힘이 좌우로 약 25°, 회전이 약 30°의 가동범위를 나타낸다. 그런데 허리뼈의 움직임이 가해지면 굽힘은 약 80~90°, 폄이 약 35~40°, 가쪽굽힘이 약 40~45°, 회전이 약 35°로 커진다.

등뼈에 갈비뼈, 복장뼈(흉골)가 더해진 **가슴우리**의 움직임은 주로 호흡운동에 관여한다. 호흡운동은 크게 **복식호흡**과 **흉식호흡**으로 나누어진다. 호흡운동의 90%를 차지하는 복식호흡은 **가로막**(**횡격막**)의 상하운동에 의한 것이며 나머지 10%의 복식호흡은 가슴우리의 상하운동에 따른 **가슴안**(**흉강**)의 부피 확대 · 축소에 기인한 것이다.

갈비뼈의 근육이 가슴우리를 확장 · 축소

등뼈 및 허리뼈의 굽힘, 폄, 가쪽굽힘, 회전은 등에 있는 **척주세움근**(**척주기립근**)과 복부에 있는 **배곧은근**(**복직근**), **배속빗근**(**내복사근**), **배바깥빗근**(**외복사근**)이 작용한다(P.94 참조).

호흡운동에 관련된 근육들을 총칭하여 **호흡근**이라고 한다. 여기에는 가로막 등도 포함되는데 흉식호흡에서는 갈비뼈 사이에 붙어 있는 **바깥갈비사이근**(**외늑간근**), **속갈비사이근**(**내늑간근**), **갈비밑근**(**늑하근**), 그리고 가슴벽의 **갈비올림근**(**늑골거근**), **가슴가로근**(**흉횡근**)이 관여한다. 이들의 수축 · 이완이 갈비뼈를 움직이며 가슴우리가 확대 · 축소되면서 들숨 · 날숨이 이루어진다.

이들 근육과 함께 목(경부)에 있는 **목빗근**(**흉쇄유돌근**)이나 **앞목갈비근**(**전사각근**), **중간목갈비근**(**중사각근**), **뒤목갈비근**(**후사극근**)도 어깨의 올림에 작용하여 흉식호흡을 보조한다(이른바 '어깨로 숨 쉬는 상태'가 전형적인 예).

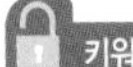
키워드

갈비올림근
바깥갈비사이근의 등에 있는 근육으로 제7목뼈(경추)와 각 등뼈의 가로돌기(횡돌기)에서 일어나 아래의 갈비뼈에서 닿는다. 갈비뼈를 늘어올려서 들숨에 작용한다.

호흡근
호흡운동에 관여하는 근육의 총칭으로 가로막, 바깥갈비사이근, 속갈비사이근, 갈비밑근, 갈비올림근, 가슴가로근이 있다.

메모

가로막
가슴안과 배안(복강)을 구분하는 돔 모양의 막 모양 근육. 가슴우리 아래가슴문의 가장자리(복장뼈, 갈비뼈, 등뼈)에서 일어나 중앙의 중심널힘줄(건)에서 닿는다. 상하운동으로 가슴안의 부피를 변화시켜 복식호흡을 한다.

복식호흡과 흉식호흡

복식호흡

가로막의 상하운동에 따라 일어나는 호흡

흉식호흡

갈비뼈의 올림에 의한 가슴우리의 상하 운동으로 일어나는 호흡

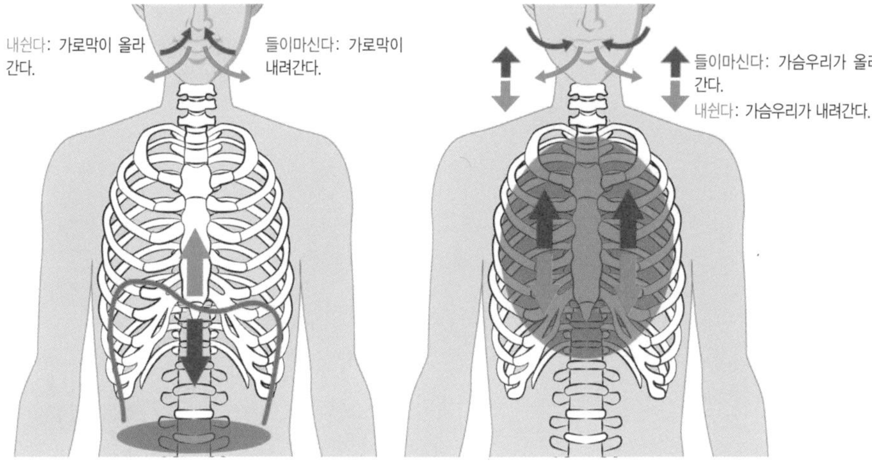

가슴우리의 근육

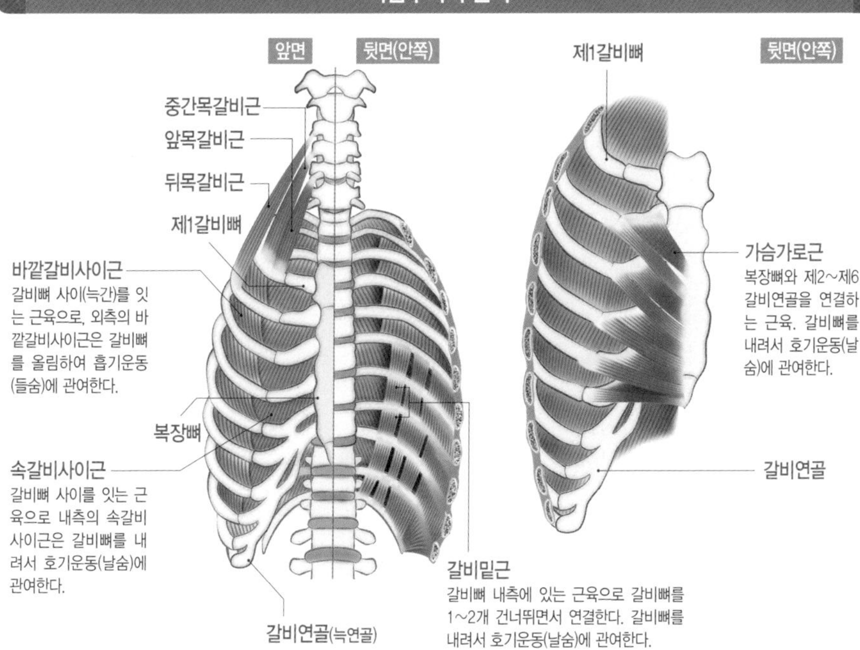

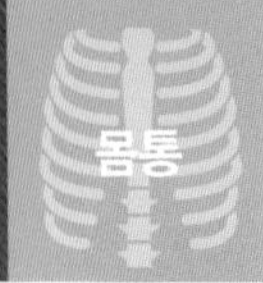

허리뼈의 구조

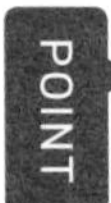

- 허리뼈는 5개의 척추뼈로 이루어져 있다.
- 허리뼈는 상반신을 지탱할 수 있도록 굵게 발달되어 있다.
- 허리뼈의 하부는 엉치뼈와 꼬리뼈가 이어져 있다.

허리뼈는 굵은 척추뼈로 상반신을 지탱

허리뼈(요추)는 5개의 척추뼈로 구성되며(해부학에서는 L1~L5로 넘버링) 전체적으로 **전만**을 그리고 있다. 허리뼈의 척추뼈는 다른 부위의 척추뼈보다 척추뼈몸통(추체)이 굵게 발달되어 있는 것이 특징이다. 이는 상반신의 하중을 지탱하기 위함으로 최하위에 있는 제5허리뼈는 척주 중에서 가장 큰 척추뼈다. 또한 허리뼈의 가로돌기(횡돌기)는 본래 갈비뼈(늑골)에서 유래되었고 허리뼈에 남아서 형성된 것으로 특별히 **갈비돌기**(**늑골돌기**)라 한다.

허리뼈는 가동범위가 목뼈(경추)에 이어 두 번째로 큰 것이 특징이다. 이는 돌기사이관절(추간관절)의 관절면이 시상면과 가깝고 전후 굴신이 용이하기 때문이며, 특히 굽힘(굴곡)의 가동범위는 약 50°에 달하며 등뼈(흉추)와 합하면 80~90°에 이른다. 좌우의 가쪽굽힘(측굴) 또한 15~20°(등뼈와의 복합가동범위은 40~45°)에 이르지만 그에 비해 폄(이완)은 약 15°, 회전은 좌우 약 5°로 그리 큰 편은 아니다(등뼈와의 복합가동범위은 폄 35~40°, 회전 약 35°).

허리뼈의 하부는 **엉치뼈**(**천골**)와 연결되어 있으며 **꼬리뼈**(**미골**)로 이어진다(이 두 뼈가 **후만**을 그림). 엉치뼈는 유아기에 있던 5개의 **천추**가 성장과정에서 융합된 것으로 **볼기뼈**(**관골**)와 연결되어 **골반**을 형성한다. 꼬리뼈 또한 3~5개의 **미추**가 융합된 것이다.

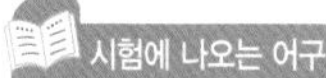

허리뼈
등뼈에서 이어지는 척주의 중하위 부분. 5개의 척추뼈로 구성되어 있다. 상반신의 하중을 지탱하므로 척추뼈몸통이 굵게 발달된 것이 특징이다.

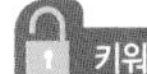

갈비돌기
허리뼈의 가로돌기. 본래 갈비뼈였던 것이 허리뼈와 융합되면서 형성된 것이다.

엉치뼈
허리뼈의 다음으로 이어지는 역삼각형의 뼈. 볼기뼈와 연결되어서 골반을 형성한다. 유아기에는 5개의 천추로 분리되어 있으나 성장하면서 하나로 융합된다.

꼬리뼈
엉치뼈의 다음으로 이어지는 척주의 말단 부분. 유아기에는 5개의 미추로 분리되어 있으나 성장하면서 하나로 융합된다.

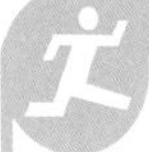

Athletics Column

척추사이원반 헤르니아(추간원반 헤르니아)

척주의 대표적 질환 중에 '척추사이원반 헤르니아'가 있다. 척추사이원반의 섬유테가 손상되어 속질핵(수핵)이 후방으로 돌출되어 척수신경을 압박하는 것으로, 어느 척추뼈에서나 일어날 가능성이 있지만 역시 상반신의 하중을 받는 허리뼈에서 가장 빈발하며 심한 요통과 다리 저림, 통증 등을 동반한다. 가장 잘 일어나는 부위는 제4허리뼈와 제5허리뼈 사이이며, 그 다음으로는 제5허리뼈와 엉치뼈 사이, 제3허리뼈와 제4허리뼈 사이도 호발부위로 알려져 있다.

허리뼈의 구조

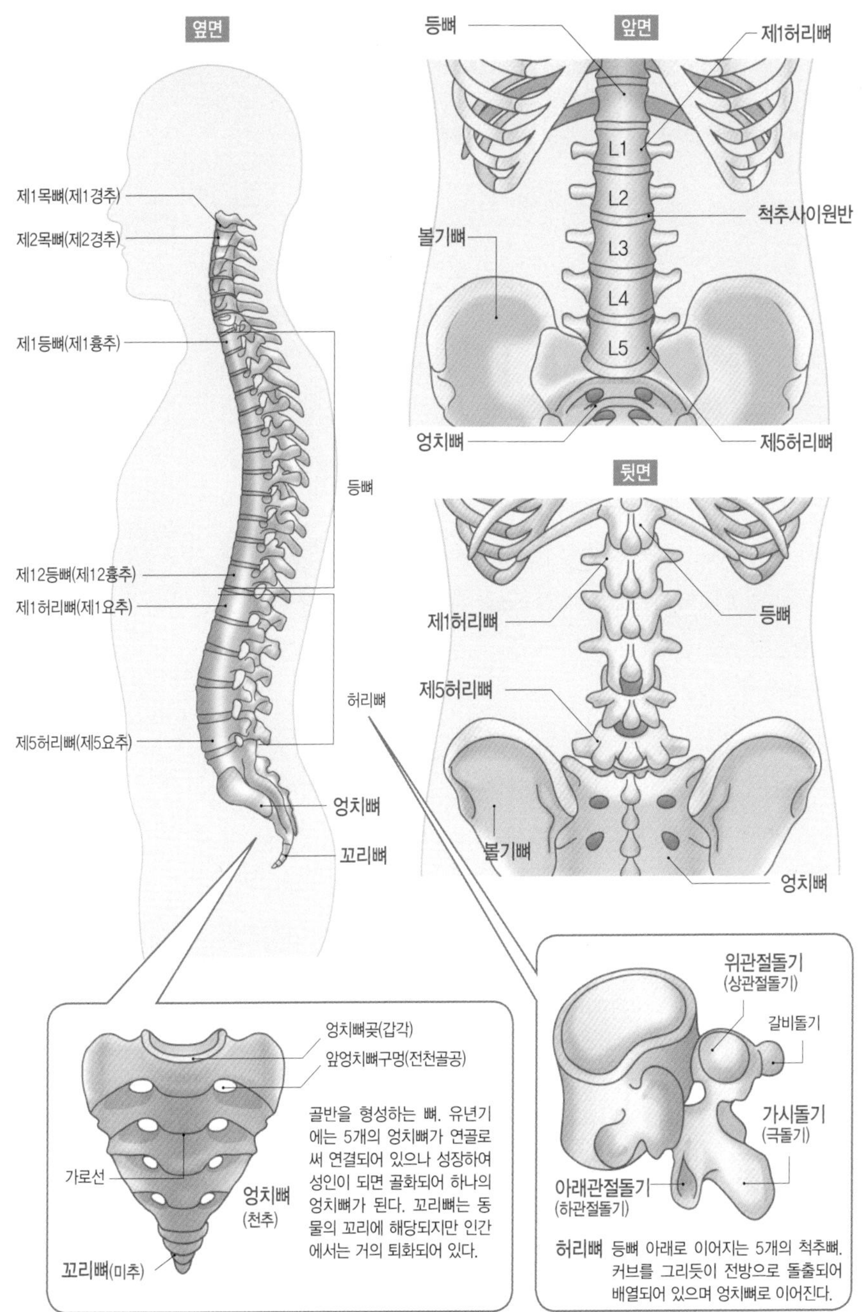

골반을 형성하는 뼈. 유년기에는 5개의 엉치뼈가 연골로써 연결되어 있으나 성장하여 성인이 되면 골화되어 하나의 엉치뼈가 된다. 꼬리뼈는 동물의 꼬리에 해당되지만 인간에서는 거의 퇴화되어 있다.

허리뼈 등뼈 아래로 이어지는 5개의 척추뼈. 커브를 그리듯이 전방으로 돌출되어 배열되어 있으며 엉치뼈로 이어진다.

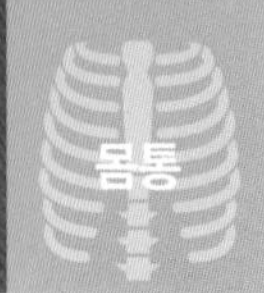

허리뼈의 움직임과 근육

POINT

- 허리뼈의 굽힘은 배곧은근 등의 배쪽 근육의 수축이 작용한다.
- 허리뼈의 폄은 척주세움근 등의 등쪽 근육의 수축이 작용한다.
- 가쪽굽힘은 좌우 배빗근의 수축 · 이완의 조합으로 실현된다.

배쪽 근육은 굽힘, 등쪽 근육은 폄에 작용

허리뼈(요추)의 운동은 **등뼈**(흉추)와 연동하여 일어난다. 관여하는 근육은 배와 등의 양쪽에 있으며 배쪽 근육은 기본적으로 굽힘(굴곡)에, 등쪽 근육은 폄(이완)에 작용한다. 배쪽에는 다음과 같은 근육이 있다.

- **배곧은근**(복직근): 배의 앞면에 있어서 통상 '복근'이라 불리는 근육. 가운데의 세로로 뻗은 **백색선**에 의해 좌우로 나누어지며 **나눔힘줄**(건획)에 의해 위아래 4~6개로 분획되어 있다. 굽힘에 작용한다.
- **배바깥빗근**(외복사근): 좌우 옆구리에 있는 근육으로 하위 갈비뼈(늑골)에서 대각선 전방을 향해 뻗으며 **배곧은근집 앞층**(복직근초전엽)과 백색선, **엉덩뼈능선**(장골릉), **샅고랑인대**(서혜인대)로 이어진다. 굽힘과 가쪽굽힘(측굴), 회전에 작용한다.
- **배속빗근**(내복사근): 배바깥빗근의 깊은층에 좌우 1쌍 있는 근육. 배바깥빗근과 직교하듯이 뻗는다. 엉덩뼈능선과 샅고랑인대에서 일어나 제9~12갈비연골의 아래모서리(하연), 백색선, 두덩뼈(치골)에서 닿는다. 배바깥빗근과 마찬가지로 굽힘과 가쪽굽힘, 회전에 작용한다.
- **허리네모근**(요방형근): 엉덩뼈능선과 엉덩허리인대(장요인대)를 제12갈비뼈, 제1~4허리뼈의 갈비돌기(늑골돌기)와 연결한다. 굽힘, 가쪽굽힘, 회전에 작용한다.

이 중 좌우의 배바깥빗근과 배속빗근은 동시에 수축하면 굽힘이 되며 한쪽만 수축(다른 한쪽은 이완)하면 가쪽굽힘이 된다. 회전의 경우 회전하는 방향쪽의 배속빗근과 반대쪽의 배바깥빗근이 수축한다.

등쪽에는 **척주세움근**(척주기립근. **엉덩갈비근**(장늑근), **가장긴근**(최장근), **가시근**(극근))과 **짧은등근육**(가시사이근육(극간근), 가로돌기사이근(횡돌간근), 뒤통수밑근육(후두하근))이 있으며 수축하면서 폄에 작용한다. 회전에도 관여한다.

키워드

백색선
복부의 중앙, 복장뼈(흉골)의 칼돌기에서 두덩뼈까지 뻗어 있는 힘줄(건)조직

나눔힘줄
배곧은근을 상하로 분획하고 있는 힘줄조직

배곧은근집
배곧은근을 칼집 모양(鞘)으로 둘러싸고 있는 구조. 앞층(전엽)과 뒤층(후엽)으로 분류된다.

엉덩뼈능선
엉덩뼈(장골)의 가장 바깥쪽으로 튀어나온 말단 부위

샅고랑인대
볼기뼈(관골)의 위앞엉덩뼈가시(상전장골극)와 두덩뼈결절(치골결절)을 연결하는 인대

짧은등근육
이웃한 척추뼈들을 연결하는 가로돌기가시근육(돌기극간근) 및 가로돌기사이근과 뒤통수뼈(후두골) 및 목뼈를 연결하는 뒤통수밑근육의 총칭

메모

허리뼈 움직임
허리뼈가 굽으면 골반은 앞으로 기울어지며(전경), 펴지면 골반은 뒤로 기울어진다(후경).

허리뼈 근육의 위치

배바깥빗근
제5~12갈비뼈의 가쪽면(외측면) 및 아래면(하면)에서 일어나 배곧은근집 앞층과 백색선, 엉덩뼈능선, 샅고랑인대에서 닿는다.

배곧은근
중앙의 백색선에 따라 좌우로 분할되며 나눔힘줄에 따라 4~6개로 분획된다(이른바 '식스팩'). 굽힘과 가쪽굽힘, 회전에 작용하며 호흡운동과 복압을 걸 때에도 기능한다.

배속빗근
엉덩뼈능선과 샅고랑인대, 엉덩근막(장골근막)에서 시작하여 제9~제12 갈비연골과 백색선, 두덩뼈에 닿는다.

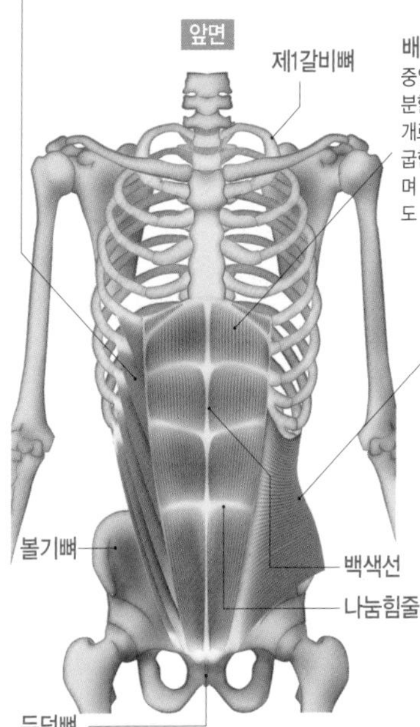

뒷면

척주세움근

꼬리뼈
(미골)

허리네모근
제12갈비연골과 제1~4허리뼈의 갈비돌기에서 일어나 엉덩뼈능선과 엉덩허리인대에서 닿는다.

허리뼈 부위의 굽힘과 폄

【굽힘】
복부에 있는 배근육군이 수축하면서 허리뼈가 굽어진다.

【폄】
척주세움근이 수축하면 허리뼈가 펴진다.

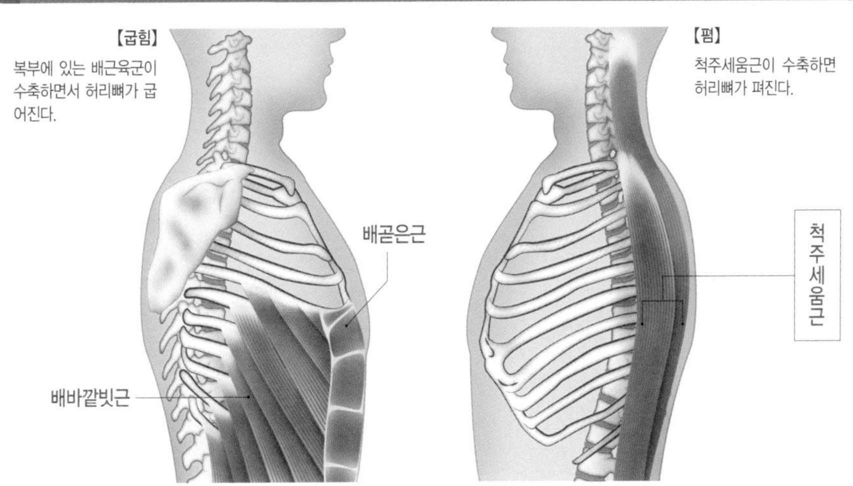

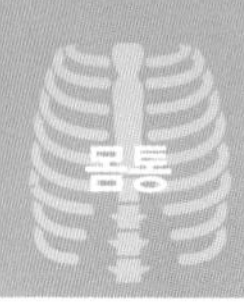

골반의 구조와 움직임

POINT

- 엉치뼈, 꼬리뼈, 볼기뼈로 형성된 구조를 골반이라고 한다.
- 볼기뼈는 엉덩뼈, 궁둥뼈, 두덩뼈가 성장과정에서 하나로 합쳐진 뼈다.
- 골반의 위치나 움직임은 넙다리뼈의 움직임과 연동한다.

배쪽 근육은 굽힘, 등쪽 근육은 폄에 작용

허리뼈(요추) 하부의 **엉치뼈**(천골)는 좌우 1쌍의 **볼기뼈**(관골)와 연결되어 있다. 연결부위를 **엉치엉덩관절**(천장관절)이라고 하는데 가동성이 거의 없는 **반관절**로서 인대(엉치가시인대(천극인대)나 엉치결절인대(천결절인대))로 보강되어 있다. 볼기뼈는 **엉덩뼈**(장골), **궁둥뼈**(좌골), **두덩뼈**(치골)의 3개가 **연골관절로 연결**되어 있던 것이 성장 과정에서 연결부가 골화・융합뇌어 하나의 뼈가 된 것이다. 좌우 말단(두덩뼈였던 부분)은 전방에서 연골과 섬유로 결합되어 있다(**두덩결합**(**치골결합**)).

볼기뼈와 엉치뼈, 꼬리뼈로 이루어진 깔때기 모양의 구조를 **골반**이라고 한다. 골반은 **엉치뼈곶**(갑각, 엉치뼈 앞면의 정중점)과 두덩뼈의 위모서리(상연)를 연결한 평면(**위골반문**(**골반상구**))을 기준으로 하여 위아래로 구분되는데 위 부분을 **큰골반**(대골반), 아래 부분을 **작은골반**(소골반)이라고 한다. 작은골반이 둘러싼 공간을 **골반안**(골반강)이라고 하는데 여기에 자궁과 방광, 곧창자 등이 위치한다. 골반은 이들을 보호함과 동시에 상반신의 체중을 지탱하는 역할을 한다. 특히 앉아 있는 자세에서는 상반신 하중은 볼기뼈의 **궁둥뼈결절**(좌골결절)이라고 불리는 부위에 실린다.

볼기뼈는 **엉덩관절**(고관절)에서 **넙다리뼈**(**대퇴골**)와 연결되어 있으므로 골반의 위치나 움직임은 넙다리뼈와 연동한다. 골반 상부가 앞으로 기울어지는 것을 **전경**, 뒤로 기울어지는 것을 **후경**이라고 한다. 전경은 엉덩관절의 굽힘(굴곡, 약 30°), 후경은 폄(이완, 약 15°)에 해당한다. 한발 서기 자세에서는 들어올린 다리쪽의 볼기뼈가 거상되는 **벌림**(외전)이 되며(약 30°) 반대로 한쪽 다리를 이완시켜 몸을 기울인 자세는 힘을 뺀 다리쪽의 볼기뼈가 내려가는 **모음**(내전)이 된다(약 25°). 한발 서기로 몸을 앞뒤로 굽히는 움직임은 엉덩관절의 **안쪽돌림**・**가쪽돌림**(내선・외선)이 되는데(둘 다 약 15°) 두 경우 다 한쪽의 볼기뼈의 전후 회전운동이 된다.

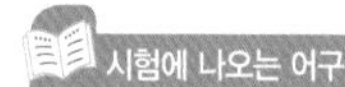

반관절
평면관절의 일종이나 가동성이 매우 작다.

연골관절
뼈와 뼈가 연골로 연결된 것

위골반문
엉치뼈곶(엉치뼈 앞면의 정중점)과 두덩뼈의 위모서리를 연결한 평면. 이를 기준으로 위쪽을 큰골반, 아래쪽을 작은골반이라고 한다.

궁둥뼈결절
볼기뼈 하부의 융기된 부분. 앉은 상태에서는 여기에 상반신의 하중이 실린다.

골반의 구조

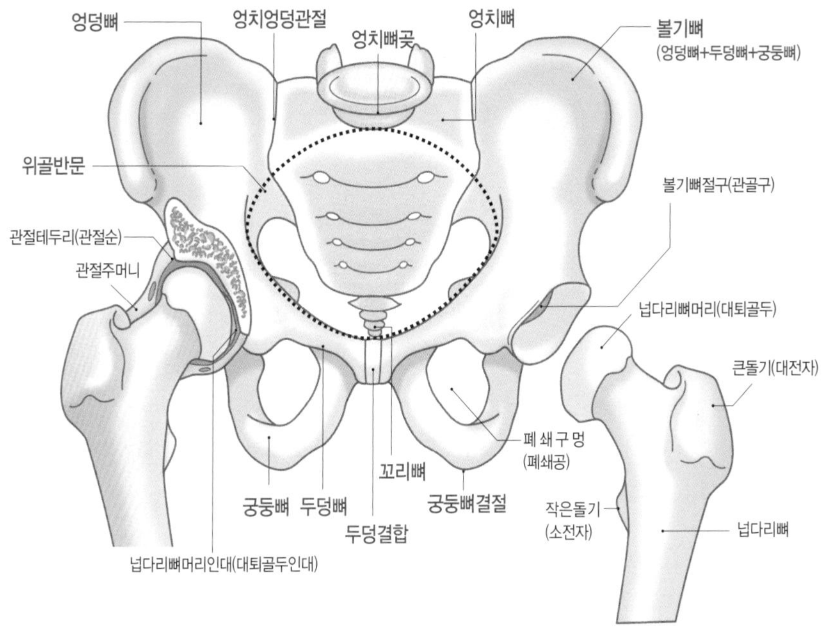

엉덩관절의 운동과 골반의 관계

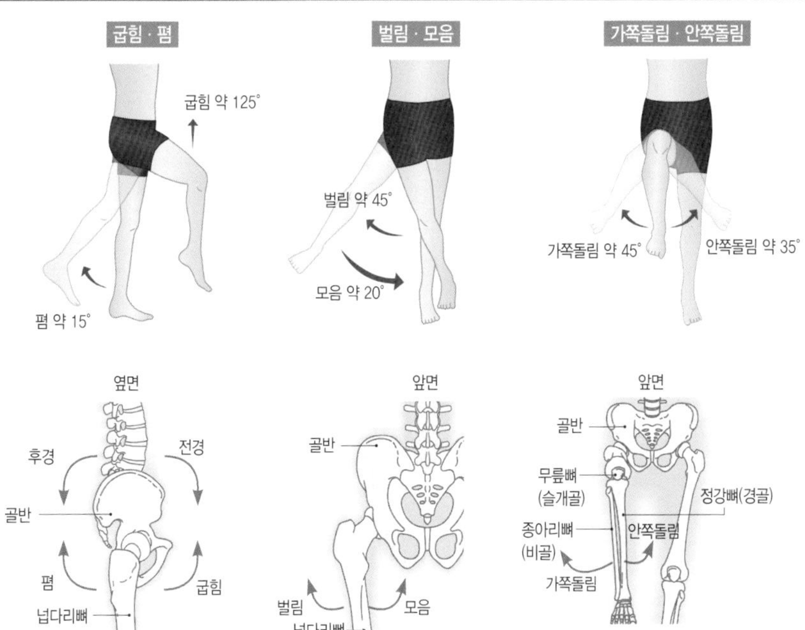

사실은 대단한 **국민체조**

30대 이상이라면 어린 시절 체육시간에 "국민체조 시~작 하나! 둘! 셋! 넷! …"으로 시작하는 체조 구령과 음악을 들으면서 맨손체조를 해본 경험들이 있을 것이다. 이 체조가 1977년 3월 '새 국민체조법 12가지'에 의해 각 기관, 특히 학교에 보급된 '국민체조'이다. 국민체조는 음악과 구령에 맞추어서 하는 12개의 동작으로 이루어졌으며, 표준 음악에 구령을 붙인 사람은 경희대학교 교수였던 유근림이다. 당시 체조를 국민을 상대로 보급한 이유는 체육을 생활화하고 국민체위의 향상을 꾀하기 위해서였다고 한다. 온 국민, 즉 남녀노소 누구나 쉽게 할 수 있도록 동작을 고안하였는데, 군대식 동작이 많은 편이었다. 그 내용과 동작은 간단하나 운동량이 크고, 실제 하는 대상에 따라 운동량을 조절할 수 있었다.

1999년에는 국민체조가 전체주의적 군사문화의 반영이라고 보고 이를 대체할 새로운 체조를 만들었다. '새천년 건강체조'라는 이름으로 만들어진 이 체조는 국민체육진흥공단이 군대식 체조와 정형화된 동원형 체조에서 탈피해, 우리 민족 고유의 가락과 움직임을 현대인들의 생활 변화에 맞추어 국민건강 증진에 이바지할 목적으로 개발한 체조이다. 이 '새천년 건강체조'는 2010년 '국민건강체조'로 이름이 변경되었다.

(출처) – 네이버 뉴스라이브러리 (http://newslibrary.naver.com)
– 행정안전부 국가기록원 (https://theme.archives.go.kr)

4장

팔의
구조와 기능

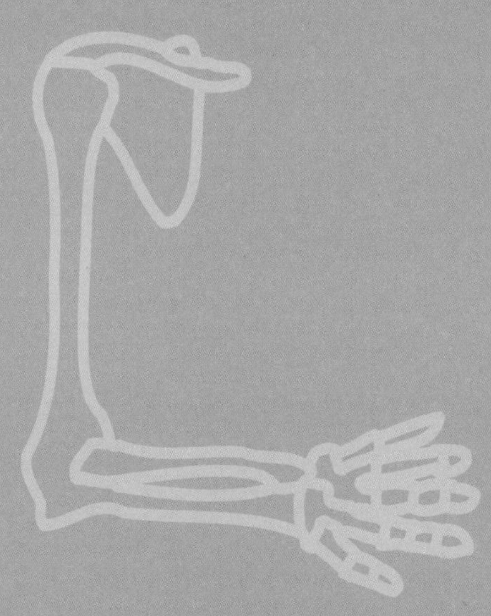

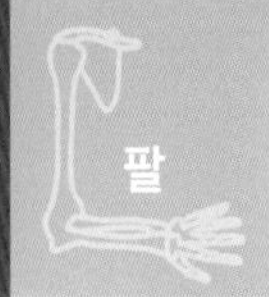

팔이음뼈의 골격

POINT
- 팔을 형성하는 뼈는 크게 팔이음뼈와 자유팔뼈로 나뉜다.
- 팔이음뼈는 빗장뼈와 어깨뼈의 두 개로 구성되어 있다.
- 빗장뼈는 몸통과 어깨뼈를, 어깨뼈는 몸통과 자유팔뼈를 연결한다.

빗장뼈는 몸통과 팔을 연결하는 유일한 뼈

팔(상지)을 형성하는 뼈는 크게 **팔이음뼈**(상지대골)와 **자유팔뼈**(자유상지골)로 나누어진다. 팔이음뼈는 몸통과 자유팔뼈를 연결하는 뼈로서 **빗장뼈**(쇄골)와 **어깨뼈**(견갑골)의 두 뼈로 구성되어 있다. **상지대** 또는 **견갑대**, **견대**라 불리기도 한다. 빗장뼈는 복장뼈자루(흉골병)와 어깨뼈를 연결하는 뼈로 완만한 S자를 그리며 팔과 몸통을 연결하는 유일한 뼈다. 빗장뼈와 복상뼈(흉골)를 연결하는 **복장빗장관절**(**흉쇄관절**)은 안장관절로 분류되는 비교적 운동성이 높은 관절로, 이를 받침점으로 하는 원추 운동으로 어깨뼈의 위치를 바꾸어서 **어깨관절**(견관절)의 운동역을 크게 만든다.

어깨뼈는 위팔뼈와 어깨관절을 형성

빗장뼈와 **봉우리빗장관절**(견봉쇄골관절. 종류는 평면관절이므로 운동성은 낮음)로 연결된 어깨뼈는 역삼각형 모양의 커다란 납작뼈이다. 가쪽으로 돌출된 봉우리빗장관절이 있는 부위를 **어깨뼈봉우리**(견봉)라고 한다.

바로 아래에는 커다란 관절오목(관절와)이 있으며 **위팔뼈**(상완골)의 뼈머리(골두)가 끼면서 **어깨관절**을 형성한다. 어깨관절 앞에 있는 또 하나의 돌출부위는 **부리돌기**(오훼돌기)라고 하며 **위팔두갈래근**(상완이두근)이나 **부리위팔근**(오훼완근)의 이는곳(기시)으로서 중요하다. 등 위쪽에서 관찰되는 융기는 **어깨뼈가시**(견갑극)라고 한다.

키워드

팔이음뼈
몸통과 자유팔뼈를 연결하는 뼈. 빗장뼈와 어깨뼈를 지칭한다.

자유팔뼈
위팔, 아래팔(전완), 손의 뼈의 총칭

어깨뼈가시
어깨뼈의 등쪽에 있는 융기

복장빗장관절
복장뼈자루와 빗장뼈를 연결하는 관절. 형식은 안장관절이며 어깨뼈의 위치 변이에 작용한다.

column 빗장뼈의 어원

빗장뼈의 어원에 대해서는 몇 가지 설이 있다. 고대 중국에서 죄수의 몸에 구멍을 뚫어서 사슬을 이 뼈에 연결했다는 설이 유명하지만 속설에 불과하다. 영어로는 'Clavicle'이라고 한다. 어원은 '창문의 열쇠고리(금속구)'로 S자 모양에서 유래한다. 다른 서양언어에서도 '열쇠의 뼈'라는 뜻으로 불렸다. 이에 따라 스기타 겐파쿠의 수제자인 오츠키 겐타쿠가 '해체신서'를 개정할 때 '쇄골'(닫는 뼈라는 뜻)이라고 명명했다는 설이 가장 신빙성이 있다.

팔의 뼈 구조

어깨의 뼈와 관절

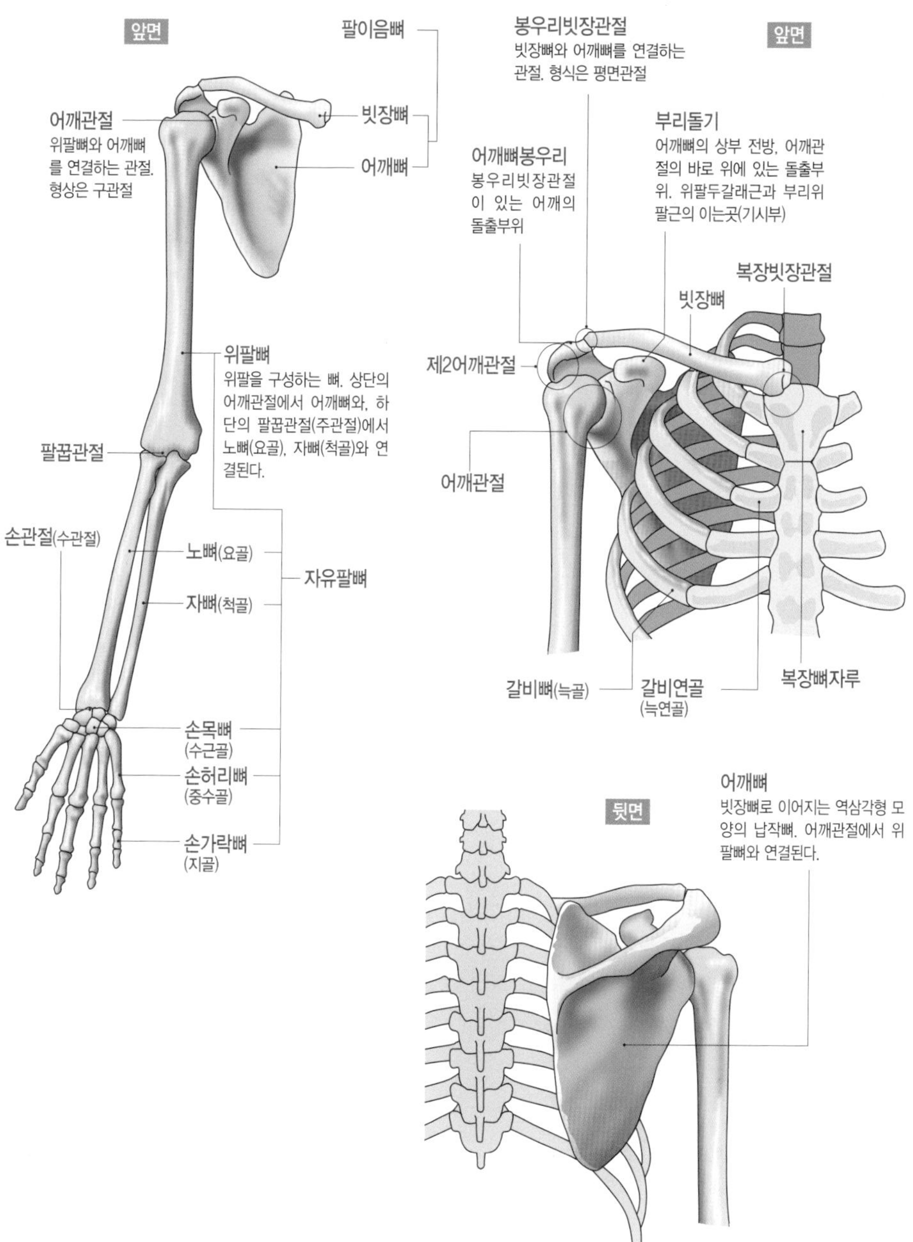

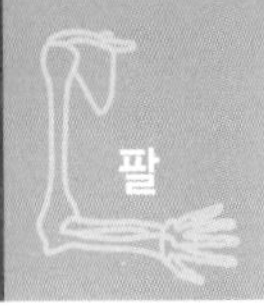

위팔과 아래팔의 골격

POINT
- 팔을 구성하는 위팔, 아래팔, 손의 뼈를 자유팔뼈라고 한다.
- 위팔은 위팔뼈 하나로 구성되어 있다.
- 아래팔은 노뼈와 자뼈의 두 뼈로 구성되어 있다.

위팔뼈는 2개의 중요한 관절을 형성

팔을 구성하는 **위팔**(상완)과 **아래팔**(전완), **손**의 뼈를 합쳐서 **자유팔뼈**(자유상지골)라고 한다. 위팔을 구성하는 것은 **위팔뼈**(상완골)다. 상단은 구상으로 **위팔뼈머리**(상완골두)라고 하며 **어깨뼈관절오목**(견갑골관절와)과 연결되어 **어깨관절**(견관절)을 형성한다. 위팔뼈머리 근처에는 **큰결절**(대결절)과 **작은결절**(소결절)이라고 하는 융기가 있으며 이 부위에는 여러 근육이 부착되어 있다. 위팔뼈의 하단은 **노뼈**(요골) 및 **자뼈**(척골)와 함께 **팔꿉관절**(주관절)이 형성되어 있다. 팔꿉관절은 **위팔노관절**(완요관절), **위팔자관절**(완척관절), **몸쪽노자관절**(상요척관절)로 구성되며 위팔노관절을 이루는 위팔뼈의 관절머리(관절두)를 **위팔뼈작은머리**(상완골소두), 위팔자관절을 이루는 관절머리를 **위팔뼈도르래**(상완골활차)라고 한다. 이 2개의 관절머리 주위에는 각각 **가쪽위관절융기**(외측상과)와 **안쪽위관절융기**(내측상과)라고 하는 융기가 있다.

아래팔은 2개의 뼈로 구성

아래팔은 엄지손가락쪽의 노뼈와 새끼손가락쪽의 자뼈의 2개로 이루어져 있다. 둘 다 위팔뼈와 함께 팔꿉관절을 형성하고 있으며, 위팔자관절을 이루는 자뼈의 관절오목을 **자뼈도르래패임**(척골활차절흔, **팔꿈치머리**(주두)라 불리는 선단부분과 **갈고리돌기**에 낀 움푹 패인 곳), 위팔노관절을 이루는 노뼈의 관절오목을 **노뼈머리오목**(요골두와, 노뼈선단의 움푹 패인 곳)이라고 한다. 노뼈와 자뼈는 모두 양 끝이 굵고 중간이 다소 가느다란 형상을 하고 있으며, 상단은 몸쪽노자관절, 하단은 **먼쪽노자관절**(원위요척관절)로 서로 연결되어 있다. 또한 두 뼈의 하단에서 야구방망이의 그립엔드 형태로 되어 있는 부위를 모두 **붓돌기**라고 한다. 한편, 노뼈 하단은 **손목뼈**의 **손배뼈**, **반달뼈**, **세모뼈**와 **손목관절**로 연결되어 있으나 자뼈와 손목뼈는 직접 연결되어 있지 않다.

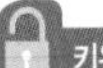

자유팔뼈
위팔, 아래팔, 손의 뼈의 총칭

큰결절 · 작은결절
위팔뼈머리 근처에서 관찰되는 크고 작은 융기. 근육의 부착부위

위팔노관절
위팔뼈와 노뼈를 연결하는 관절. 형상은 구관절

위팔자관절
위팔뼈와 자뼈를 연결하는 관절. 형상은 경첩관절(접번관절)

몸쪽노자관절 · 먼쪽노자관절
노뼈와 자뼈의 상단끼리 및 하단끼리 연결하는 관절. 형상은 중쇠관절(차축관절)

손목관절
노뼈와 손목뼈(손배뼈, 반달뼈, 세모뼈)를 연결하는 관절. 형상은 타원관절

위팔과 아래팔의 구조

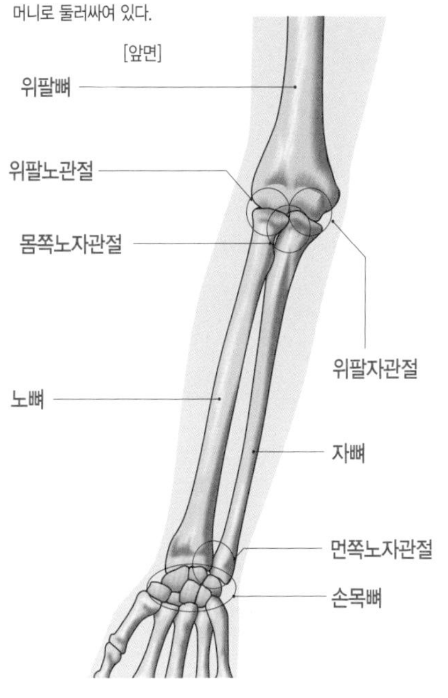

팔꿉관절
위팔뼈와 노뼈, 자뼈를 연결하는 관절로, 위팔노관절, 위팔자관절, 몸쪽노자관절로 이루어져 있다. 세 관절은 같은 관절주머니로 둘러싸여 있다.
[앞면]
위팔뼈
위팔노관절
몸쪽노자관절
위팔자관절
노뼈
자뼈
먼쪽노자관절
손목뼈

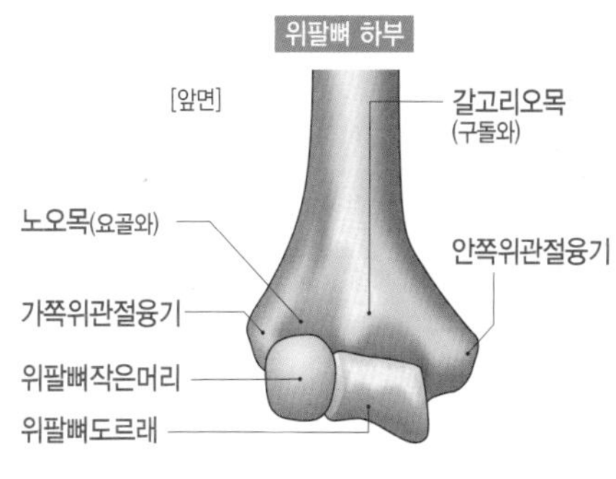

위팔뼈 하부
[앞면]
갈고리오목
(구돌와)
노오목(요골와)
안쪽위관절융기
가쪽위관절융기
위팔뼈작은머리
위팔뼈도르래

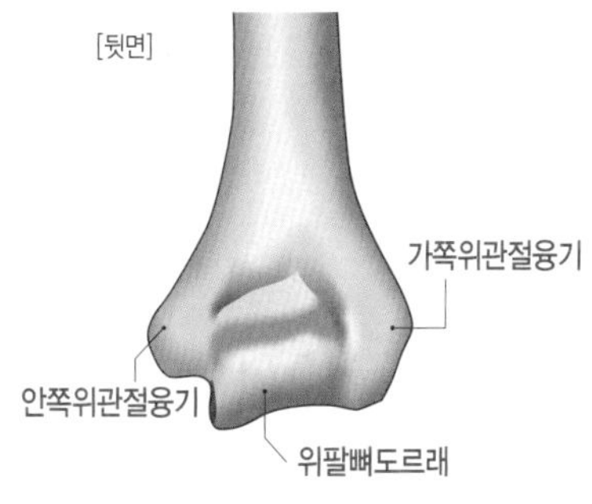

[뒷면]
가쪽위관절융기
안쪽위관절융기
위팔뼈도르래

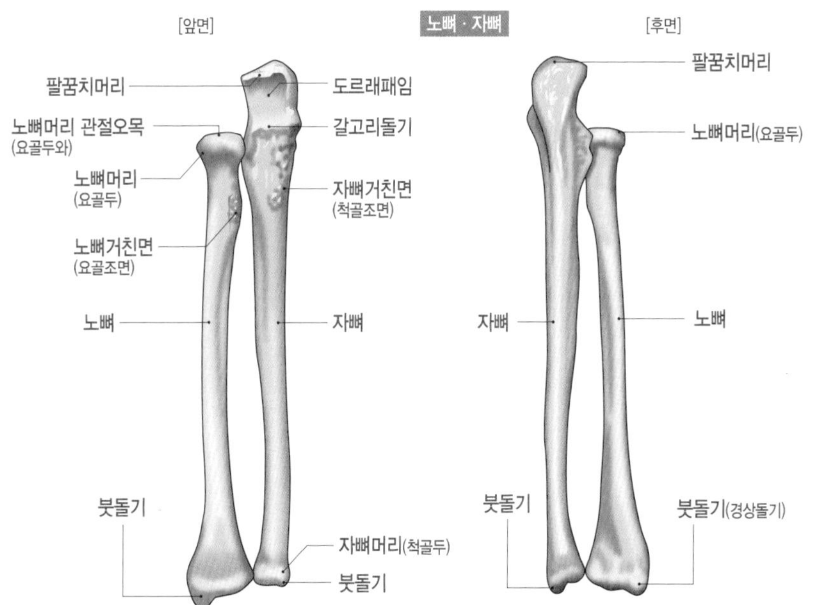

노뼈 · 자뼈
[앞면]
팔꿈치머리
도르래패임
노뼈머리 관절오목
(요골두와)
갈고리돌기
노뼈머리
(요골두)
자뼈거친면
(척골조면)
노뼈거친면
(요골조면)
노뼈
자뼈
붓돌기
자뼈머리(척골두)
붓돌기
[후면]
팔꿈치머리
노뼈머리(요골두)
자뼈
노뼈
붓돌기
붓돌기(경상돌기)

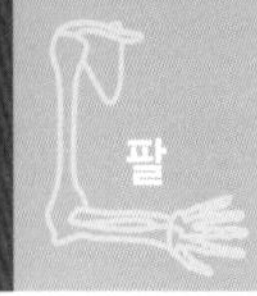

손의 골격

POINT

- 손의 골격은 크게 손목뼈 8개, 손허리뼈 5개, 손가락뼈 14개로 나뉜다.
- 손목뼈는 몸쪽손목뼈줄과 먼쪽손목뼈줄의 두 그룹으로 나누어진다(각 4개씩).
- 손가락뼈는 첫마디뼈, 중간마디뼈, 끝마디뼈로 나누어진다. 엄지손가락에는 중간마디뼈가 없다.

크고 작은 뼈의 연결로 손의 복잡한 동작을 실현

손은 크고 작은 여러 뼈로 구성되어 있으며 **손목뼈(수근골)** 8개, **손허리뼈(중수골)** 5개, **손가락뼈(지골)** 14개의 세 그룹으로 크게 나눌 수 있다. 이밖에 작은 **종자뼈(종자골)**도 존재한다.

- **손목뼈(수근골)**: 손목 근처에 있는 뼈무리(골군)의 총칭. 합 8개.
- **손배뼈(주상골)**: 노뼈(요골)와 **손목관절(요골수근관절)**로 연결된 뼈
- **반달뼈(월상골)**: 가로 방향으로 손배뼈(주상골), 세모뼈(삼각골)와 연결된 뼈. 손목관절에서 노뼈와도 연결되어 있다.
- **세모뼈(삼각골)**: 가로 방향으로 반달뼈(월상골)와 연결된 뼈
- **콩알뼈(두상골)**: 자쪽손목굽힘근(척측수근굴근)의 힘줄 안에 있는, 무릎뼈(슬개골)와 더불어 인체의 대표적인 종자뼈. 세모뼈와 연결되어 있다.
- **큰마름뼈(대능형골)**: 손배뼈, 제1 · 제2 손허리뼈와 연결되어 있다.
- **작은마름뼈(소능형골)**: 손배뼈, 큰마름뼈, 알머리뼈(유두골), 제2 손허리뼈와 연결된 작은 뼈
- **알머리뼈(유두골)**: 손목뼈의 중앙부를 차지하는 가장 큰 손목뼈
- **갈고리뼈(유구골)**: 알머리뼈, 제4 · 제5 손허리뼈와 연결된 뼈

손목뼈를 구성하는 뼈는 가로로 2줄을 선 것처럼 연결되어 있으며, 손목과 가까운 쪽부터 **몸쪽손목뼈줄(근위수근골열)**과 **먼쪽손목뼈줄(원위수근골열)**의 두 그룹으로 나누어진다.

- **손허리뼈(중수골)**: 손등의 후반(손가락쪽)을 형성하는 뼈. 모두 5개 있으며 외측부터 제1~5로 넘버링한다.
- **손가락뼈(지골)**: 손가락의 뼈. **지절골**이라고도 한다. 합 14개.
- **첫마디뼈(기절골)**: 손가락의 뿌리쪽 뼈. 합 5개.
- **중간마디뼈(중절골)**: 손가락의 제1~2 관절 사이의 뼈. 엄지손가락에는 없다.
- **끝마디뼈(말절골)**: 손가락 말단의 뼈. 합 5개.

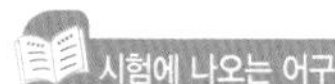

손목뼈
손등을 형성하는 손목관절에 가까운 위치에 배열된 뼈의 총칭. 손배뼈, 반달뼈, 세모뼈, 콩알뼈, 큰마름뼈, 작은마름뼈, 알머리뼈, 갈고리뼈의 8개를 말한다.

손허리뼈
손등의 손가락 쪽을 형성하는 손가락뼈와 연결된 뼈. 총 5개.

손가락뼈
손가락의 뼈로 첫마디뼈, 중간마디뼈, 끝마디뼈로 구성된다. 엄지손가락에는 중간마디뼈가 없다.

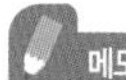

손의 작은 종자뼈
제1손허리손가락관절의 양쪽 면에서 관찰되며 간혹 제2손허리손가락관절이나 제5손허리손가락관절에서 관찰되기도 한다.

손을 구성하는 뼈

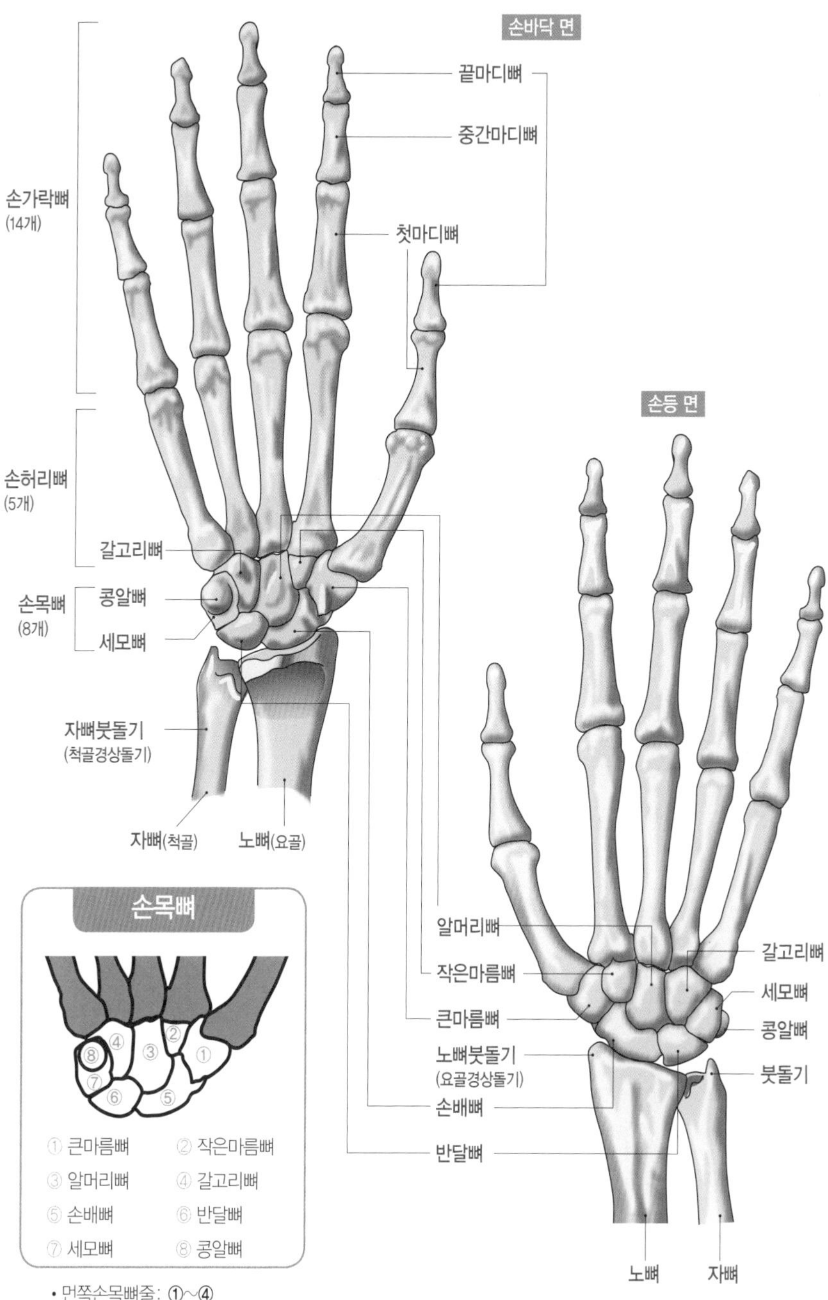

- 먼쪽손목뼈줄: ①~④
- 몸쪽손목뼈줄: ⑤~⑧

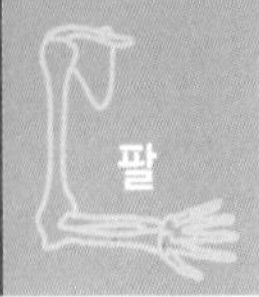

팔이음뼈 관절의 구조

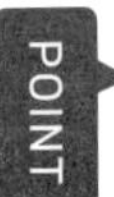

- 팔이음뼈에 있는 관절은 복장빗장관절, 봉우리빗장관절, 어깨관절의 세 가지다.
- 복장빗장관절은 운동성이 좋으며 봉우리빗장관절은 운동성이 떨어진다.
- 관절은 아니나 관절로 기능하는 부위(기능적 관절)가 있다.

빗장뼈의 움직임이 팔이음뼈의 운동범위를 넓힌다

팔이음뼈를 구성하는 뼈의 관절은 세 가지가 있다. **복장빗장관절**(**흉쇄관절**, 빗장뼈(쇄골)와 복장뼈자루(흉골병)의 관절/안장관절), **봉우리빗장관절**(**견쇄관절**, 빗장뼈와 어깨뼈(견갑골)의 관절/평면관절), **어깨관절**(**견관절**, 어깨뼈와 위팔뼈(상완골)의 관절/구관절)이다.

복장빗장관절은 몸통(체간)과 팔을 연결하는 유일한 관절로, 그 종류는 안장관절이지만 구관절과 유사한 움직임을 나타낸다. 이는 내부에 **관절원반**(**관절원판**)이 있기 때문이며 이에 따라 운동성이 향상되어 팔의 운동범위가 확대된다(복장빗장관절을 받침점으로 빗장뼈가 원추 운동을 하여 어깨뼈를 움직여서 어깨관절의 위치를 변화시킴). 관절의 주위는 **앞 · 뒤복장빗장인대**(**전 · 후흉쇄인대**), **빗장사이인대**(**쇄골간인대**), **갈비빗장인대**(**늑쇄인대**)로 보강된다.

봉우리빗장관절의 운동성은 높지 않다. **부리어깨인대**(**오훼견봉인대**), **부리빗장인대**(**오훼쇄골인대**), **봉우리빗장인대**(**견봉쇄골인대**)로 단단하게 고정되어 빗장뼈의 움직임이 어깨뼈에 정확히 전달된다.

관절은 아니나 관절로 기능하는 부위

팔이음뼈에서는 2개의 관절과 더불어 **어깨가슴관절**과 **제2어깨관절**(**제2견관절**)이라 불리는 부위가 위팔(상완)의 움직임에 크게 관여하고 있다.

전자는 어깨뼈와 가슴우리의 접촉 부위, 후자는 어깨뼈봉우리(견봉)와 위팔뼈머리(상완골두) 사이의 부위로, 둘 다 윤활막에 둘러싸여 있지 않으므로 해부학적으로는 '관절'이 아니다. 그러나 가동부위면에서 관절과 유사한 기능을 지니고 있다. 이러한 구조를 일반적 관절(**해부학적 관절**)에 대해 **기능적 관절**이라고 부른다. 어깨가슴관절에서는 앞톱니근(전거근)에 의해 어깨뼈가 가슴우리(갈비뼈(늑골))의 등쪽으로 이동한다(가동범위는 어깨관절 다음으로 큼). 제2어깨관절은 부리어깨인대에 의해 형성된다.

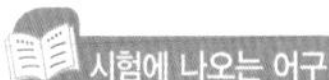

앞복장빗장인대 · 뒤복장빗장인대
복장빗장관절을 보강하는 인대. 빗장뼈 몸쪽과 복장뼈자루 상부를 연결한다.

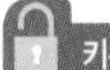

어깨가슴관절
어깨뼈와 가슴우리의 접촉 부분. 해부학적인 관절이 아닌 기능적 관절이지만 '어깨가슴관절'이라 불리기도 한다. 가슴우리 등쪽을 어깨뼈가 미끄러지듯 움직인다.

제2어깨관절
부리어깨인대가 위팔뼈머리의 상부를 둘러싸고 있는 부위. 얇게 끼어 있는 어깨관절을 보강하는 기능을 한다.

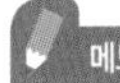

해부학적 관절 · 기능적 관절
윤활막으로 둘러싸인 통상의 관절을 해부학적 관절이라 부른다. 한편 윤활막으로 둘러싸여 있지는 않으나 관절과 유사한 기능을 지닌 뼈의 연결 부위를 기능적 관절이라고 한다.

복장빗장관절과 주변의 인대

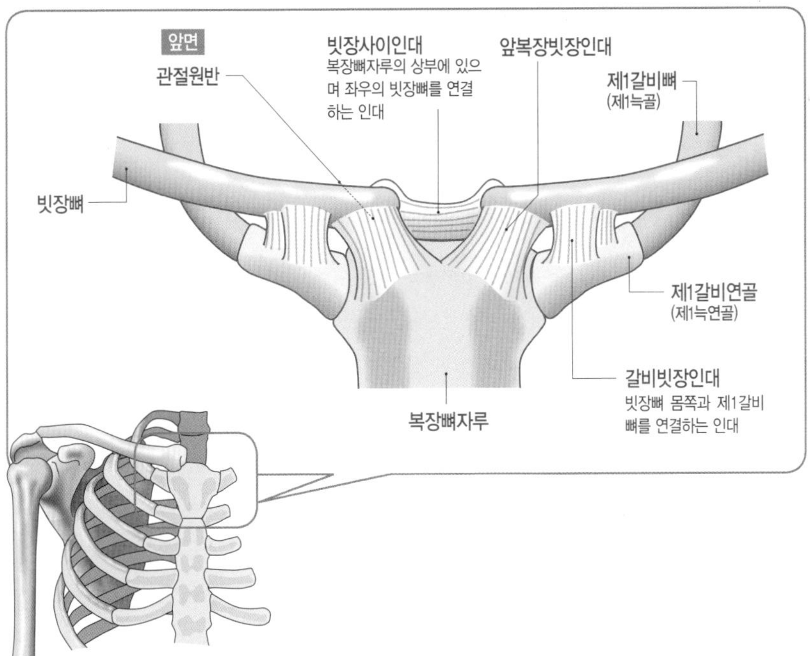

봉우리빗장관절과 주변의 인대

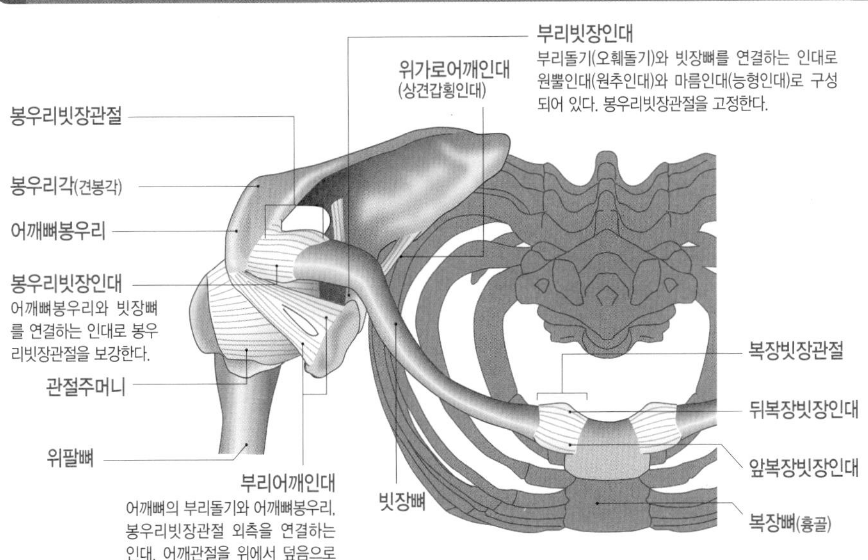

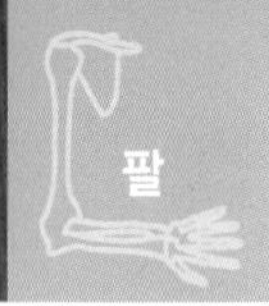

어깨뼈의 움직임과 근육

POINT
- 어깨뼈가 다양하게 움직이면서 위팔의 가동범위를 증대시킨다.
- 복장빗장관절과 어깨가슴관절에 의해 어깨뼈는 크게 움직인다.
- 등세모근과 앞톱니근, 어깨올림근 등이 어깨뼈의 움직임에 관여한다.

위팔의 가동범위가 큰 것은 어깨뼈가 움직이기 때문

위팔(상완)의 움직임에는 **어깨관절**(견관절)뿐만 아니라 **어깨뼈**(견갑골)의 움직임도 크게 관여하고 있다. 어깨뼈가 **올림**, **내림**, **벌림**, **모음**, **위쪽돌림**, **아래쪽돌림**, **전경**, **후경**과 같은 동작을 함에 따라 어깨관절의 위치가 변화하여 위팔의 가동범위를 증대시킨다.

어깨뼈를 움직이게 만드는 것은 **복장빗장관절**(흉쇄관절)을 받침점으로 한 원추 운동과 **어깨가슴관절**에서의 가슴우리 상에서의 활동(滑動)이다. 이에 따라 어깨뼈는 위아래로 약 13cm, 안팎으로 약 13cm 움직이며 상하 방향으로 50~60° 회전한다. 이 움직임에는 다음과 같은 근육이 관여한다.

- **등세모근**(승모근): 상지체 배부를 넓게 덮고 있는 근육으로, 바깥뒤통수뼈융기(외후두융기)에서 제12등뼈가시돌기(제12흉추극돌기)에서 일어나 빗장뼈(쇄골) 외부와 어깨뼈가시(견갑극)에 닿는다. **위섬유**, **중간섬유**, **아래섬유**의 3개로 분류되며 위섬유는 올림, 아래섬유는 내림, 중간섬유는 모음, 전체적으로는 위쪽돌림, 후경에 작용한다.
- **앞톱니근**(전거근): 제1~9갈비뼈에서 일어나 어깨뼈 내측에 닿는다.
- **작은가슴근**(소흉근): 제3~5갈비뼈의 전면에서 일어나 어깨뼈의 부리돌기(오훼돌기)에 닿는다. 내림, 벌림, 아래쪽돌림, 전경에 작용한다.
- **어깨올림근**(견갑거근): 제1~4목뼈(제1~4경추)에서 일어나 어깨뼈 위각(견갑골 상각)에 닿는다. 올림에 작용한다.
- **마름근**(능형근): 제1~4목뼈에서 일어나 어깨뼈 내측에 닿는다.
  큰마름근(대능형근)과, 제6~7목뼈에서 일어나 어깨뼈 내측에 닿는 **작은마름근**(소능형근)이 있다. 올림, 모음, 아래쪽돌림에 작용한다.
- **빗장밑근**(쇄골하근): 제1갈비뼈에서 일어나 빗장뼈 하부에 닿는다. 복장빗장관절의 운동에 작용하며 어깨뼈를 내림한다.

  참고로 이들 근육은 어깨뼈를 고정하는 기능도 한다.

키워드

작은가슴근
제3~5갈비뼈의 전면에서 일어나 어깨뼈의 부리돌기에 닿는다. 큰가슴근 밑에 있다. 가슴우리를 올림할 때도 작용한다.

어깨올림근
제1~4목뼈에서 일어나 어깨뼈 위각에 닿는다. 글자 그대로 어깨뼈의 올림에 작용한다.

마름근
큰마름근(제1~4목뼈에서 일어나 어깨뼈 내측에 닿음)과 그 위쪽에 있는 작은마름근(제6~7목뼈에서 일어나 어깨뼈 내측에 닿음)의 두 가지로 구성된다.

빗장밑근
글자 그대로 빗장뼈 밑에 붙어 있는 근육(제1갈비뼈에서 일어나 빗장뼈 하부에 닿음). 복장빗장관절의 운동에 작용한다.

어깨뼈 주변의 근육과 어깨뼈의 움직임

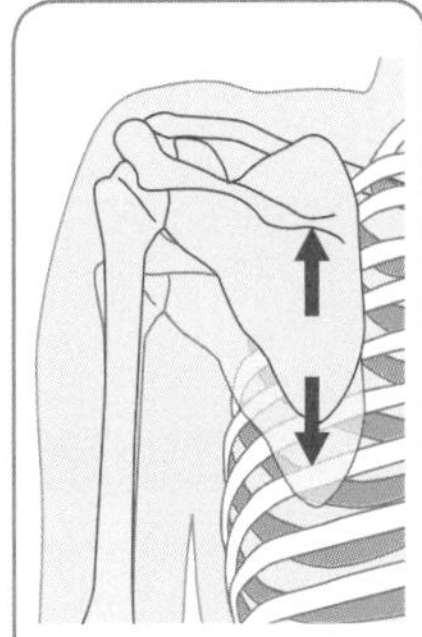

어깨뼈의 올림 · 내림
올림은 어깨뼈를 들어올리는 움직임(등세모근 위섬유, 어깨올림근, 마름근이 관여). 내림은 내리는 움직임(빗장밑근, 작은가슴근, 등세모근 아래섬유가 관여)

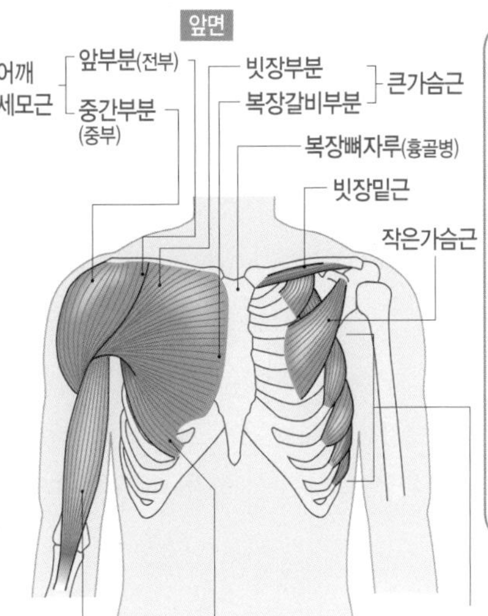

어깨뼈의 벌림 · 모음
벌림은 어깨뼈를 바깥으로 넓히는 움직임(앞톱니근, 작은가슴근이 관여). 모음은 어깨를 좁혀서 어깨뼈를 척주 쪽으로 모으는 움직임(등세모근 중간섬유, 마름근이 관여)

앞톱니근
제1~9갈비뼈에서 일어나 어깨뼈 내측에 닿는다. 이름은 갈비뼈에 부착된 모양이 톱니와 비슷해서 붙여진 것

등세모근
바깥뒤통수뼈융기에서 제12등뼈가시돌기에서 일어나 빗장뼈 가쪽과 어깨뼈가시에 닿는다. 위섬유, 중간섬유, 아래섬유로 분류된다. 옛 이름인 승모근은 근육 모양이 수도사의 옷에 달린 모자와 닮았다 하여 붙여진 이름이다.

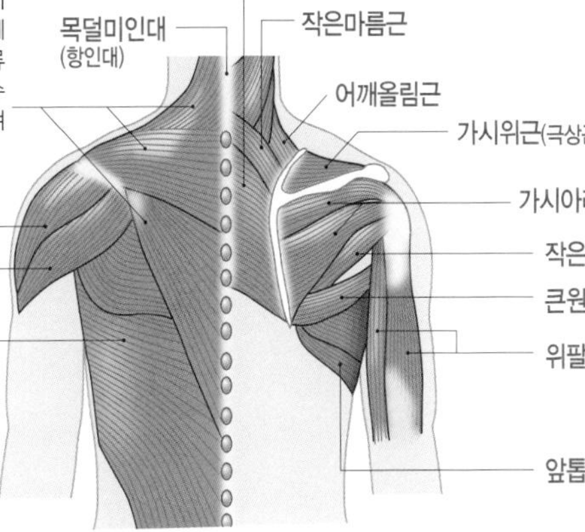

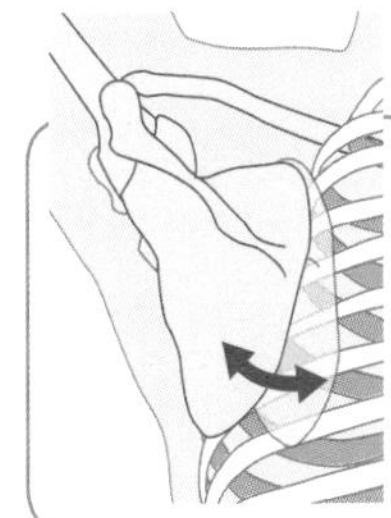

어깨뼈의 위쪽돌림 · 아래쪽돌림
위쪽돌림은 어깨뼈를 위쪽으로 회전시키는 움직임(어깨관절을 돌리는 쪽으로 들어 올린다. 등세모근의 위섬유와 아래섬유, 앞톱니근이 관여). 아래쪽돌림은 반대로 아래쪽으로 회전시키는 움직임(어깨관절을 돌리듯이 내림. 마름근, 작은가슴근이 관여)

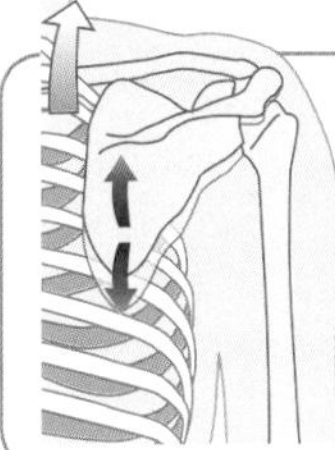

어깨뼈의 전경 · 후경
전경은 어깨뼈를 앞으로 기울이는 움직임(작은가슴근이 관여). 후경은 어깨뼈를 뒤로 기울이는 움직임(등세모근 아래섬유, 앞톱니근이 관여)

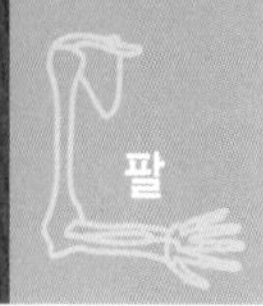

팔

어깨관절의 구조

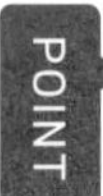

- 어깨관절은 넓게는 어깨 복합체를, 좁게는 어깨위팔관절을 의미한다.
- 어깨위팔관절은 뼈머리와 관절의 접촉면이 좁기 때문에 주위가 인대로 보강되어 있다.
- 판상 근육이 관절을 둘러싸면서 보강하는 근육둘레띠라는 구조가 있다.

어깨관절은 운동역이 넓지만 골두의 접촉면이 좁다

어깨관절(견관절)이라는 호칭은 넓게는 **봉우리빗장관절**(견봉쇄골관절)과 **복장빗장관절**(흉쇄관절), **어깨가슴관절**, **제2어깨관절**(제2견관절)을 포함한 **어깨복합체**(견복합체)를 의미하나(넓은 의미에서의 어깨관절), 보통은 **어깨뼈**(견갑골)와 **위팔뼈**(상완골)를 연결하는 **어깨위팔관절**(견갑상완관절, 좁은 의미에서의 어깨관절)을 의미한다.

어깨관절은 구관절로, 인체 중에서 최대의 가동범위를 지닌 관절이다. 그러나 **위팔뼈머리**(상완골두)는 **어깨뼈 접시오목**(견갑골 관절와)에 비해 매우 커서 접시오목과 약 1/3 만 끼어 있다. 따라서 다음과 같은 보조장치로 그 주변을 보강하여 탈구를 예방하고 있다.

- **오목테두리**(관절순): 어깨뼈 접시오목의 주위를 둘러싼 섬유성 연골
- **부리어깨인대**(오훼견봉인대): 부리돌기와 어깨뼈봉우리(견봉)를 연결하여 어깨관절주머니를 상부에서 보강하는 구조(제2어깨관절)를 형성하고 있다.
- **부리위팔인대**(오훼상완인대): 부리돌기와 위팔뼈 큰결절(대결절)을 연결한다. 어깨관절의 관절주머니를 전상면(前上面)에서 보강한다.

이 밖에 어깨관절 주변에 있는 **가시위근**(극상근), **가시아래근**(극하근), **작은원근**(소원근), **어깨밑근**(견갑하근)이 판상으로 관절주머니를 둘러싸면서 보강하고 있다. 이와 같은 구조를 **근육둘레띠**라고 하며 위팔뼈머리가 정확한 위치에 있도록 제어하면서 어깨관절의 안정화에 기여하고 있다. **근육둘레띠**(rotator cuff)라고도 한다.

키워드

어깨복합체
어깨위팔관절에 봉우리빗장관절, 복장빗장관절, 어깨가슴관절, 제2어깨관절을 포함시킨 '넓은 의미에서의 어깨관절'의 별칭

어깨위팔관절
위팔뼈머리와 어깨뼈 접시오목이 연결된 '좁은 의미에서의 어깨관절'. 위팔뼈머리의 접촉면이 작으나 가동범위가 크다.

메모

근육둘레띠
가시위근, 가시아래근, 작은원근, 어깨밑근이 판상으로 어깨관절을 둘러싸고 있는 구조. 어깨관절의 안정화에 기여한다. 근육둘레띠 또는 회전근개라고도 한다.

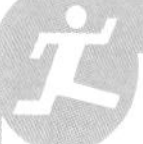

Athletics Column

어깨관절 탈구

보강장치가 있다고는 하지만 위팔뼈머리의 접촉면이 좁은 어깨관절은 탈구하기 쉬운 관절의 대명사이기도 하다. 특히 하방(겨드랑쪽)에는 보조장치가 없으므로 탈구 위험성이 더욱 크다. 게다가 어릴 때 탈구가 생기면 반복적으로 일어날 가능성이 커진다(반복성 어깨관절 탈구).

어깨관절의 구조와 보강하는 인대

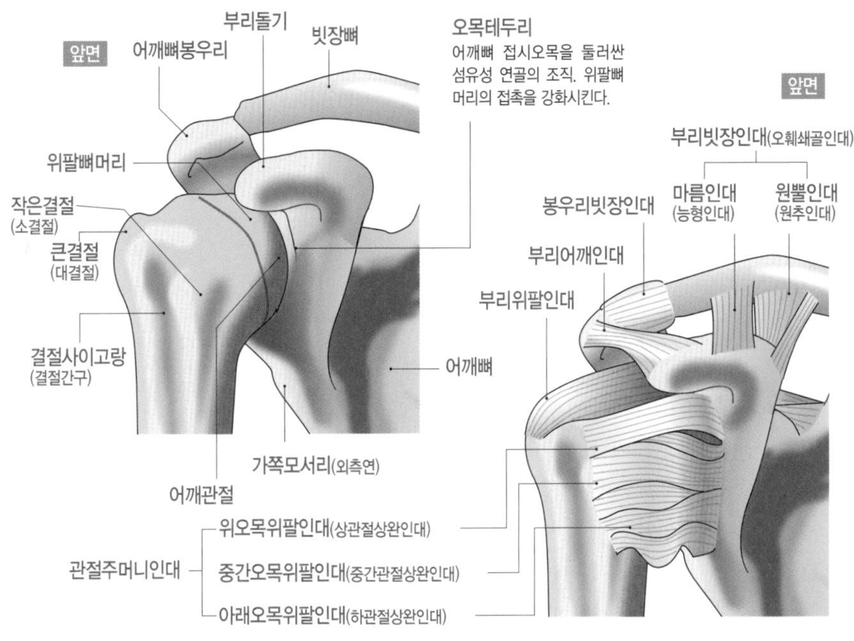

근육둘레띠(돌림근띠)

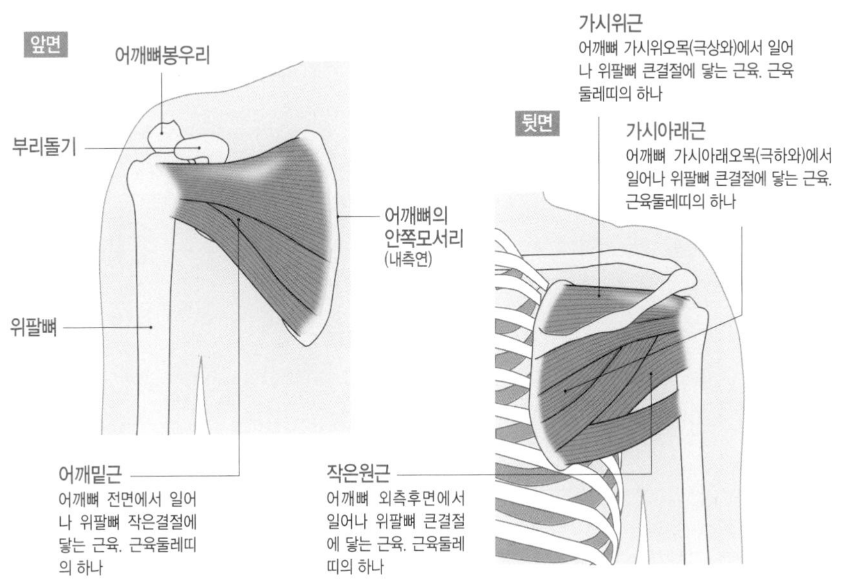

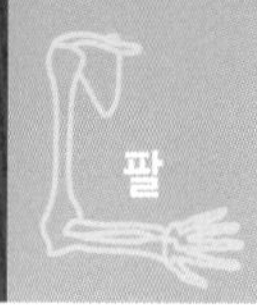

팔

어깨관절의 움직임과 근육

POINT

- 어깨관절의 기본 동작은 굽힘 · 폄, 벌림 · 모음, 가쪽돌림 · 안쪽돌림이다.
- 어깨관절의 움직임에 어깨뼈의 움직임이 더해져서 가동범위가 확대된다.
- 큰가슴근, 넓은등근, 어깨세모근 등이 어깨관절의 움직임에 관여한다.

어깨뼈와의 '콜라보'로 가동범위가 확대

어깨관절(어깨위팔관절(견갑상완관절))의 움직임은 팔(상지)을 전방으로 들어 올리는(거상) **굽힘**(굴곡, 약 180°), 후방으로 들어 올리는 **폄**(이완, 약 50°), 측방으로 들어 올리고 되돌리는 **벌림 · 모음**(외전 · 내전, 약 180°), 위팔(상완)을 바깥이나 안으로 돌리는 **가쪽돌림**(외선, 약 60°) · **안쪽돌림**(내선, 약 80°)이 기본이다. 그 밖에 벌림 90°의 상태에서 팔을 앞뒤로 움직이는 **수평굽힘**(전방으로 움직임: 약 135°)과 **수평폄**(후방으로 움직임: 약 30°)도 있다.

단, 위에서 표시한 가동범위는 어깨관절 단독의 각도가 아니라 어깨뼈의 움직임을 더한 수치다. 예를 들어 외전의 경우 30°까지는 어깨관절만이 움직이나 그 이상에서는 어깨뼈의 돌림이 더해진다. 움직임 전체에서 차지하는 어깨관절과 어깨뼈의 움직임의 비율에는 규칙성이 있으며(**어깨위팔리듬**(견갑상완리듬)) 외전에서는 어깨관절의 움직임:어깨뼈의 움직임=2:1이다.

어깨관절의 움직임에는 주로 다음과 같은 근육이 관여한다.

- **큰가슴근**: 빗장뼈, 복장뼈, 갈비뼈, 배곧은근집(복직근초)에서 일어나 위팔뼈(상완골)에 닿는다. 굽힘, 모음, 안쪽돌림에 작용한다.
- **넓은등근**: 아래쪽 등뼈(흉추)에서 허리뼈(요추), 엉치뼈(천골) 및 엉덩뼈(장골)에서 일어나 위팔뼈에 닿는다. 폄과 모음에 작용한다.
- **어깨세모근**: 빗장뼈에서 어깨뼈봉우리, 어깨뼈가시(견갑극)에서 일어나 위팔뼈에 닿는다. 굽힘, 폄, 벌림에 작용한다.
- **큰원근**: 어깨뼈와 위팔뼈를 연결한다. 폄, 모음, 안쪽돌림에 작용한다.
- **작은원근**: 어깨뼈와 위팔뼈를 연결한다. 가쪽돌림에 작용한다.
- **가시위근**: 어깨뼈 가시위오목과 위팔뼈를 연결한다. 벌림에 작용한다.
- **가시아래근**: 어깨뼈 가시아래오목과 위팔뼈를 연결한다. 가쪽돌림에 작용한다.
- **어깨밑근**: 어깨뼈 전면과 위팔뼈를 연결한다. 가쪽돌림에 작용한다.
- **부리위팔근**: 부리돌기와 위팔뼈를 연결한다. 굽힘, 모음에 작용한다.

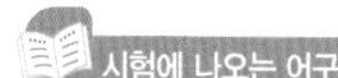

시험에 나오는 어구

큰가슴근(대흉근)
빗장부분(빗장뼈 안쪽에서 일어남), 복장갈비부분(복장뼈와 제1~제6갈비연골(늑연골)에서 일어남), 배부분(배곧은근집에서 일어남)의 세 부분으로 나뉜다. 닿는곳은 위팔뼈 큰결절능선(대결절릉)

넓은등근(광배근)
제5등뼈~제5허리뼈의 가시돌기(극돌기), 엉치뼈, 엉덩뼈능선(장골릉) 등에서 일어남. 위팔뼈 작은결절능선(소결절릉)에서 닿음. 인대 중에서 가장 넓이가 넓은 근육

어깨세모근(삼각근)
앞부분(전부. 빗장뼈 외측에서 일어남), 중간부분(중부. 어깨뼈봉우리에서 일어남), 뒷부분(후부. 어깨뼈가시 아래모서리(견갑극하연)에서 일어남)으로 나누어지며 모두 위팔뼈의 세모근거친면(삼각근 조면)에 닿는다.

키워드

큰원근(대원근)
어깨뼈 아래각 후면에서 일어나 위팔뼈 작은결절능선에 닿는다.

어깨밑근(견갑하근)
어깨뼈의 전방(어깨뼈밑오목(견갑하와))에서 일어나 위팔뼈 작은결절에 닿는다. 근육둘레띠의 하나

어깨위팔리듬

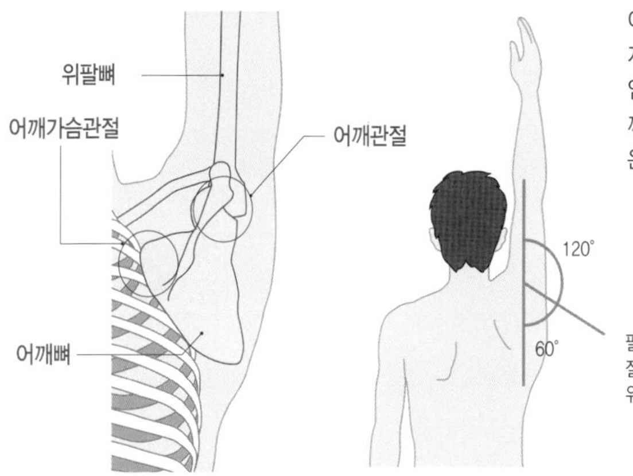

어깨위팔리듬이란 팔의 움직임 전체에서 차지하는 어깨관절의 움직임과 어깨뼈의 움직임의 비율을 말한다. 외전 30° 이상에서는 어깨관절의 움직임 2에 대해 어깨뼈의 움직임은 1이다.

팔의 180° 벌림운동은 어깨위팔관절의 벌림 120°와 어깨가슴관절의 위쪽돌림 60°가 합쳐진 것이다.

어깨관절의 움직임

어깨관절의 굽힘과 폄

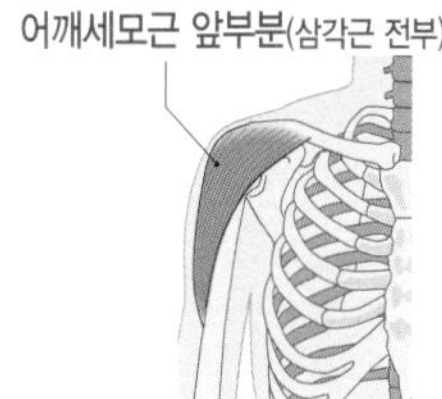

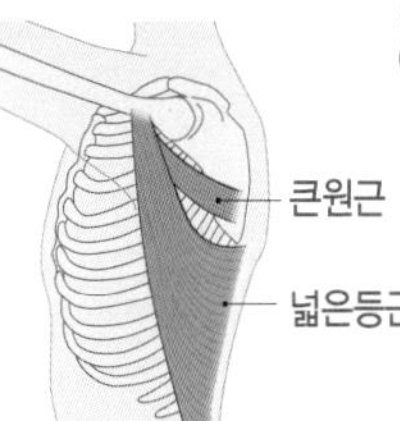

어깨관절의 굽힘은 팔을 전방으로 들어 올리는 움직임(상방거상)으로 약 180°이다. 큰가슴근, 어깨세모근 외에 부리위팔근과 위팔두갈래근(상완이두근)도 관여한다. 폄은 팔을 후방으로 들어 올리는 움직임(후방거상)으로 약 50°이다. 넓은등근, 어깨세모근, 큰원근이 작용한다.

어깨관절의 벌림 · 모음

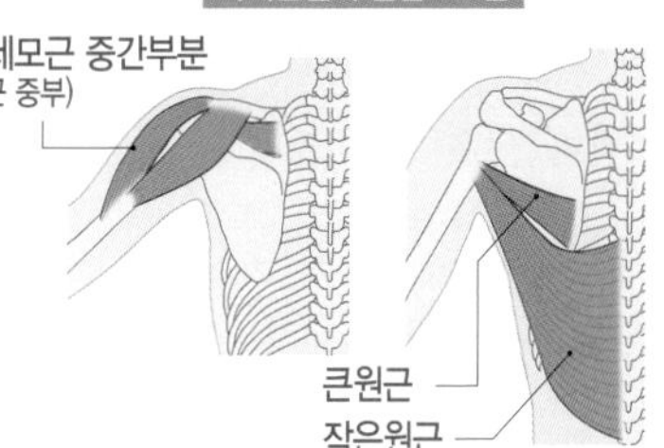

어깨관절의 벌림은 팔을 이마면 상으로 올림하는(가로 방향으로 들어 올리는) 움직임. 최대 180°이나 30° 이상은 어깨뼈의 돌림(척주에서 안쪽모서리(내측연)가 멀어지고 외측각이 전방으로 움직임)이 합쳐진다. 어깨세모근, 가시위근이 작용한다. 모음은 옆으로 들어 올린 팔을 내리는 움직임. 큰가슴근, 넓은등근, 큰원근이 관여한다.

어깨관절의 가쪽돌림 · 안쪽돌림

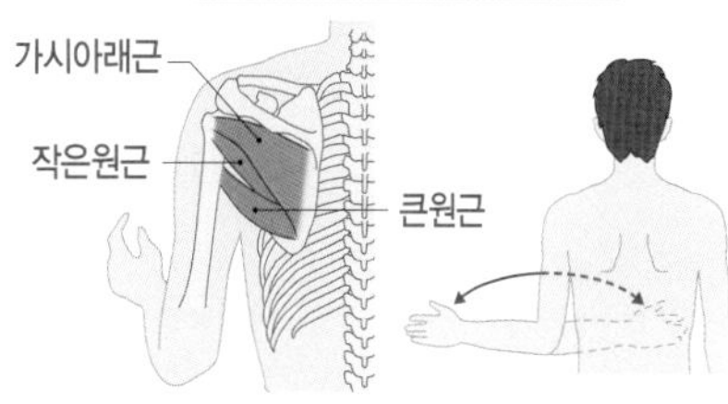

어깨관절의 가쪽돌림은 위팔을 가쪽으로 돌리는 운동으로 최대 60°이다. 가시아래근, 작은원근이 작용한다. 안쪽돌림은 위팔을 안쪽으로 되돌리는 운동으로 약 80°. 어깨밑근과 큰원근이 작용한다.

어깨관절의 수평굽힘 · 수평폄

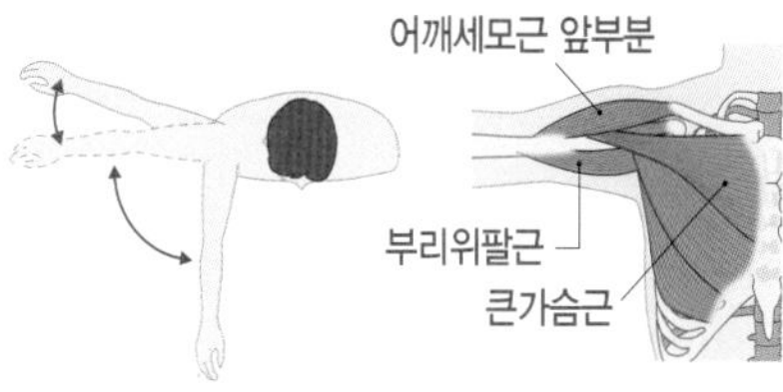

수평굽힘은 위팔을 90° 들어 올린 채 전방으로 회전시키는 움직임(약 135°). 큰가슴근, 어깨세모근, 어깨밑근, 부리위팔근이 작용한다. 수평폄은 위팔을 90° 올린 채 후방으로 회전시키는 움직임(약 30°). 어깨세모근, 가시아래근, 작은원근이 작용한다.

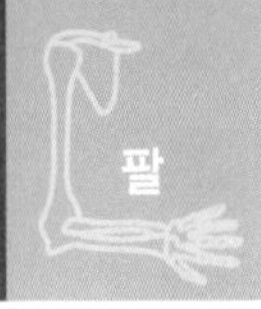

팔

팔꿉관절의 구조

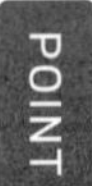

POINT

- 팔꿉관절은 위팔자관절과 위팔노관절, 몸쪽노자관절로 구성된 복합관절이다.
- 손목의 관절과 연동하여 작동하는 관절도 있다(몸쪽노자관절).
- 안쪽곁인대 · 가쪽곁인대와 노뼈머리띠인대가 팔꿉관절을 안정화시킨다.

팔꿉관절은 3개의 관절로 구성된 복합관절

팔꿉관절(주관절)은 **위팔뼈**(상완골)와 **자뼈**(척골)를 연결하는 **위팔자관절**(완척관절), 위팔뼈와 **노뼈**(요골)를 연결하는 **위팔노관절**(완요관절), 자뼈와 노뼈를 연결하는 **몸쪽노자관절**(상요척관절 또는 근위요척관절)의 3개로 구성된 **복합관절**(복관절)로, 같은 관절주머니로 둘러싸여 있다. 위팔자관절은 팔꿉관절의 주요 관절로, **위팔뼈도르래**(상완골활차)와 **자뼈도르래패임**(척골활차절흔)이 연결된 **경첩관절**(접번관절. 그 움직임 때문에 **나선관절**로 분류되기도 함)이며 **굽힘 · 폄**(굴곡 · 이완)에 작용한다. 위팔노관절은 **위팔뼈작은머리**(상완골소두)와 **노뼈머리 관절오목**(요골두와)이 연결된 **구관절**로, 굽힘 · 폄 외에 아래팔(전완)의 **뒤침 · 엎침**(회외 · 회내)에도 관여한다. 몸쪽노자관절은 노뼈머리(요골두)의 **둘레관절면**과 자뼈의 **노패임**(요골절흔)이 연결된 **중쇠관절**(차축관절)로, 손목의 관절을 구성하는 **먼쪽노자관절**(하요척관절 또는 원위요척관절)과 함께 아래팔의 뒤침 · 엎침에 작용한다.

팔꿉관절의 주변을 3개의 인대로 보강

팔꿉관절은 굽힘 · 폄이 원활해야 하므로 관절주머니의 전면과 후면은 유연한 구조로 되어 있다. 내측과 외측은 **안쪽곁인대**(내측측부인대)와 **가쪽곁인대**(외측측부인대)가 단단하게 받치고 있어 측방으로의 탈구를 예방하고 있다. 여기에 **노뼈머리띠인대**(요골윤상인대)가 노뼈머리(요골두)를 둘러싸면서 노뼈와 자뼈의 연결을 안정화시키고 있다.

키워드

위팔자관절

위팔뼈와 자뼈를 연결하는 관절. 팔꿉관절의 주체적 기능을 담당하며, 위팔뼈도르래와 자뼈도르래패임의 연결로 이루어져 있다. 경첩관절 또는 나선관절로 분류된다.

위팔노관절

위팔뼈와 노뼈를 연결하는 관절. 위팔뼈작은머리와 노뼈머리 관절오목의 연결로 이루어져 있다. 구관절로 분류된다.

몸쪽노자관절

상요척관절 또는 근위요척관절이라고도 한다. 노뼈와 자뼈를 팔꿈치 측에서 연결하는 관절로, 노뼈머리 둘레관절면과 노패임의 연결로 이루어져 있다. 중쇠관절.

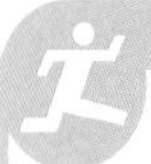

Athletics Column

팔꿉관절은 다치기 쉽다

유소아에게 자주 일어나는 팔꿉관절 장애 중에 주내장이 있다. 팔을 갑자기 당기면 팔꿈치의 통증을 호소하며 팔을 못 움직이게 되는 것인데 덜 발달된 노뼈머리가 노뼈머리띠인대에서 빠지면서 아탈구된 상태다.

팔꿉관절의 구조

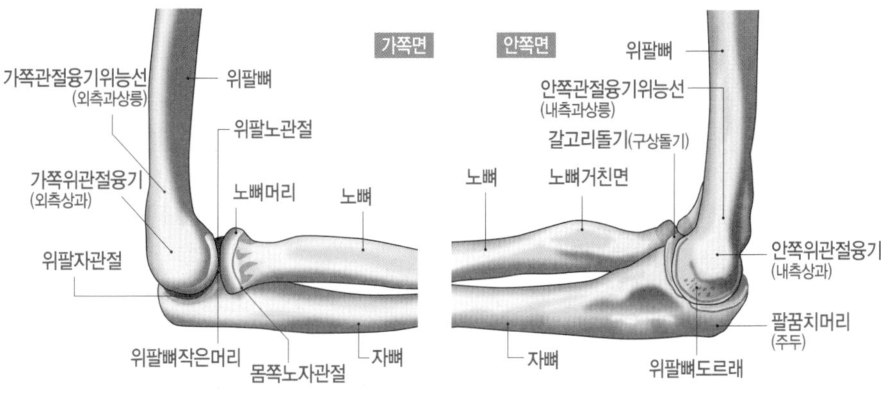

팔꿈치의 인대

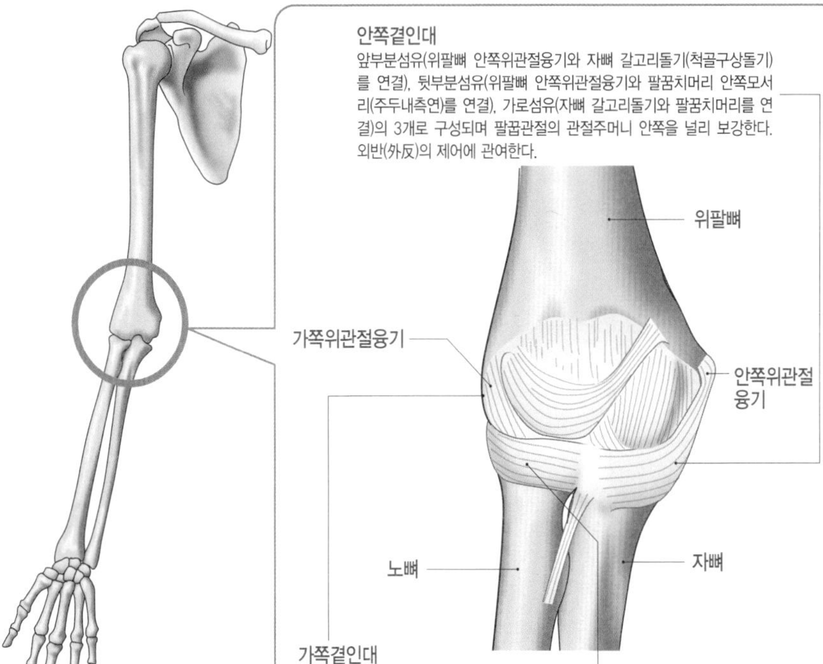

위팔뼈
가쪽위관절융기
안쪽위관절
융기
노뼈
자뼈

안쪽곁인대

앞부분섬유(위팔뼈 안쪽위관절융기와 자뼈 갈고리돌기(척골구상돌기)를 연결), 뒷부분섬유(위팔뼈 안쪽위관절융기와 팔꿈치머리 안쪽모서리(주두내측연)를 연결), 가로섬유(자뼈 갈고리돌기와 팔꿈치머리를 연결)의 3개로 구성되며 팔꿉관절의 관절주머니 안쪽을 널리 보강한다. 외반(外反)의 제어에 관여한다.

가쪽곁인대

앞부분(위팔뼈 가쪽위관절융기와 노뼈머리띠인대 가쪽면을 연결)와 뒷부분(위팔뼈 가쪽위관절융기와 노뼈가쪽모서리(요골외측연)를 연결)로 구성되며 팔꿉관절의 관절주머니 가쪽을 널리 보강한다. 내반(內反)의 제어에 관여한다.

노뼈머리띠인대

자뼈의 노패임 앞모서리(요골절흔전연)와 뒤모서리(후연)를 고리모양으로 연결하여 노뼈머리 주위를 둘러싼 인대. 노뼈머리를 자뼈에 고정시킨다.

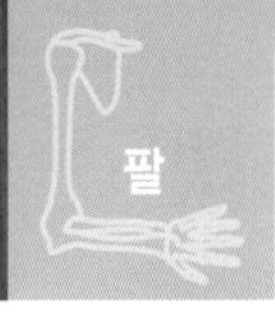

팔꿉관절의 움직임과 근육

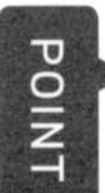

- 팔꿉관절의 움직임은 굽힘 · 폄, 엎침 · 뒤침이 기본이다.
- 위팔의 근육은 주로 굽힘 · 폄, 아래팔의 근육은 주로 엎침 · 뒤침에 작용한다.
- 팔꿉관절을 편 상태에서 뒤치면 아래팔이 저절로 외반(外反)한다(생리적 외반).

팔꿉관절에는 위팔과 아래팔 근육이 모두 작용

팔꿉관절의 작용은 **굽힘**(굴곡, 약 145°)과 **폄**(이완, 약 5°)이 메인이며 아래팔의 **엎침 · 뒤침**(회내 · 회외, 둘 다 약 90°)에도 관여한다. 움직이는 근육은 위팔과 아래팔에 널리 분포되어 있다.

■ 위팔의 근육

- **위팔두갈래근**(상완이두근): 긴갈래(장두)와 짧은갈래(단두)의 두 가지 갈래(근두)를 지닌 이른바 알통 근육이다. 팔꿉관절의 굽힘과 아래팔의 뒤침에 작용한다.
- **위팔근**(상완근): 팔꿉관절의 굽힘에 작용한다.
- **위팔세갈래근**(상완삼두근): 위팔의 후방에 있는 근육. 긴갈래, 가쪽갈래(외

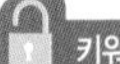

팔꿈치근

위팔뼈 가쪽위관절융기(상완골외측상과) 후면에서 일어남. 노뼈의 팔꿈치머리(주두)에 닿는다. 위팔세갈래근을 보조하여 팔꿉관절의 폄에 작용한다.

팔꿉관절의 근육

앞면

부리돌기(오훼돌기)

빗장뼈(쇄골)

위팔두갈래근
긴갈래는 어깨뼈 오목위결절(견갑골관절상결절)에서, 짧은갈래는 어깨뼈 부리돌기에서 일어나며 노뼈거친면(요골조면)에 닿는다.

위팔근
위팔뼈에서 일어나 자뼈(척골)에 닿는다.

위팔노근
위팔뼈의 가쪽위관절융기와 외측하부에서 일어나 노뼈(요골)의 붓돌기(경상돌기)에 닿는다.

어깨뼈

노뼈

자뼈

뒷면

어깨뼈봉우리(견봉)

위팔세갈래근
긴갈래는 어깨뼈 오목아래결절(견갑골관절와결절), 가쪽갈래는 위팔뼈 뒷면, 안쪽갈래는 위팔뼈 안쪽 뒷면에서 일어나 자뼈의 팔꿈치머리에 닿는다.

아래팔의 근육

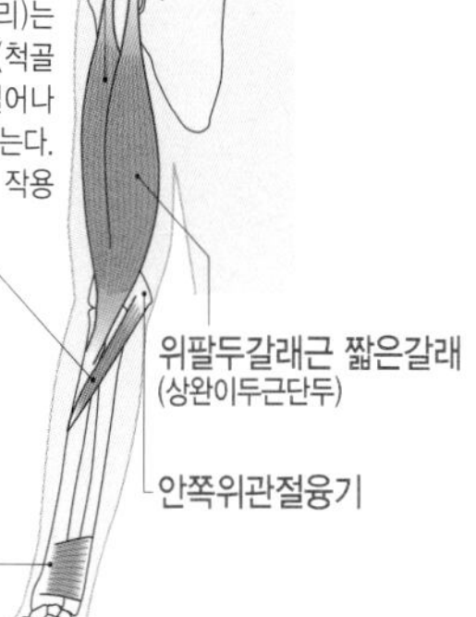

앞면

원엎침근
얕은갈래(위팔뼈머리)는 위팔뼈 안쪽위관절융기(상완골내측상과), 깊은갈래(자뼈머리)는 자뼈 갈고리돌기(척골구상돌기)에서 일어나 노뼈의 중앙에 닿는다. 아래팔의 엎침에 작용한다.

위팔두갈래근 긴갈래
(상완이두근장두)

네모엎침근
자뼈의 먼쪽(원위) 앞면에서 일어나 노뼈의 먼쪽 앞면에 닿는다. 아래팔의 엎침에 작용한다.

측두), 안쪽갈래(내측두)의 3가지 갈래가 있다. 팔꿉관절의 폄에 작용한다.

- **팔꿈치근**(주근): 위팔세갈래근을 보조하여 팔꿉관절의 폄에 작용한다. 위팔세갈래근의 일부가 분리된 것으로 보는 분류법도 있다.
- **위팔노근**: 아래팔을 반엎침시킬 때의 팔꿉관절의 굽힘에 작용한다.

■ **아래팔의 근육**

- **손뒤침근**(회외근): 아래팔의 뒤침에 작용한다.
- **원엎침근**(원회내근): 얕은갈래(천두)와 깊은갈래(심두)가 있는 두갈래근. 아래팔의 엎침에 작용한다.
- **네모엎침근**(방형회내근): 원엎침근과 마찬가지로 아래팔의 엎침에 작용하나 특히 손동작에 연동하여 관여한다.

위에서 설명한 바와 같이 엎침에는 원엎침근과 네모엎침근이, 뒤침에는 손뒤침근과 위팔두갈래근이 작용하는데, 위팔두갈래근이 관여하는 만큼 뒤침하는 힘은 엎침보다 20% 정도 커진다. 한편 팔꿉관절을 편 상태에서 뒤치면 아래팔이 저절로 약 15° 외반한다(**생리적 외반**). 이 각도를 **팔꿈치각도**(주각)라고 한다. 이 외반 덕분에 손에 물건을 들고 운반할 때 다리에 닿지 않으므로 이 각도를 **운반각**이라고도 한다.

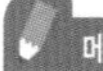

메모

위팔노근(완요골근)
'Beer raising muscle'이라는 별명이 있다.

생리적 외반
팔꿉관절을 편 상태에서 뒤침할 때 일어나는 아래팔의 외반

팔꿈치각도
생리적 외반으로 생기는 아래팔의 각도. 정상치는 약 15°이나 이보다 크면 밖굽이팔꿈치(외반주), 작으면 안굽이팔꿈치(내반주)라고 한다.

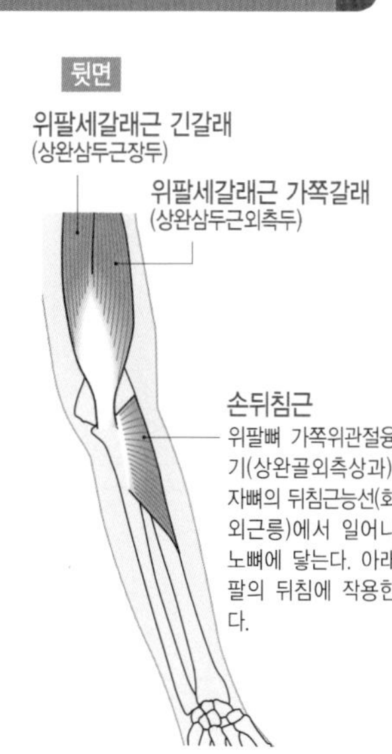

팔꿉관절의 굽힘 · 폄

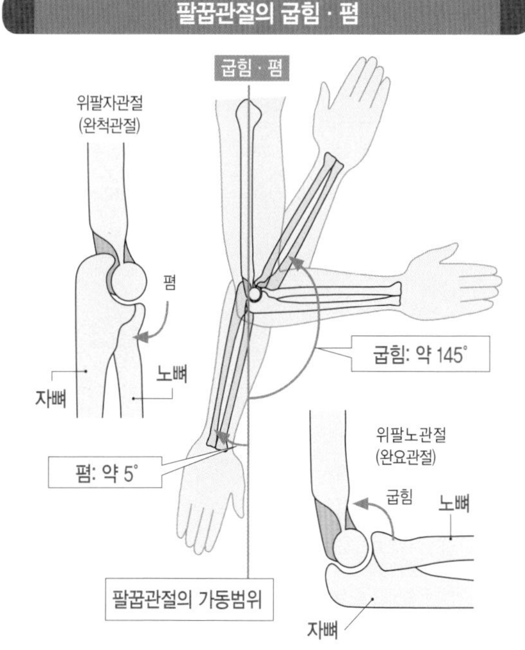

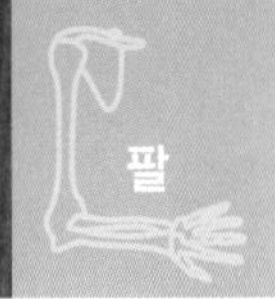

손목과 손가락 관절의 구조

POINT
- 좁은 의미의 손관절은 손목의 손목관절을 말한다.
- 엄지손가락의 손목손허리관절은 형식과 운동성이 다른 손목손허리관절의 그것과 다르다.
- 손의 관절은 손 전체에 세로 방향과 가로 방향의 아치를 만든다.

좁은 의미의 '손관절'이란 손목관절을 의미

손관절(**수관절**)이라는 호칭은 좁은 의미로는 손목의 **손목관절**(**요골수근관절**)을 말한다. **노뼈**(**요골**)와 3개의 **손목뼈**(수근골. **손배뼈**(**주상골**), **반달뼈**(**월상골**), **세모뼈**(**삼각골**))를 연결하는 관절로(자뼈(척골)와 손목뼈 사이에는 **관절원반**(**관절원판**)이 있어서 직접 붙어 있지 않음), 형식은 **타원관절**로 분류된다.

넓은 의미에서의 손관절은 손목관절과 **손목뼈사이관절**(**수근간관절**)의 총칭이다. 손목뼈사이관절은 손목뼈끼리를 연결하는 관절인데(형식은 **평면관절**), 콩알뼈(두상골)를 제외한 **몸쪽손목뼈**(**근위수근골**. 손배뼈, 반달뼈, 세모뼈)와 **먼쪽손목뼈**(**원위수근골**. **큰마름뼈**(**대능형골**), **작은마름뼈**(**소능형골**), **알머리뼈**(**유두골**), **갈고리뼈**(**유구골**))를 구분하는 관절은 하나의 연속된 관절로 볼 수 있으므로 이를 **손목뼈중간관절**(**수근중앙관절**)이라 부른다. 종자뼈(종자골)인 **콩알뼈**는 세모뼈와 **콩알뼈관절**(**두상골관절**)로 연결되어 있다(P.104 참조).

먼쪽손목뼈와 5개의 **손허리뼈**(**중수골**)가 이루는 관절 또한 하나의 연속된 관절로 간주되므로 이를 **손목손허리관절**(**수근중수관절** 또는 **CM관절**)이라고 총칭한다. 단, 제2~제5의 손목손허리관절이 평면관절로 운동성이 떨어지는 것에 반하여 엄지손가락의 손목손허리관절(제1손허리뼈와 큰마름뼈의 관절)은 **안장관절**(**안관절**)로 운동성이 뛰어나며 운동하는 방향도 다른 네 손가락의 손목손허리관절과 약 90° 빗겨 있다.

손허리뼈와 첫마디뼈(기절골)를 연결하는 것은 **손허리손가락관절**(**MP관절**)이다. 형식은 **구관절**이라고 할 수 있으나 운동이 두 방향으로 한정되기 때문에 타원관절로 분류되는 경우도 많다. 손의 **손가락뼈**(**지골**)의 관절은 **손가락뼈사이관절**(**수지절간관절**)이라고 하며 **몸쪽손가락뼈사이관절**(근위수지절간관절. **PIP관절**)과 **먼쪽손가락뼈사이관절**(원위수지절간관절. **DIP관절**)로 분류된다.

이 관절들은 손에 가로세로의 아치를 만든다. 세로 아치는 손목뼈 · 손허리뼈 · 손가락뼈로, 가로 아치는 손목뼈와 손허리뼈로 형성된다.

키워드

손목뼈중간관절
손목뼈를 몸쪽손목뼈와 먼쪽손목뼈로 나누는 관절을 총칭한다. 형식은 평면관절

콩알뼈관절
콩알뼈와 세모뼈가 이루는 관절. 평면관절

메모

손의 아치
손은 파지동작(把持. 주먹을 쥐고 펴거나 들고 놓는 동작 – 역주)에 대응하기 위해 손바닥쪽에 오목한 아치 구조를 이룬다. 이 아치는 세로와 가로의 두 방향으로 분해할 수 있다. 세로 아치는 손목뼈 · 손허리뼈 · 손가락뼈의 연결로 형성된다. 가로 아치는 몸쪽과 먼쪽으로 분해되며, 몸쪽은 손목뼈, 먼쪽은 손허리뼈로 형성된다. 여기에 엄지손가락과 기타 네 손가락으로 형성되는 '사선 아치'를 더하기도 한다.

손의 관절

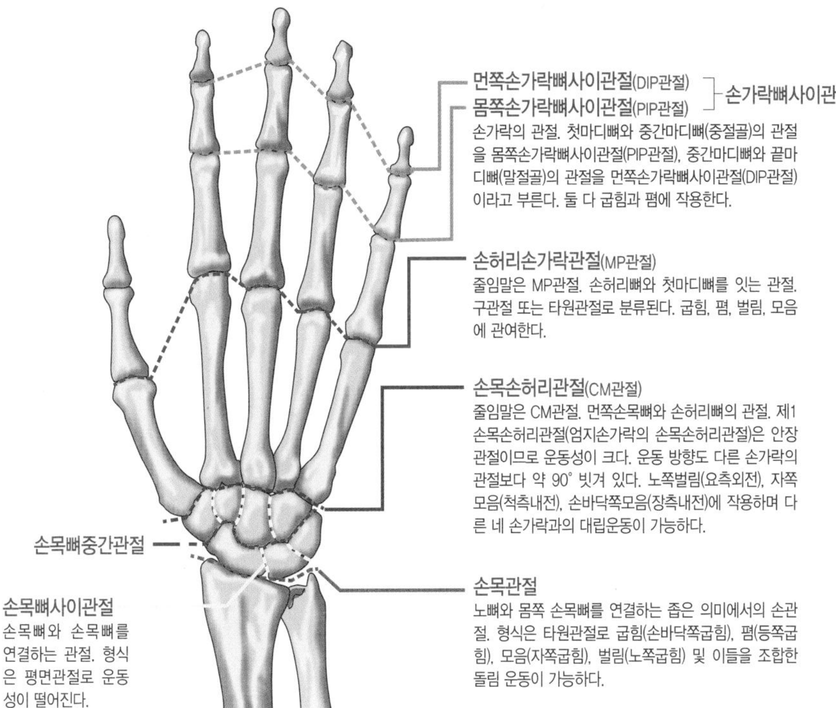

먼쪽손가락뼈사이관절(DIP관절)
몸쪽손가락뼈사이관절(PIP관절)
손가락뼈사이관절
손가락의 관절. 첫마디뼈와 중간마디뼈(중절골)의 관절을 몸쪽손가락뼈사이관절(PIP관절), 중간마디뼈와 끝마디뼈(말절골)의 관절을 먼쪽손가락뼈사이관절(DIP관절)이라고 부른다. 둘 다 굽힘과 폄에 작용한다.
손허리손가락관절(MP관절)
줄임말은 MP관절. 손허리뼈와 첫마디뼈를 잇는 관절. 구관절 또는 타원관절로 분류된다. 굽힘, 폄, 벌림, 모음에 관여한다.
손목손허리관절(CM관절)
줄임말은 CM관절. 먼쪽손목뼈와 손허리뼈의 관절. 제1 손목손허리관절(엄지손가락의 손목손허리관절)은 안장관절이므로 운동성이 크다. 운동 방향도 다른 손가락의 관절보다 약 90° 빗겨 있다. 노쪽벌림(요측외전), 자쪽모음(척측내전), 손바닥쪽모음(장측내전)에 작용하며 다른 네 손가락과의 대립운동이 가능하다.
손목뼈중간관절
손목뼈사이관절
손목뼈와 손목뼈를 연결하는 관절. 형식은 평면관절로 운동성이 떨어진다.
손목관절
노뼈와 몸쪽 손목뼈를 연결하는 좁은 의미에서의 손관절. 형식은 타원관절로 굽힘(손바닥쪽굽힘), 폄(등쪽굽힘), 모음(자쪽굽힘), 벌림(노쪽굽힘) 및 이들을 조합한 돌림 운동이 가능하다.

손의 아치

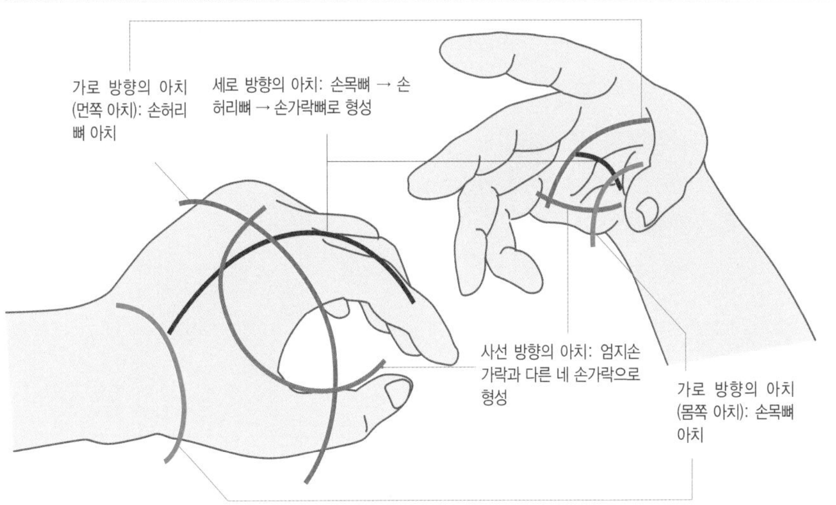

가로 방향의 아치(먼쪽 아치): 손허리뼈 아치
세로 방향의 아치: 손목뼈 → 손허리뼈 → 손가락뼈로 형성
사선 방향의 아치: 엄지손가락과 다른 네 손가락으로 형성
가로 방향의 아치(몸쪽 아치): 손목뼈 아치

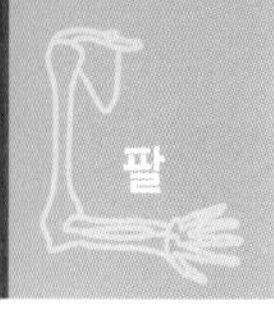

손목의 움직임과 근육

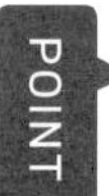

- 손관절의 기본적인 움직임은 손바닥쪽굽힘, 등쪽굽힘, 자쪽굽힘, 노쪽굽힘의 네 가지이다.
- 손바닥쪽굽힘에는 위팔뼈 안쪽위관절융기에서 시작하는 굽힘근군이 관여한다.
- 등쪽굽힘에는 위팔뼈 가쪽위관절융기에서 시작하는 폄근군이 관여한다.

손목과 손바닥의 관절에 의해 4방향으로 움직인다

손관절(수관절)은 **손바닥쪽굽힘**(장굴, 손바닥쪽으로 내림. 굽힘(굴곡)에 해당)에 약 90°, **등쪽굽힘**(배굴, 손등쪽으로 올림. 폄(이완)에 해당)에 약 70°, **노쪽굽힘**(요굴, 노뼈쪽으로 구부림. 벌림(외전)에 해당)에 약 25°, **자쪽굽힘**(척굴, 자뼈쪽으로 구부림. 모음(내전)에 해당)에 약 55°의 가동범위를 지닌다. 이들은 **손목관절**(요골수근관절)과 **손목뼈중간관절**(수근중앙관절)이 동시에 움직이면서 실현된다. 그 분담비율(손목관절:손목뼈중간관절)은 대략 다음과 같다. 〈손바닥쪽굽힘〉 60%:40%, 〈등쪽굽힘〉 40%:60%, 〈노쪽굽힘〉 50%:50%, 〈자쪽굽힘〉 40%:60%.

손바닥쪽굽힘과 등쪽굽힘에는 다음의 근육들이 관여한다.

손바닥쪽굽힘에 작용하는 근육 위팔뼈 안쪽위관절융기(상완골내측상과)에서 일어나는 굽힘근군

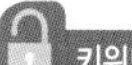

노쪽손목굽힘근
위팔뼈 안쪽위관절융기에서 일어나 제2~제3손허리뼈에 닿는다. 손바닥쪽굽힘과 등쪽굽힘에 작용한다.

자쪽손목굽힘근
위팔뼈 안쪽위관절융기에서 일어나 콩알뼈와 콩알손허리인대, 제5손허리뼈에 닿는다. 손바닥쪽굽힘과 자쪽굽힘에 작용한다.

아래팔의 굽힘근과 폄근

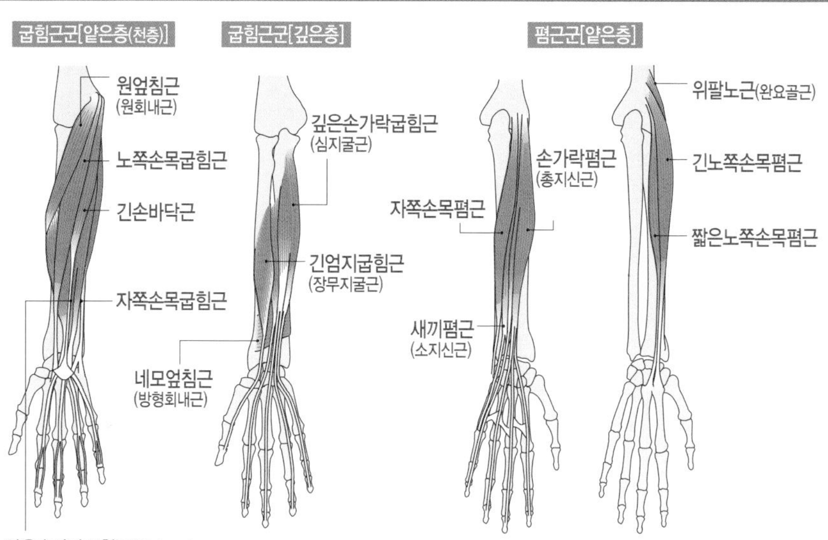

- **노쪽손목굽힘근**(요측수근굴근): 제2~제3손허리뼈(중수골)에 닿는다.
- **자쪽손목굽힘근**(척측수근굴근): 콩알뼈(두상골), 콩알손허리인대(두중수인대), 제5손허리뼈에 닿는다.
- **긴손바닥근**(장장근): 손바닥널힘줄(수장건막)에 닿는다.

등쪽굽힘에 작용하는 근육 위팔뼈 가쪽위관절융기(상완골외측상과)에서 일어나는 폄근군

- **긴노쪽손목폄근**(장요측수근신근): 제2손허리뼈에 닿는다.
- **짧은노쪽손목폄근**(단요측수근신근): 제3손허리뼈에 닿는다.
- **자쪽손목폄근**(척측수근신근): 제5손허리뼈에 닿는다.

노쪽굽힘과 자쪽굽힘은 손바닥쪽굽힘에 작용하는 굽힘근과 등쪽굽힘에 작용하는 폄근이 다음과 같은 조합으로 작용하면서 실현된다.

노쪽굽힘에 작용하는 근육의 조합 노쪽손목굽힘근+긴노쪽손목폄근+짧은노쪽손목폄근

자쪽굽힘에 작용하는 근육의 조합 자쪽손목굽힘근+자쪽손목폄근

노쪽굽힘의 가동범위가 자쪽굽힘보다 작은 이유는 노뼈의 **붓돌기**(경상돌기)가 돌출됨에 따라 움직임이 제한되기 때문이다.

긴손바닥근
위팔뼈 안쪽위관절융기에서 일어나 손바닥널힘줄에 닿는다. 손바닥쪽굽힘에 작용한다.

긴노쪽손목폄근
위팔뼈 가쪽위관절융기에서 일어나 제2손허리뼈에 닿는다. 등쪽굽힘과 노쪽굽힘에 작용한다.

짧은노쪽손목폄근
위팔뼈 가쪽위관절융기에서 일어나 제3손허리뼈에 닿는다. 등쪽굽힘과 노쪽굽힘에 작용한다.

자쪽손목폄근
위팔뼈 가쪽위관절융기에서 일어나 제5손허리뼈에 닿는다. 등쪽굽힘과 자쪽굽힘에 작용한다.

손목의 움직임과 근육

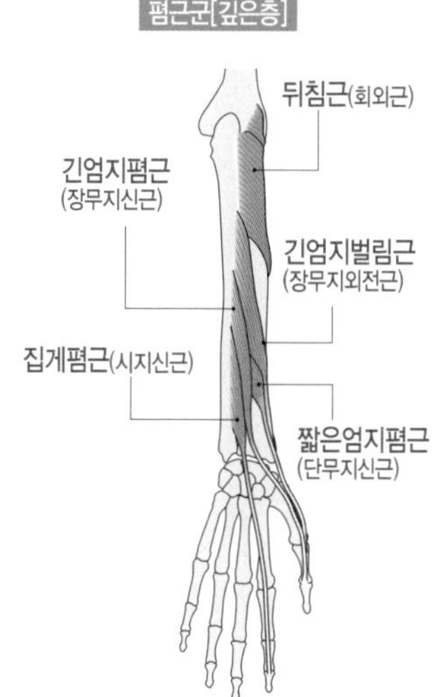

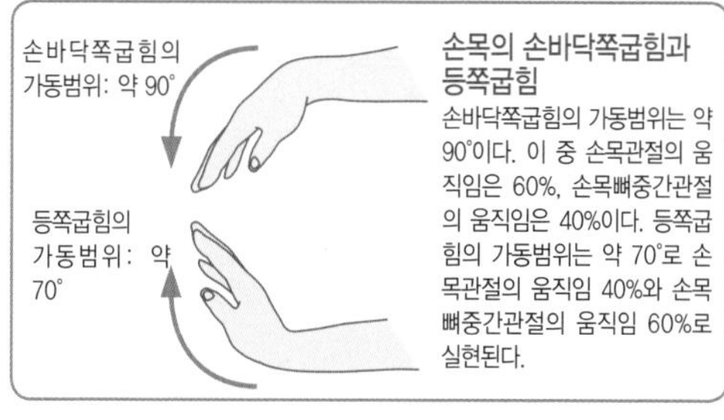

손목의 손바닥쪽굽힘과 등쪽굽힘
손바닥쪽굽힘의 가동범위는 약 90°이다. 이 중 손목관절의 움직임은 60%, 손목뼈중간관절의 움직임은 40%이다. 등쪽굽힘의 가동범위는 약 70°로 손목관절의 움직임 40%와 손목뼈중간관절의 움직임 60%로 실현된다.

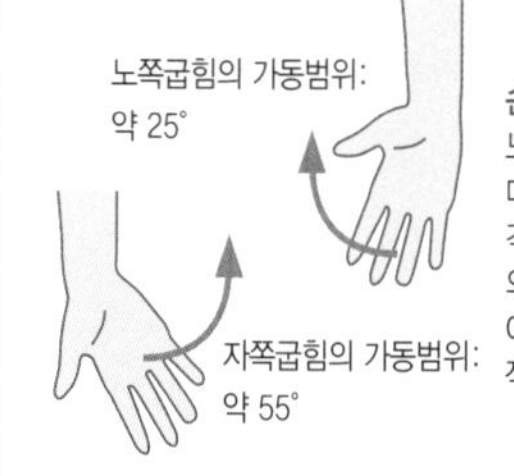

손목의 노쪽굽힘 · 자쪽굽힘
노쪽굽힘의 가동범위는 약 25°이다. 손목관절과 손목뼈중간관절은 각각 50%씩 관여한다. 자쪽굽힘의 가동범위는 약 55°로 손목관절이 40%, 손목뼈중간관절이 60% 작용한다.

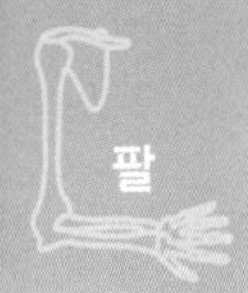

손가락의 움직임과 근육

POINT

- 엄지손가락의 CM관절은 운동성이 크므로 다양한 움직임이 가능하다.
- 손가락을 움직이는 근육은 시작부에 따라 2개의 그룹으로 분류된다.
- 특정 손가락(엄지손가락, 집게손가락, 새끼손가락)에만 작용하는 근육이 있다.

엄지손가락이 잘 움직이는 것은 CM관절 덕분

손가락에는 엄지손가락이 다른 네 손가락과는 다른 움직임을 보인다는 특징이 있다. 그 이유는 엄지손가락의 **손목손허리관절**(**수근중수관절**, **CM관절**)의 뛰어난 운동성 때문이며, 가동범위는 **폄**(**노쪽벌림**, **요측외전**, 노뼈쪽(요골측)으로 엄지손가락을 벌림)과 **굽힘**(**자쪽모음**, **척측내전**, 자뼈쪽(척골측)으로 모음)이 약 60°, **바닥쪽벌림**(**장측외전**, 손바닥쪽으로 직각으로 벌림)과 **바닥쪽모음**(**장측내전**, 원래로 모음)이 약 90°이다. 그 외에 다른 네 손가락과 마주 보는 **대립운동**도 가능하다.

제2~5손가락의 움직임은 **손허리손가락관절**(**MP관절**), **몸쪽손가락뼈사이관절**(근위수지절간관절, **PIP관절**), **먼쪽손가락뼈사이관절**(원위수지절간관절, **DIP관절**)의 **굽힘** · **폄**(**굴곡** · **이완**)에 의한다(MP관절은 **벌림** · **모음**(**외전** · **내전**)도 가능).

손가락 운동에는 많은 근육이 관여하고 있는데 일어나는 뼈에 따라 크게 **외재근**과 **내재근**의 두 그룹으로 나누어진다.

외재근 노뼈나 자뼈에서 일어나 손의 뼈에 닿는 근육

깊은손가락굽힘근(제2~5손가락을 굽힘), **얕은손가락굽힘근**(제2~5손가락을 굽힘), **긴엄지굽힘근**(엄지손가락을 굽힘), **손가락폄근**(제2~5손가락을 폄), **집게폄근**(제2손가락을 폄), **새끼폄근**(제5손가락을 폄), **긴엄지폄근**(엄지손가락을 폄), **짧은엄지폄근**(엄지손가락을 폄), **긴엄지벌림근**(엄지손가락을 노쪽과 바닥쪽으로 벌림)

내재근 손의 뼈에 일어나는 · 닿는 근육

짧은엄지벌림근(엄지손가락을 바닥쪽벌림), **짧은엄지굽힘근**(엄지손가락을 굽힘과 자쪽 · 바닥쪽으로 모음), **엄지맞섬근**(엄지손가락을 대립), **짧은새끼굽힘근**(새끼손가락을 굽힘), **새끼벌림근**(새끼손가락을 벌림), **새끼맞섬근**(새끼손가락을 엄지손가락과 대립), **엄지모음근**(엄지손가락을 자쪽과 바닥쪽으로 모음), **바닥쪽뼈사이근**(제2 · 4 · 5손가락의 모음), **등쪽뼈사이근**(제2 · 4손가락의 벌림 등), **벌레근**(제2~5손가락의 MP관절을 굽힘, PIP관절과 DIP관절을 폄)

키워드

외재근 · 내재근
외재근은 노뼈와 자뼈에서 일어나고 손의 뼈에서 뼈로 닿는 근육군. 내재근은 이는 곳(기시) · 닿는곳(종지) 모두 손의 뼈에 있는 근육근

메모

엄지손목손허리관절(무지수근중수관절)의 움직임
노쪽벌림(요측외전)(엄지손가락을 벌림), 자쪽모음(척측내전)(벌린 엄지손가락을 모음), 바닥쪽벌림(장측외전)(바닥쪽으로 직각으로 구부림), 바닥쪽모음(장측내전)(바닥쪽벌림 자세에서 다시 모음), 맞섬운동(다른 네 손가락의 끝과 엄지손가락 끝을 마주 대도록 움직임) 등 운동성이 크다.

기타 그룹 분류
짧은엄지모음근(단무지내전근), 짧은엄지벌림근, 짧은엄지굽힘근(단무지굴근), 엄지맞섬근을 통틀어서 '엄지두덩근육', 그리고 새끼벌림근, 짧은새끼굽힘근, 새끼맞섬근을 통틀어서 '새끼두덩근육'이라고 한다.

손의 인대
손의 관절도 다양한 인대로 보강되어 있는데 크게 '노뼈 · 자뼈와 손목뼈(수근골)를 연결하는 인대', '손목뼈와 손목뼈를 연결하는 인대', '손목뼈와 손허리뼈(중수골)를 연결하는 인대', '손허리뼈 바닥(저부)의 인대'의 네 그룹으로 분류된다.

손가락의 근육

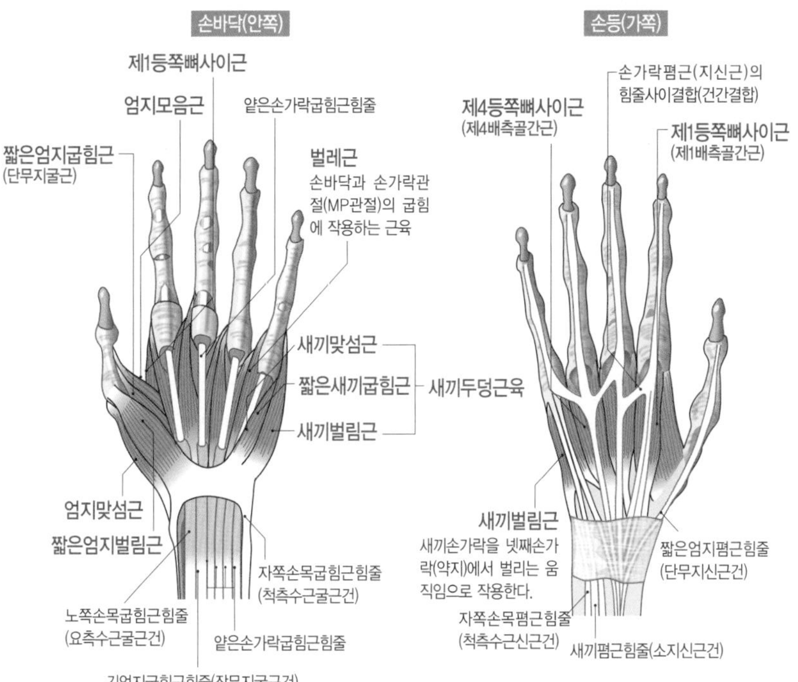

손가락의 손목손허리관절(CM관절)의 움직임

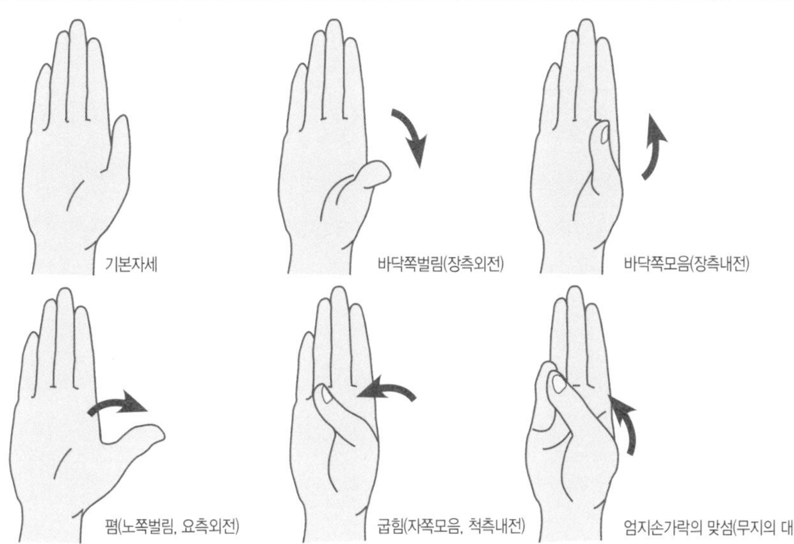

SPECIAL COLUMN ④

일본의 달리기 인구는 10명 중 1명

'달리는 사람들'이 늘고 있다. 조사에 따른 차이는 있으나 달리기 인구수는 1000만 명을 훌쩍 넘길 것이 확실하다고 한다. 이는 일본국민의 약 10명 중 1명이라는 대단한 숫자다. 확실히 밤낮을 가릴 것 없이 어느 시간대나 거리를 달리고 있는 사람을 꼭 몇 명씩은 어렵지 않게 볼 수 있다. 각 지역에서 열리는 마라톤 대회에는 많은 참가자들이 몰린다. 가장 인기 있는 도쿄 마라톤은 3만 6000명의 정원(제8회 일반 부문. 10km를 포함)에 30만 명 이상이 신청했다고 하니 미처 뛰기도 전에 치열한 경쟁에서 살아남아야만 하는 상황이다. 꼭 이런 대회를 출전하지 않더라도 날마다 묵묵히 달리고 있는 사람들도 많을 테니 이렇게 되면 단순히 일시적인 유행이라고는 볼 수 없을 것이다.

그런데 달리기 인구가 증가함에 따라서 그만큼 '달리기 부상'도 늘어나고 있다고 하니 주의가 필요하다. 뛰다 보면 나도 모르게 그만 목표를 높게 설정하고 자칫 몰두하기 쉬운데 매사 과유불급이라 했다. 건강증진을 위해서 달리는 것이라면 느긋하게 천천히 달리는 '조깅'이 지방연소 면에서는 훨씬 더 효율적이다.

다이어트가 주된 목적이라면 관절에 대한 부담이 적은 워킹이 더 효과적이라는 견해도 있다. 참고로 달리기와 걷기의 차이점은 달리기는 두 발이 동시에 지면에서 떨어지는 순간이 있는 반면에 걷기는 반드시 한 발은 지면에 닿아 있다는 점이다.

5장

다리의 구조와 기능

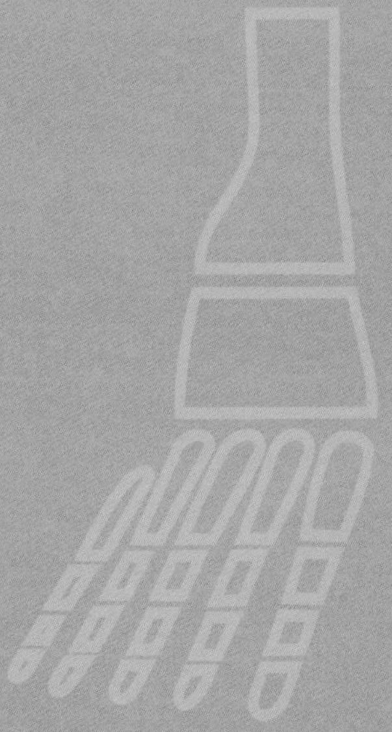

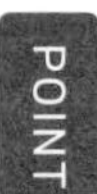

넓적다리와 종아리의 골격

POINT

- 다리를 형성하는 뼈는 크게 다리이음뼈와 자유다리뼈로 나누어진다.
- 넓적다리는 굵고 긴 넙다리뼈 1개로 구성되어 있다.
- 종아리는 주된 정강뼈과 부수적인 종아리뼈의 두 기둥으로 구성되어 있다.

다리뼈는 체중을 지탱하기 위해 굵고 길다

다리(하지)를 형성하는 뼈들을 **다리뼈**(하지골)라고 총칭하는데 이는 다시 **다리이음뼈**(하지대골)와 **자유다리뼈**(자유하지골)로 나누어진다. 다리이음뼈는 몸통(체간)과 자유다리뼈를 연결하는 뼈를 말하며 구체적으로는 **볼기뼈**(관골)를 지칭한다. 한편 자유다리뼈는 **넓적다리**(대퇴)와 **종아리**(하퇴), **발**을 구성하는 뼈들을 말한다.

넓적다리를 구성하는 뼈는 **넙다리뼈**(대퇴골) 1개다. 인체에서 가장 길고 굵은 뼈로, 상단에는 관절머리(관절두)인 **넙다리뼈머리**(대퇴골두)와 **큰돌기**(대전자)라 불리는 융기가 있다. 넙다리뼈머리는 **볼기뼈절구**(관골구)와 함께 **엉덩관절**(고관절)을 형성하고 있다. 관절면은 표면이 매끄러운 둥근 모양인데 **넙다리뼈머리오목**(대퇴골두와)이라 불리는 움푹 패인 부분도 관찰된다. 넙다리뼈머리의 뿌리 부분은 다소 가늘며(**넙다리뼈목**(**대퇴골경**)) 바로 아래에는 **작은돌기**(소전자)라 불리는 작은 융기가 있다. 한편 넙다리뼈의 하단에는 바깥으로 튀어나온 **가쪽관절융기**(외측과)와 **안쪽관절융기**(내측과)가 있으며, 그 사이에 **무릎면**(슬개면, 앞면)과 **융기사이오목**(과간와, 뒷면)이라는 패임이 있다. 가쪽관절융기와 안쪽관절융기의 바로 위에는 **가쪽위관절융기**(외측상과), **안쪽위관절융기**(내측상과)라는 작은 융기가 있다.

종아리는 **정강뼈**(경골, 안쪽)와 **종아리뼈**(비골, 가쪽)라는 2개의 뼈로 구성되어 있다. 정강뼈는 넙다리뼈 다음으로 굵고 긴 뼈로, 다리에 걸리는 하중을 지탱하고 있다. 이를 옆면에서 보조하는 것이 종아리뼈다. 정강뼈는 상단에서 **무릎관절**(슬관절)을 형성하면서 넙다리뼈와 연결되어 있는데, 이 관절은 **넙다리정강관절**(넙다리뼈와 정강뼈를 연결)과 **무릎넙다리관절**(넙다리뼈와 무릎뼈(슬개골)로 형성됨)로 이루어진 복합관절이다. 한편 종아리뼈는 **정강종아리관절**(경비관절)로 정강뼈와 연결되어 있다. 하단은 정강뼈와 종아리뼈 모두 **발목관절**(족관절)로 발의 **목말뼈**와 연결되어 있다.

키워드

다리이음뼈
몸통과 자유다리뼈를 연결하는 뼈로 볼기뼈를 지칭한다.

자유다리뼈
넓적다리, 종아리, 발의 뼈들의 총칭

넙다리뼈목
넙다리뼈머리의 뿌리 부분의 가늘어진 부분

정강뼈
종아리의 주축을 이루는 뼈

종아리뼈
정강뼈를 측면에서 보조하는 뼈

가쪽위관절융기 · 안쪽위관절융기
가쪽관절융기와 안쪽관절융기의 위에 있는 소융기

메모

안쪽복사 · 가쪽복사
안쪽복사(내과)는 정강뼈의 융기로 이른바 안복사뼈, 가쪽복사(외과)는 정강뼈의 융기로 바깥복사뼈

다리의 골격

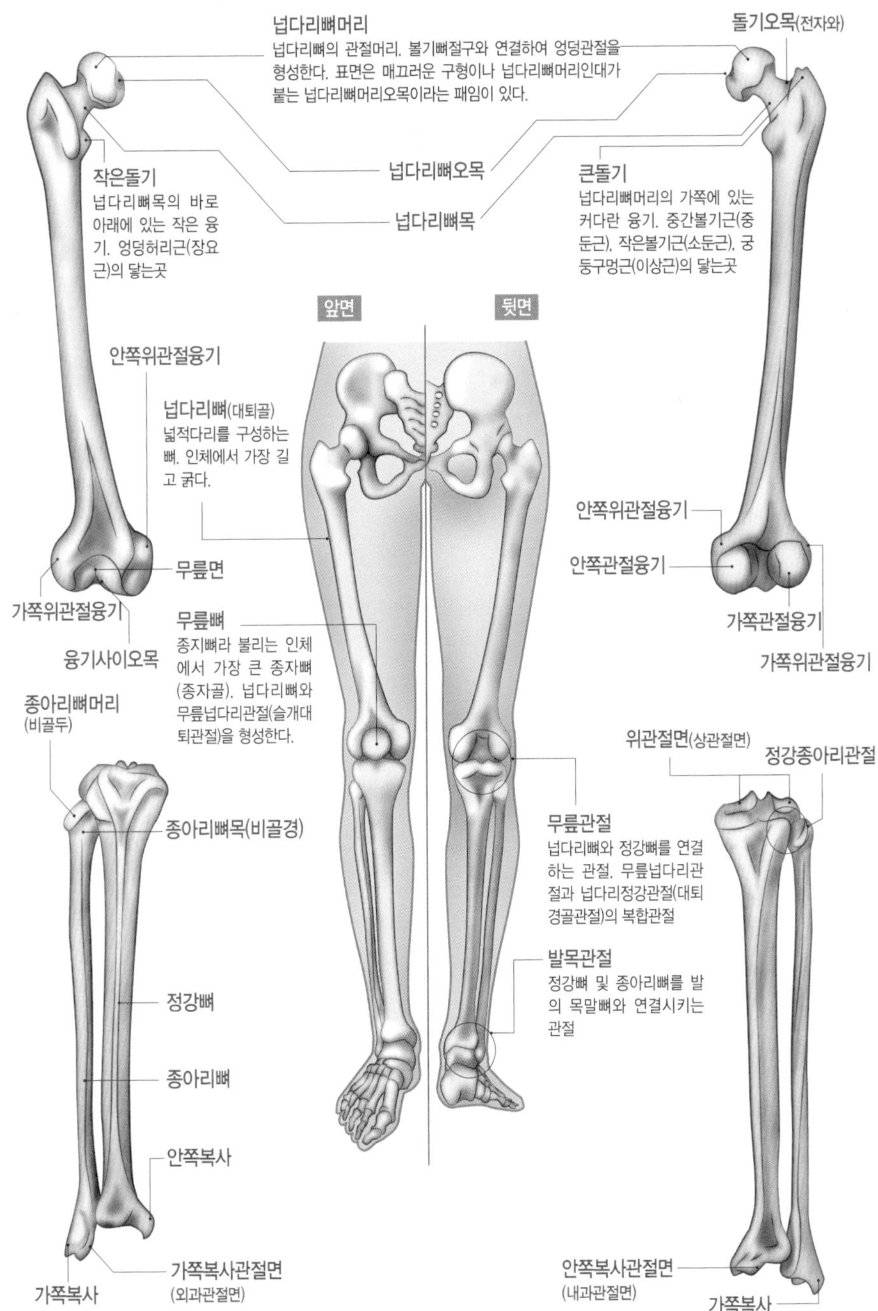
넙다리뼈머리
넙다리뼈의 관절머리. 볼기뼈절구와 연결하여 엉덩관절을 형성한다. 표면은 매끄러운 구형이나 넙다리뼈머리인대가 붙는 넙다리뼈머리오목이라는 패임이 있다.
돌기오목(전자와)
작은돌기
넙다리뼈목의 바로 아래에 있는 작은 융기. 엉덩허리근(장요근)의 닿는곳
넙다리뼈오목
넙다리뼈목
큰돌기
넙다리뼈머리의 가쪽에 있는 커다란 융기. 중간볼기근(중둔근), 작은볼기근(소둔근), 궁둥구멍근(이상근)의 닿는곳
앞면
뒷면
안쪽위관절융기
넙다리뼈(대퇴골)
넓적다리를 구성하는 뼈. 인체에서 가장 길고 굵다.
안쪽위관절융기
안쪽관절융기
무릎면
가쪽위관절융기
융기사이오목
무릎뼈
종지뼈라 불리는 인체에서 가장 큰 종자뼈(종자골). 넙다리뼈와 무릎넙다리관절(슬개대퇴관절)을 형성한다.
가쪽관절융기
가쪽위관절융기
종아리뼈머리
(비골두)
위관절면(상관절면)
정강종아리관절
종아리뼈목(비골경)
무릎관절
넙다리뼈와 정강뼈를 연결하는 관절. 무릎넙다리관절과 넙다리정강관절(대퇴경골관절)의 복합관절
발목관절
정강뼈 및 종아리뼈를 발의 목말뼈와 연결시키는 관절
정강뼈
종아리뼈
안쪽복사
가쪽복사관절면
(외과관절면)
가쪽복사
안쪽복사관절면
(내과관절면)
가쪽복사

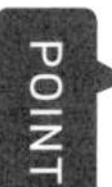

발의 골격

POINT

- 발의 골격은 크게 발목뼈(족근골. 7개), 발허리뼈(중족골. 5개), 발가락뼈(지골. 14개)로 나누어진다.
- 종아리(하퇴)의 정강뼈(경골)와 종아리뼈(비골)은 발목뼈의 목말뼈(거골)과 발목관절(거퇴관절)을 형성하여 연결되어 있다.
- 발가락뼈는 첫마디뼈(기절골), 중간마디뼈(중절골), 끝마디뼈(말절골)로 분류된다.

크고 작은 뼈가 연결되어 몸을 지탱하며 보행

발은 크게 **앞발**, **중간발**, **뒤발**로 나눌 수 있다. 각 부는 다양한 뼈로 구성되어 있는데 크게 **발목뼈**(**족근골**), **발허리뼈**(**중족골**), **발가락뼈**(**지골**)로 분류된다. 기본적으로는 손의 뼈와 동일하나 기능이 체중의 지지와 보행에 특화되어 있으므로 손과 같은 다양한 움직임은 불가능하다.

- **발목뼈**: 정강뼈(경골) · 종아리뼈(비골)와의 연결부로부터 발등에 존재하는 뼈(총 7개)로, 뒤발과 중간발을 구성한다. 다음의 다섯 종류의 뼈로 세분화된다.
  - **목말뼈**(거골): 정강뼈 및 종아리뼈와 **발목관절**(**거퇴관절**)로 연결되어 있는 뼈. 관절머리는 **목말뼈도르래**(**거골활차**)라 불린다.
  - **발꿈치뼈**(**종골**): 발꿈치의 뼈. 발뼈 중에서 가장 크다. 위에 목말뼈가 올라가 있으며, 전방에서 발배뼈, 입방뼈와 연결된다.
  - **발배뼈**(**주상골**): 발등의 뼈. 목말뼈, 발꿈치뼈, 입방뼈, 쐐기뼈와 이어지는 발등의 뼈
  - **입방뼈**(**입방골**): 목말뼈, 발꿈치뼈, 발배뼈, 쐐기뼈와 연결된 발등의 뼈
  - **쐐기뼈**(설상골): **안쪽쐐기뼈**(내측설상골), **중간쐐기뼈**(중간설상골), **가쪽쐐기뼈**(외측설상골)의 3개로 구성된 발등의 뼈
- **발허리뼈**: 발등의 중앙으로부터 전방의 뼈(총 5개)로, 위치적으로는 앞발에 해당한다. 안쪽부터 제1~5번으로 넘버링한다.
- **발가락뼈**: 앞발을 구성하는 이른바 발가락의 뼈. 총 14개.
- **첫마디뼈**(기절골): 발가락 근원부의 뼈. 총 5개.
- **중간마디뼈**(중절골): 발가락의 제1~2관절 사이의 뼈.
- **끝마디뼈**(말절골): 발가락 말단의 뼈. 총 5개.

이들 뼈는 아치 상으로 연결되어(**발바닥활**(**족궁**)) 안정된 신체 지지와 보행 시의 충격완화에 작용한다(P.144 참조).

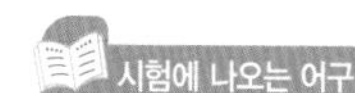

발바닥활
발의 뼈가 연결되어 만들어지는 아치 상 구조. 체중의 지지와 보행 시의 접지충격 완화에 작용한다.

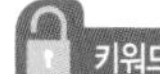

발목뼈
종아리의 뼈와 연결되는 목말뼈와 발꿈치뼈, 발배뼈, 입방뼈, 안쪽쐐기뼈, 중간쐐기뼈, 가쪽쐐기뼈의 7개로 구성되어 있다. 뒤발과 중간발로 이룬다.

발허리뼈
앞발의 후방을 구성하는 5개의 뼈

발가락뼈
앞발 전방의 이른바 발가락의 뼈. 첫마디뼈, 중간마디뼈, 끝마디뼈로 구성된다. 엄지발가락에는 중간마디뼈가 없다.

족부의 골격

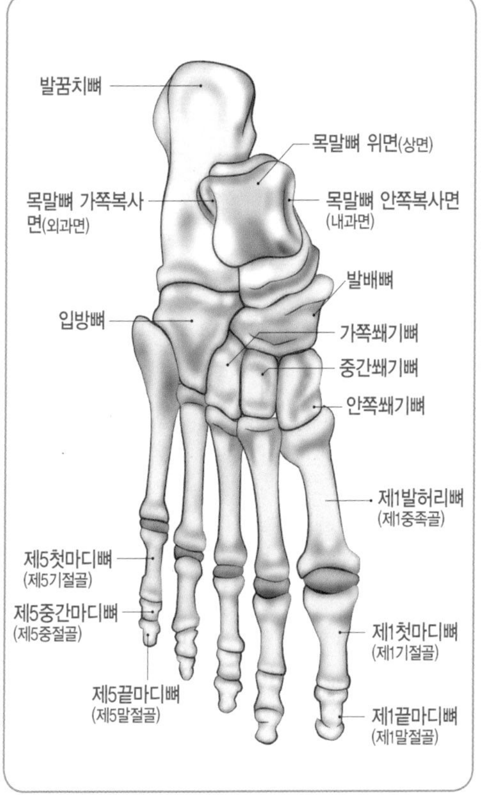

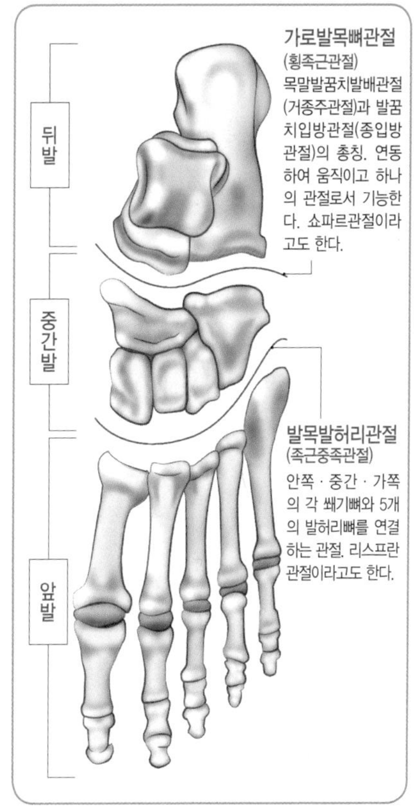

가로발목뼈관절
(횡족근관절)
목말발꿈치발배관절(거종주관절)과 발꿈치입방관절(종입방관절)의 총칭. 연동하여 움직이고 하나의 관절로서 기능한다. 쇼파르관절이라고도 한다.

발목발허리관절
(족근중족관절)
안쪽 · 중간 · 가쪽의 각 쐐기뼈와 5개의 발허리뼈를 연결하는 관절. 리스프란관절이라고도 한다.

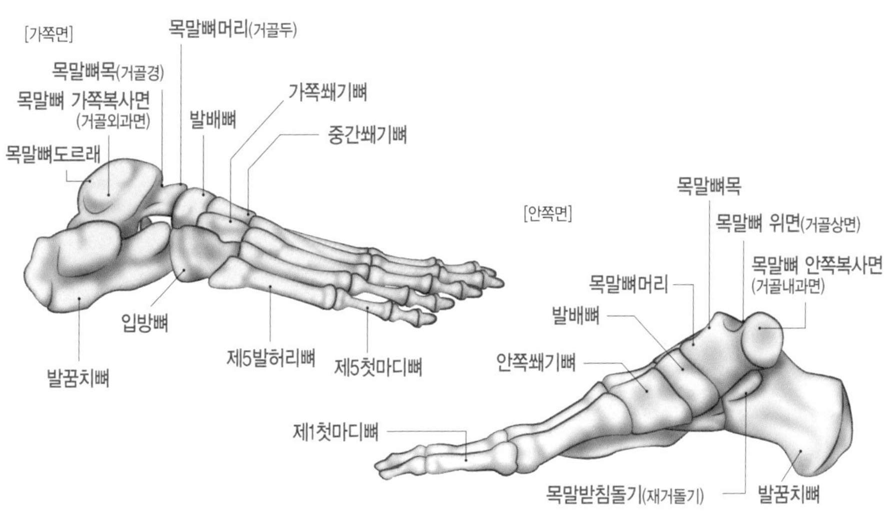

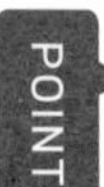

다리

엉덩관절의 구조

POINT

- 엉덩관절은 넙다리뼈와 볼기뼈를 연결하는 인체에서 가장 큰 구관절(절구관절)이다.
- 넙다리뼈머리는 볼기뼈절구에 깊숙이 끼어 있고 인대가 연결을 보강한다.
- 인대의 수축으로 가동범위가 제한되면서 엉덩관절의 탈구가 예방된다.

엉덩관절은 상반신을 든든히 지탱하는 절구관절

넙다리뼈(대퇴골)와 **볼기뼈**(관골)를 연결하는 **엉덩관절**(고관절)은 인체에서 가장 큰 **구관절**이다(관절오목(관절와)이 깊어서 **절구관절**(구상관절)로도 분류됨). 넙다리뼈의 둥근 관절머리(관절두)인 **넙다리뼈머리**(대퇴골두)가 볼기뼈의 관절오목(**볼기뼈절구**(관골구))에 깊이 끼어 있어 어깨관절(견관절)만큼 가동범위가 크지 않으나 상체의 하중을 든든히 지탱하는 구조로 되어 있다. 넙다리뼈머리는 넙다리뼈의 중심축(**해부축**)과 120~130°의 각도를 이루면서 볼기뼈절구에 끼어 있다(이 각도를 **경사도**(angle of inclination)라고 함). 또한 상방에서 볼 때 넙다리뼈머리의 목(경부)의 축은 이마면으로부터 전방으로 10~30° 기울어져 있다(**회선각**(angle of declination)).

이상의 구조를 보강하는 것이 엉덩관절에 부착되어 있는 각종 인대들이다. 단순한 보강뿐만 아니라 관절의 움직임을 제한하여 탈구를 예방하는 역할을 하는 것이 특징이다.

- **넙다리뼈머리인대**(대퇴골두인대): 엉덩관절 내부에 있는 인대. 모음(내전)을 제한한다. 넙다리뼈머리로의 혈액공급도 담당한다.
- **엉덩넙다리인대**(장골대퇴인대): 가장 강인한 인대. 상부와 하부로 나누어지며 상부는 벌림(외전)을, 하부는 모음을 제한한다.
- **두덩넙다리인대**(치골대퇴인대): 폄, 벌림, 가쪽돌림을 제한한다.
- **궁둥넙다리인대**(좌골대퇴인대): 폄, 벌림, 안쪽돌림을 제한한다.

엉덩관절의 움직임(P.97 참조)은 넙다리뼈머리와 **무릎관절**(슬관절)을 연결한 **운동축**으로 고찰이 가능하다. 뭇축관절이므로 가동범위가 넓고 **굽힘**(굴곡, 약 125°), **폄**(이완, 약 15°), **벌림**(외전, 약 45°), **모음**(내전, 약 20°), **가쪽돌림**(외선, 약 45°), **안쪽돌림**(내선, 약 35°)을 한다. 단 굽힘은 무릎관절이 펴져 있을 때(이완) 70~90°로 제한되며(**햄스트링**의 수축에 따름), 벌림은 30° 이상 기울이면 골반도 기울어지므로 다른 한쪽의 엉덩관절도 벌어지게 된다.

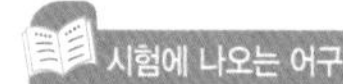

엉덩관절
넙다리뼈와 볼기뼈를 연결하고 있는 관절. 구관절이나 넙다리뼈머리가 볼기뼈절구에 깊이 끼어 있어 가동범위가 제한되므로 절구관절로 분류되기도 한다.

넙다리뼈머리인대
엉덩관절 내에서 넙다리뼈머리와 볼기뼈절구를 연결하는 인대. 엉덩관절의 모음 시에 수축되어 움직임을 제한한다. 넙다리뼈머리로의 혈액 공급 기능도 한다.

엉덩관절의 구조

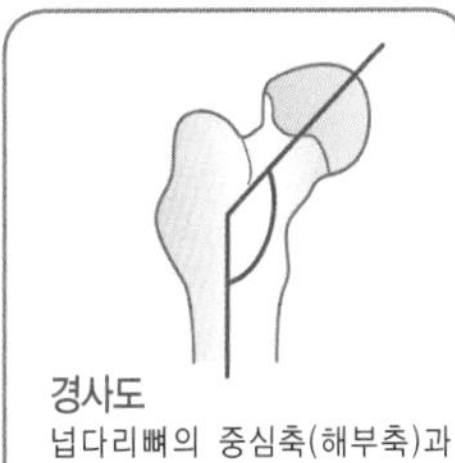

경사도
넙다리뼈의 중심축(해부축)과 120~130°의 각도(경사도)로 볼기뼈절구에 끼어 있다.

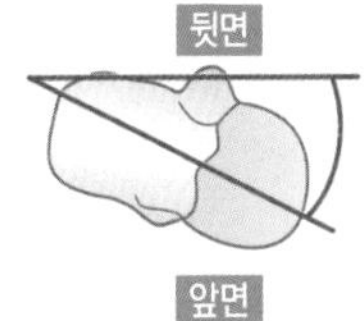

회선각
상방에서 볼 때 넙다리뼈머리의 목의 축이 전방으로 10~30° 기울어져 있다(회선각).

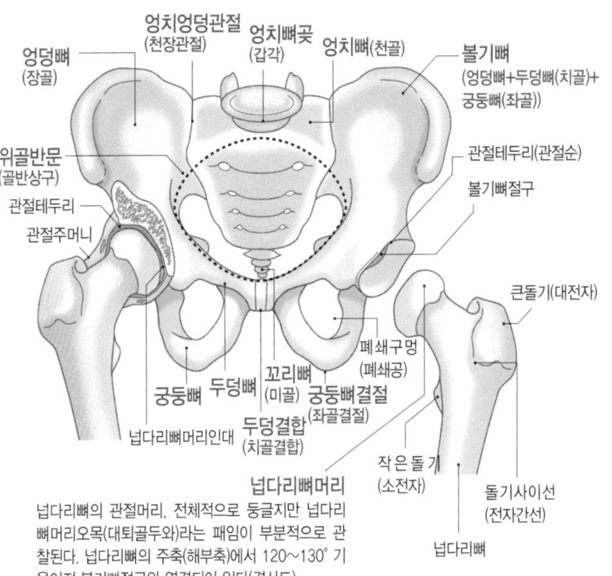

넙다리뼈머리
넙다리뼈의 관절머리. 전체적으로 둥글지만 넙다리뼈머리오목(대퇴골두와)라는 패임이 부분적으로 관찰된다. 넙다리뼈의 주축(해부축)에서 120~130° 기울어져 볼기뼈절구와 연결되어 있다(경사도).

엉덩관절의 인대 분포

두덩넙다리인대
엉덩뼈와 두덩뼈의 유합부(엉덩두덩융기(장치융기)) 주변과 엉덩넙다리인대의 깊은면을 연결하는 인대로, 엉덩관절의 전면을 보강한다. 굽힐 때 이완하며, 펼 때 수축한다.

엉덩넙다리인대
엉덩뼈와 넙다리뼈 상단(큰돌기 · 작은돌기)을 연결하는 강인한 인대. 엉덩관절 전면을 보강한다. 또한 넙다리뼈 측에서 2개로 갈라지면서 상부는 벌림, 하부는 모음에 제한을 가한다. 전체적으로는 굽힐 때 이완하며, 펼 때 수축한다.

궁둥넙다리인대
볼기뼈절구의 둘레 가장자리와 넙다리뼈의 큰돌기 부근을 연결하여 엉덩관절의 후면을 보강하는 인대. 폄, 벌림, 안쪽돌림에 제한을 준다.

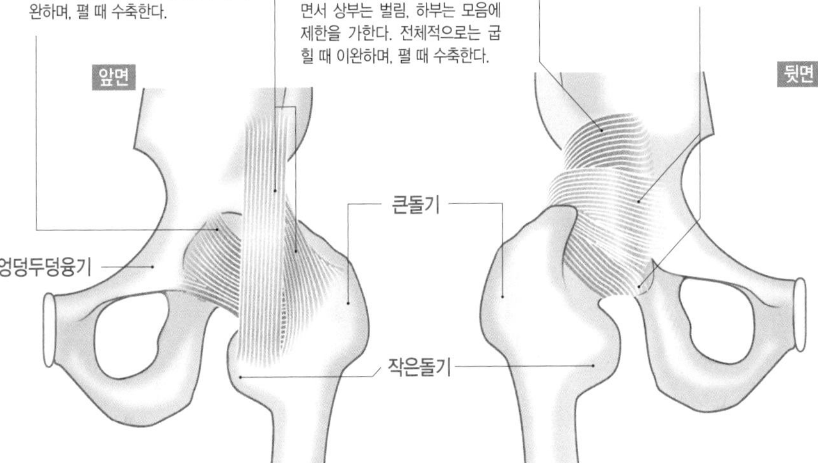

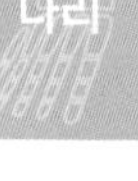
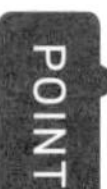

다리

엉덩관절의 움직임과 근육

POINT

- 엉덩관절을 움직이는 근육은 엉덩관절에서 넓적다리부위까지의 앞뒤옆면에 분포한다.
- 주로 앞면은 굽힘, 뒷면은 폄, 가쪽면은 벌림, 안쪽면은 모음에 작용한다.
- 엉덩관절과 무릎관절의 양쪽 모두에 작용하는 근육도 있다.

엉덩관절에 작용하는 근육은 전후좌우에 분포

엉덩관절(고관절)을 움직이는 근육은 엉덩관절부터 넓적다리 부위에 이르기까지의 앞면, 뒷면, 가쪽면, 안쪽면에 분포되어 있다. 앞면 근육은 굽힘(굴곡), 뒷면은 폄(이완), 가쪽면은 벌림(외전), 안쪽면은 모음(내전)에 주로 작용한다.

- **엉덩허리근**(장요근): 앞면에 있는 허리뼈(요추) 및 **볼기뼈**(엉덩이뼈)와 **넙다리뼈**(대퇴골)를 연결하는 **엉덩근**(장골근), **큰허리근**(대요근), **작은허리근**(소요근)의 총칭. 굽힘에 작용한다.
- **넙다리빗근**(봉공근): 앞면에 있으며 볼기뼈와 정강뼈(경골)의 속면을 연결하는 근육. 굽힘 외에 가쪽돌림(외선)이나 무릎관절(슬관절)의 굽힘에도 작용한다.
- **넙다리곧은근**(대퇴직근): 앞면에 있으며 볼기뼈와 정강뼈를 연결한다. 넙다리네갈래근(대퇴사두근) 중의 하나. 엉덩관절의 굽힘 외에 무릎관절의 폄에도 작용한다.
- **넙다리근막긴장근**(대퇴근막장근): 앞면에 있으며 볼기뼈와 넙다리뼈를 연결한다. 주로 벌림에 기능하며 그 외에 굽힘이나 안쪽돌림에도 관여한다.
- **큰볼기근**(대둔근): 엉덩관절의 뒷면을 덮는 큰 근육으로, 골반과 넙다리뼈를 연결하며 폄에 작용하는 외에 가쪽돌림에도 작용한다.
- **햄스트링**(오금): 넙다리 부위 뒷면에 있는 **넙다리두갈래근**(대퇴이두근), **반힘줄근**(반건상근), **반막근**(반막상근)의 총칭. 엉덩관절의 폄 외에 무릎관절의 굽힘에도 작용한다.
- **깊은엉덩관절가쪽돌림근**: 뒷면에 있으며 가쪽돌림에 작용하는 근육의 총칭.
- **모음근군**(내전근군): 안쪽면에 있으면서 볼기뼈 하부(궁둥뼈(좌골) · 두덩뼈(치골))에서 넙다리뼈와 정강뼈로 뻗는 모음에 작용하는 근육의 총칭이다.

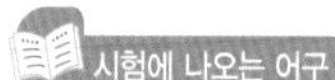
시험에 나오는 어구

넙다리빗근
볼기뼈(엉덩뼈)에서 일어나 정강뼈 속면까지 닿는 긴 근육. 굽힘, 벌림, 가쪽돌림에 작용한다.

넙다리근막긴장근
볼기뼈(엉덩뼈)에서 큰돌기(대전자)의 엉덩정강근막띠(장경인대)에 이르는 근육. 벌림, 굽힘, 안쪽돌림에 관여한다.

깊은엉덩관절가쪽돌림근
근육의 총칭(바깥폐쇄근(외폐쇄근), 속폐쇄근(내폐쇄근), 넙다리네모근(대퇴방형근), 궁둥구멍근(이상근), 위쌍동이근(상쌍자근), 아래쌍동이근(하쌍자근)). 볼기뼈와 넙다리뼈 상부를 연결하며 발을 땅에 딛을 때 넙다리뼈에서 골반으로 전달되는 충격을 흡수하는 역할도 한다.

중간볼기근 · 작은볼기근
볼기뼈와 넙다리뼈를 연결한다. 중간볼기근은 벌림, 작은볼기근은 안쪽돌림에 작용한다.

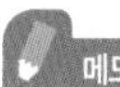
메모

햄스트링
넙다리두갈래근, 반힘줄근, 반막근의 총칭. 엉덩관절의 폄 외에 무릎관절의 굽힘에도 작용한다.

엉덩관절의 움직임에 관련된 근육

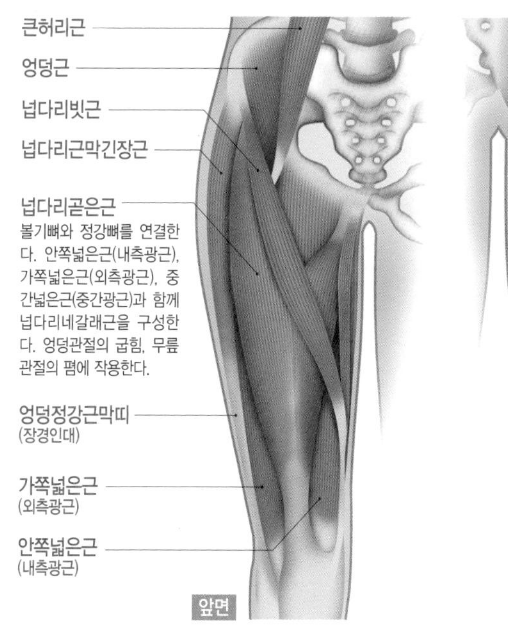

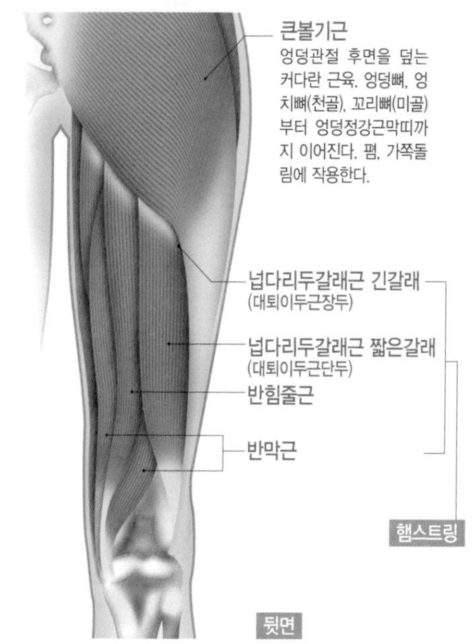

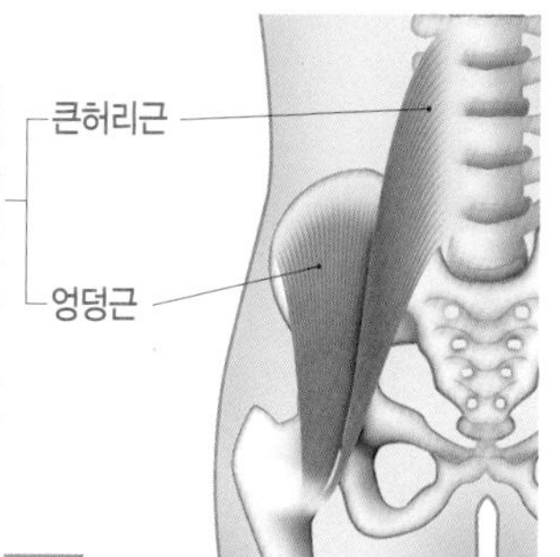

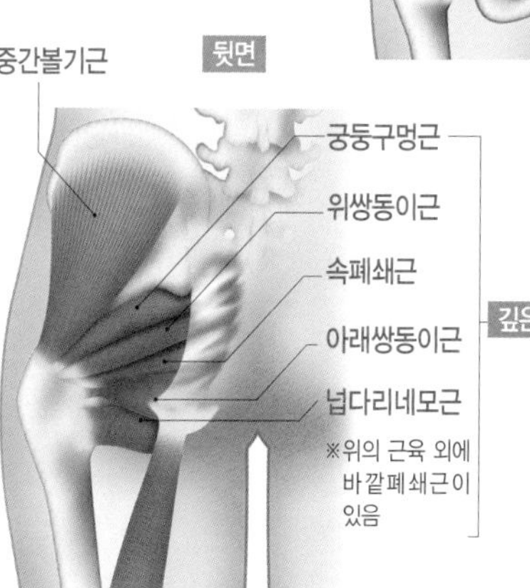

모음근군

모음에 작용하는 큰모음근, 긴모음근, 짧은모음근, 두덩근, 두덩정강근의 총칭

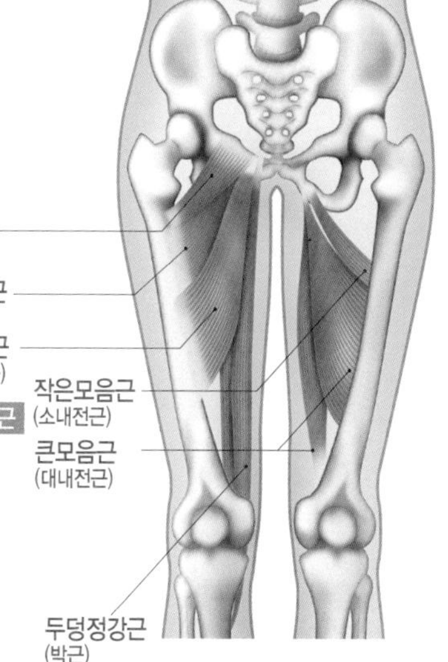

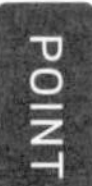

무릎관절의 구조

POINT

- 무릎관절은 넙다리정강관절과 무릎넙다리관절로 구성된 복합관절이다.
- 무릎관절에는 무게와 충격의 완충재로 작용하는 관절반달이 있다.
- 곁인대와 십자인대 등이 무릎관절의 강도를 강화한다.

무릎관절은 두 관절의 복합체

무릎관절(**슬관절**)은 **넙다리뼈**(**대퇴골**)와 **정강뼈**(**경골**)를 연결하는 **넙다리정강관절**(**대퇴경골관절**)과 넙다리뼈와 **무릎뼈**(**슬개골**)를 연결하는 **무릎넙다리관절**(**슬개대퇴관절**)의 두 개로 구성되어 있다(하나의 관절주머니로 둘러싸여 있음). 넙다리정강관절의 관절면은 두 개 있으며 둥근 넙다리뼈의 관절머리(관절두. **안쪽관절융기**(**내측과**) · **가쪽관절융기**(**외측과**))가 정강뼈의 얕게 패인 관절오목(관절와)을 미끄러지듯 구르면서 움직인다(요람과 같은 움직임 때문에 **두융기관절**로 분류됨). 무릎넙다리관절을 구성하는 것은 넙다리뼈의 안쪽관절융기와 가쪽관절융기 사이의 패임(**무릎면**(**슬개면**)) 및 이에 끼어 있는 무릎뼈의 관절면이다. 넙다리정강관절이 굽히고 펴지면 무릎뼈도 연동하여 상하로 미끄러지듯 움직인다. 이에 따라 **넙다리네갈래근**(**대퇴사두근**)의 힘이 넙다리정강관절에 효율적으로 전달되면서 굽힘 · 폄(굴곡 · 이완)이 일어난다.

무릎관절은 '서포트시스템'이 충실

무릎관절은 관절면의 연결이 얕으므로 이를 보완하는 구조가 잘 갖추어져 있다. 그 필두는 정강뼈의 관절오목을 둘러싸듯이 존재하는 섬유연골성의 **관절반달**이다. C자형의 **안쪽반달**(**내측반월**)과 O자형의 **가쪽반달**(**외측반월**)이 있으며, 관절면의 적합성을 높이고 관절에 걸리는 무게와 충격을 감소시킨다. 다음과 같은 인대도 무릎관절의 강도를 높이고 있다.

- **안쪽곁인대 · 가쪽곁인대**(**내측측부인대 · 외측측부인대**): 무릎관절을 안쪽과 가쪽에서 보강하는 인대. 좌우 방향의 탈구를 방지한다.
- **앞십자인대 · 뒤십자인대**(**전십자인대 · 후십자인대**): 무릎관절의 중앙부에서 서로 교차하는 관절속인대. 전후 방향의 탈구를 방지한다.
- **무릎인대**(**슬개인대**): 무릎뼈와 정강뼈를 연결한다(넙다리네갈래근의 연장).
- **무릎가로인대**(**슬횡인대**): 안쪽반달과 가쪽반달을 연결한다.

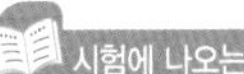

시험에 나오는 어구

관절반달

넙다리정강관절 사이에 있는 연골성 원판. C자형의 안쪽반달과 O자형의 가쪽반달이 있으며 무릎관절에 걸리는 무게와 충격 완충재로서 작용한다.

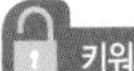

키워드

무릎인대

넙다리네갈래근의 정지힘줄(정지건)의 연장. 무릎관절의 관절주머니 앞면(전면)을 형성하며 무릎뼈와 정강뼈 앞부분(전부)을 연결한다.

메모

기타 무릎관절의 인대

정강뼈 안쪽(내측)과 넙다리뼈 가쪽관절융기 뒷면(후면)을 연결하는 빗오금인대(사슬와인대), 종아리뼈머리(비골두)와 넙다리뼈 안쪽관절융기를 연결하는 활꼴오금인대(궁상슬와인대)가 있다(둘 다 무릎관절을 뒷면에서 보강함).

무릎관절의 가동범위

굽힘 130~140°, 폄 0°(과신전 5~10°), 돌림은 90° 굽힌 상태에서 넙다리뼈와 종아리뼈 모두 안쪽돌림(내선)이 10~20°, 가쪽돌림(외선)이 20~30°.

무릎관절의 구조와 인대

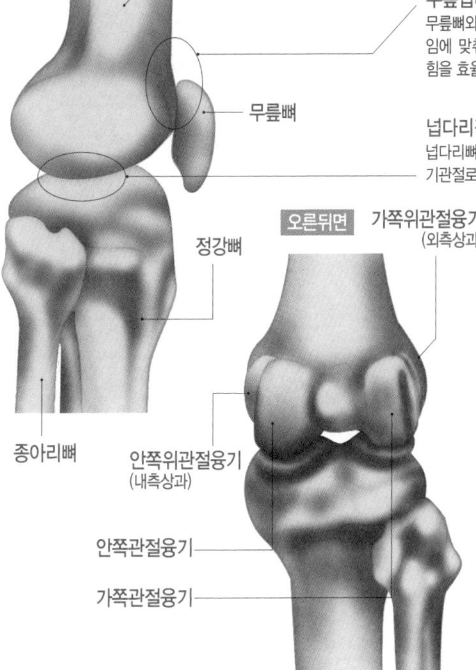

무릎넙다리관절
무릎뼈와 넙다리뼈를 연결하는 평면관절. 넙다리정강관절의 움직임에 맞춰서 무릎뼈가 미끄러지듯이 움직이며, 넙다리네갈래근의 힘을 효율적으로 전달하는 역할을 한다.

넙다리정강관절
넙다리뼈와 정강뼈를 연결하는 관절. 관절면이 두 개 있는 두융기관절로, 요람과 같은 구르기 운동 · 미끄러짐 운동을 한다.

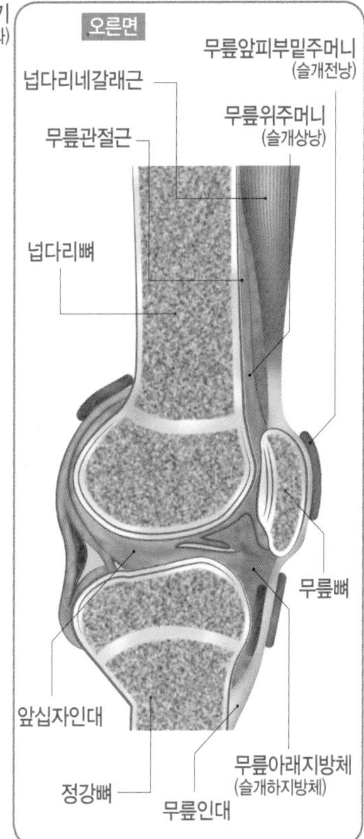

굴곡위 · 오른앞면

무릎가로인대
안쪽반달과 가쪽반달을 연결하는 인대

가쪽곁인대
넙다리뼈 가쪽에서 종아리뼈 가쪽을 연결한다. 내반(종아리를 이마면상에서 내방향으로 트는 움직임)을 제어한다.

뒤십자인대
정강뼈 뒷부분과 넙다리뼈 안쪽관절융기 앞부분을 연결한다. 앞십자인대와 관절 중앙에서 교차한다. 전후방향의 탈구를 방지한다.

안쪽곁인대
넙다리뼈 안쪽에서 정강뼈 안쪽을 연결한다. 외반(종아리를 이마면상에서 바깥방향으로 트는 움직임)을 제어한다.

앞십자인대
넙다리뼈 관절 내에 있는 인대. 정강뼈 앞부분에서 넙다리뼈 가쪽관절융기 뒷부분을 연결한다.

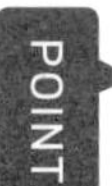
다리

무릎관절의 움직임과 근육

POINT
- 무릎관절을 움직이는 근육은 대부분이 엉덩관절의 움직임에도 관여한다.
- 넙다리네갈래근은 네 개의 근육으로 구성된, 무릎관절의 폄에 작용하는 근육군이다.
- 햄스트링은 무릎관절의 굽힘에 작용하는 세 개의 근육의 총칭이다.

무릎관절에 작용하는 근육은 대부분 엉덩관절에도 관여

무릎관절(슬관절)을 움직이는 근육은 넓적다리(대퇴부)의 앞뒷면에 분포되어 있으며 **엉덩관절**(고관절)의 움직임에도 관여하는 **이관절근**이 대부분이다. 주로 앞면의 근육은 폄(이완), 뒷면의 근육은 굽힘(굴곡)에 작용한다.

- **넙다리네갈래근**(대퇴사두근): 넓적다리 앞면에 있는 네 개의 근육의 총칭이다. 폄에 작용한다. 정지 힘줄(건)은 네 근육 공통의 **무릎인대**(슬개인대)이며 **정강뼈**(경골)에 이른다.
- **넙다리곧은근**(대퇴직근): 볼기뼈에서 일어난다(엉덩관절의 굽힘에도 작용).
- **중간넓은근**(중간광근): 넙다리뼈 앞면 상부에서 일어난다(무릎관절에만 작용).
- **가쪽넓은근**(외측광근): 넙다리뼈 큰돌기(대전자)에서 일어난다(무릎관절에만 작용).
- **안쪽넓은근**(내측광근): 넙다리뼈의 안쪽에서 일어난다(무릎관절에만 작용).
- **넙다리빗근**(봉공근): 넙다리뼈 앞면의 근육. 굽힘에 작용한다. 볼기뼈(엉덩뼈(장골))에서 일어나 정강뼈 속면에 닿는다. 엉덩관절의 굽힘에도 기여한다.
- **넙다리근막긴장근**(대퇴근막장근): 폄에 작용한다. 볼기뼈에서 일어나 넙다리뼈의 앞면에서 **엉덩정강근막띠**(장경인대, 엉덩뼈와 정강뼈를 연결하는 인대)에 닿는다. 엉덩관절의 벌림이나 굽힘, 안쪽돌림에도 관여).
- **햄스트링**(오금): 넓적다리 뒷면에 있는 세 개의 근육의 총칭(굽힘에 작용).
- **넙다리두갈래근**(대퇴이두근): 이는곳(기시부)은 **긴갈래**(장두)와 **짧은갈래**(단두)로 갈라지고 합체하여 종아리뼈에 이른다(짧은갈래는 무릎관절에만 작용한다. 가쪽돌림에도 작용한다.).
- **반힘줄근**(반건상근): 궁둥뼈결절에서 일어나 말단은 세 개로 갈라져 정강뼈, 오금근근막, 무릎관절의 관절주머니 뒷면에 닿는다.
- **오금근**(슬와근): 무릎관절에만 관여하는 **단관절근**. 넙다리뼈 가쪽위관절융기(**대퇴골외측상과**)에서 일어나 뒷면으로 돌아들어가듯이 뻗으며 정강뼈에 닿는다. 굽힘 · 안쪽돌림 시 무릎관절의 고정해제에 작용한다.

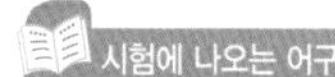
시험에 나오는 어구

넙다리근막긴장근
볼기뼈(엉덩뼈)에서 넙다리뼈 큰돌기 앞면의 엉덩정강근막띠에 이르는 근육. 굽힘에 작용한다. 엉덩관절의 벌림과 굽힘, 안쪽돌림에도 관여한다.

큰볼기근(대둔근)
엉덩관절 뒷면을 덮는 커다란 근육. 엉덩뼈, 엉치뼈(천골), 꼬리뼈(미골)에서 엉덩정강근막띠까지 이어진다. 엉덩관절의 폄, 가쪽돌림에 작용한다.

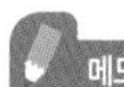
메모

햄스트링
넙다리두갈래근, 반힘줄근, 반막근의 총칭. 엉덩관절의 폄에도 작용한다.

무릎관절의 폄근군(신근군)과 굽힘근군(굴근군)

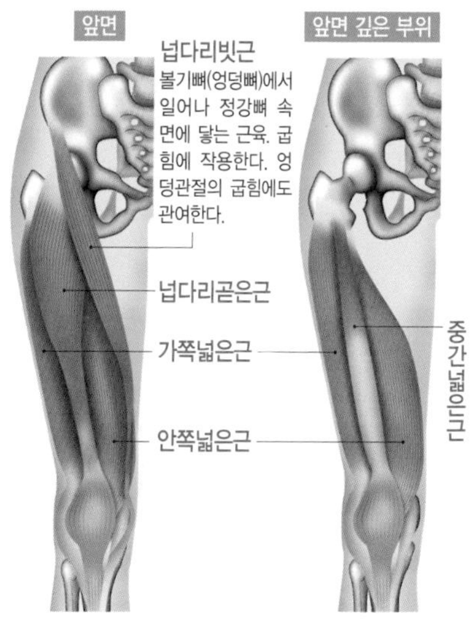

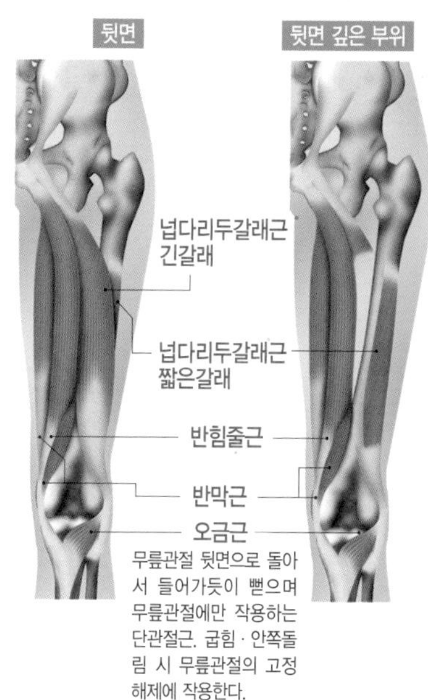

무릎 폄운동의 원리

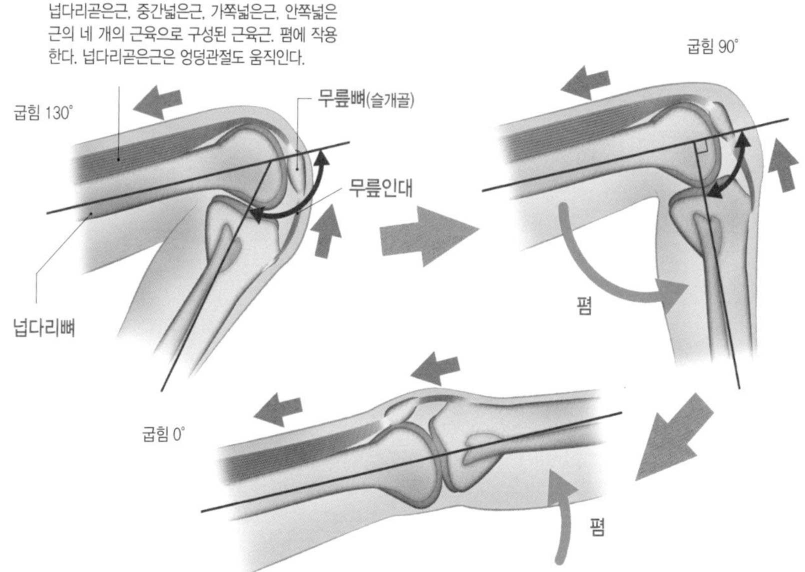

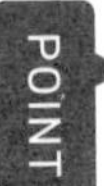

다리

발목과 발가락 관절의 구조

POINT

- 넓은 의미에서의 발관절은 발목관절과 발목뼈사이관절의 총칭이다.
- 발목관절은 장부맞춤 구조로 등쪽굽힘과 바닥쪽굽힘에 작용한다.
- 발목뼈사이관절은 복수관절의 총칭으로 '콜라보'로써 다양한 움직임을 나타낸다.

발목의 관절은 장부맞춤 구조

일반적으로 **발관절**이라고 하면 발목에 있는 **발목관절**(**거퇴관절**)을 말한다. 즉 다리의 정강뼈(경골) 및 종아리뼈(비골)와 후족부를 형성하는 **목말뼈**(**거골**)를 연결하는 관절로, 형상으로는 **경첩관절**(**접번관절**)로 분류된다. 구체적으로는 목말뼈의 관절머리(관절두)가 정강뼈와 종아리뼈의 깊은 **발목관절오목**(**족관절와**)에 낀 '장부맞춤구조'를 형성하면서 이에 따라 발목 운동(**발등굽힘**(**배굴**): 약 25°와 **발바닥굽힘**(**저굴**): 약 50°)이 이루어진다.

넓은 의미에서 발관절은 발목뼈(족근골)들 끼리 연결한 **발목뼈사이관절**을 포함하는데 이에는 주로 세 개가 있다. 각 관절의 운동성은 떨어지지만 탄력성이 뛰어나며 복합적으로 가쪽번짐, 안쪽번짐 등에 작용한다.

- **목말밑관절**(**거골하관절**): 목말뼈와 발꿈치뼈(종골)의 관절
- **목말발꿈치발배관절**(**거종주관절**): 목말뼈와 발꿈치뼈, 발배뼈의 관절
- **발꿈치입방관절**(**종입방관절**): 발꿈치뼈와 입방뼈(입방골)의 관절

이 가운데 목말발꿈치발배관절과 발꿈치입방관절은 옆으로 배열되어 하나의 관절처럼 기능하므로 이들을 합쳐서 **가로발목뼈관절**(**횡족근관절**) 또는 **쇼파르관절**이라고 한다. 또한 발목뼈사이관절은 바닥(저부)에서 **안쪽인대**(**내측인대**)와 **가쪽인대**(**외측인대**)로 보강되어 있는 것이 특징이다.

중족부를 구성하는 **입방뼈** 및 세 개의 **쐐기뼈**(**설상골**)와 다섯 개의 **발허리뼈**(**중족골**)를 연결하는 관절을 **발목발허리관절**(**족근중족관절**) 또는 **리스프랑관절**이라고 하며 등쪽굽힘, 바닥쪽굽힘, 벌림(외전), 모음(내전)에 작용한다.

각 다섯 개의 발허리뼈와 첫마디뼈(기절골)를 연결하는 것은 **발허리발가락관절**이다. 형식은 **반관절**로 굽힘, 폄, 벌림, 모음에 작용한다. 발의 발가락뼈(지골)의 관절을 **발가락뼈사이관절**이라고 하며 손가락뼈와 마찬가지로 **몸쪽발가락뼈사이관절**과 **먼쪽발가락뼈사이관절**이 있다. 둘 다 굽힘과 폄에 작용하는 경첩관절이다.

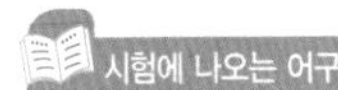

시험에 나오는 어구

발목뼈사이관절
목말밑관절(목말뼈와 발꿈치뼈를 연결), 목말발꿈치발배관절(목말뼈와 발꿈치뼈, 발배뼈를 연결), 발꿈치입방관절(발꿈치뼈와 입방뼈를 연결)로 구성되어 있다. 복합적으로 작동하며 가쪽번짐 · 안쪽번짐 등에 기능한다.

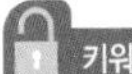

키워드

안쪽인대
족부 안쪽의 인대로 그 형상 때문에 세모인대(삼각인대)로도 불린다. 정강뼈와 목말뼈, 발꿈치뼈를 연결하여 가쪽번짐을 방지한다.

가쪽인대
족부 가쪽의 인대로 앞목말종아리인대(전거비인대), 뒤목말종아리인대(후거비인대), 발꿈치종아리인대(종비인대)로 나누어진다.

발허리발가락관절
줄임말은 MP관절. 발허리뼈와 첫마디뼈를 연결하는 반관절

족부의 구조

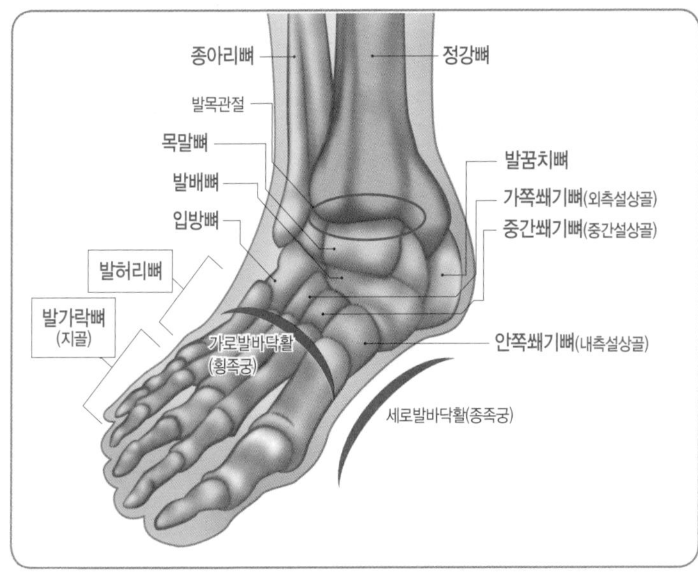
종아리뼈
정강뼈
발목관절
목말뼈
발꿈치뼈
발배뼈
가쪽쐐기뼈(외측설상골)
입방뼈
중간쐐기뼈(중간설상골)
발허리뼈
발가락뼈
(지골)
가로발바닥활
(횡족궁)
안쪽쐐기뼈(내측설상골)
세로발바닥활(종족궁)

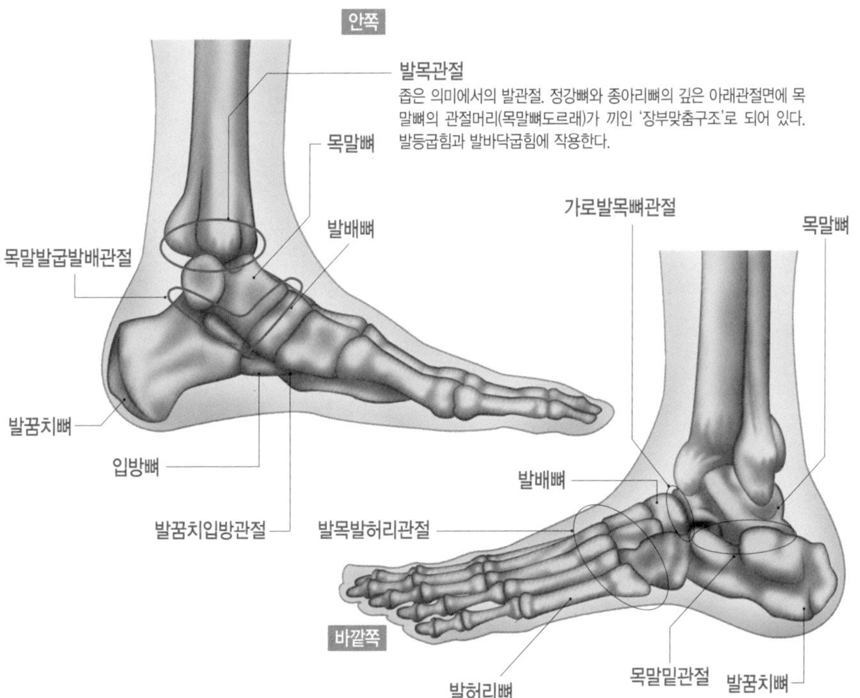
안쪽
발목관절
좁은 의미에서의 발관절. 정강뼈와 종아리뼈의 깊은 아래관절면에 목말뼈의 관절머리(목말뼈도르래)가 끼인 '장부맞춤구조'로 되어 있다. 발등굽힘과 발바닥굽힘에 작용한다.
목말뼈
발배뼈
목말발굽발배관절
가로발목뼈관절
목말뼈
발꿈치뼈
입방뼈
발배뼈
발꿈치입방관절
발목발허리관절
바깥쪽
발허리뼈
목말밑관절
발꿈치뼈

발목의 움직임과 근육

POINT

- 발목관절의 기본 동작은 발등굽힘과 발바닥굽힘이다.
- 정강이의 근육은 발등굽힘, 종아리의 근육은 발바닥굽힘에 작용한다.
- 발목관절과 목말밑관절의 조합으로 안쪽번짐과 가쪽번짐이 일어난다.

두 관절의 조합으로 특수한 동작을 구현

발목관절은 **발등굽힘**(**배굴**, 발끝을 올림. 굽힘(굴곡)에 해당)에 약 25°, **발바닥굽힘**(**저굴**, 발끝을 내림. 폄(이완)에 해당)에 약 50°의 가동범위를 지닌다. 기본 동작은 이 두 가지이며, 운동축과의 관계로 등쪽굽힘은 **벌림**과 **엎침**, 바닥쪽 굽힘은 **모음**(내전)과 **뒤침**(회외)의 작은 동작들을 수반한다.

발등굽힘에 작용하는 근육 정강이에 있는 근육

- **앞정강근**: 정강뼈 가쪽(경골외측)과 안쪽쐐기뼈, 제1발허리뼈을 연결한다.
- **긴발가락폄근**: 정강뼈 가쪽과 종아리뼈 앞모서리 등에서 일어나, 제2~5 끝마디뼈(말절골)에 닿는다. 제2~5발가락의 등쪽굽힘에도 작용한다.
- **셋째종아리근**: 종아리뼈 아래부분에서 일어나, 제5발허리뼈에 닿는다.
- **긴엄지폄근**: 종아리뼈 안쪽면 등에서 일어나, 엄지발가락의 끝마디뼈에

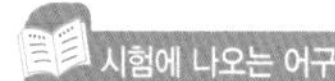

안쪽번짐
발바닥을 안쪽으로 향하게 한 채 발끝을 내리는 운동. 발바닥굽힘과 뒤침과 모음의 조합. 뒤정강근(후경골근)과 긴발가락굽힘근이 작용근(주동근). 앞정강근, 긴발가락굽힘근, 긴엄지굽힘근이 협동근이다.

가쪽번짐
발바닥을 바깥쪽으로 향하게 한 채 발끝을 올리는 움직임. 발등굽힘과 엎침과 벌림의 조합. 긴종아리근과 짧은종아리근이 작용근(주동근). 셋째종아리근, 긴발가락폄근이 협동근.

종아리(하퇴)의 근육

앞면

긴종아리근
장딴지근 안쪽갈래 (비복근내측두)
가자미근
앞정강근
셋째종아리근
긴발가락폄근
짧은엄지폄근
긴엄지폄근

뒷면

장딴지근 가쪽갈래 (비복근외측두)
가자미근
발꿈치힘줄
긴종아리근
긴발가락굽힘근
긴엄지굽힘근

닿는다. 보조적으로 작용한다. 엄지발가락의 폄에도 작용한다.

발바닥굽힘에 작용하는 근육 종아리에서 발목까지의 근육

- **종아리세갈래근**: **장딴지근**(비복근, 안쪽갈래(내측두)와 가쪽갈래(외측두)) 및 가자미근의 총칭. 두 장딴지근은 넙다리뼈(대퇴골), 가자미근은 정강뼈와 종아리뼈에서 각각 일어나며 힘줄(건)이 합류하여 **발꿈치힘줄**(아킬레스건)을 이루면서 발꿈치뼈에 닿는다. 무릎관절의 굽힘에도 관여한다.
- **긴엄지굽힘근**: 정강뼈 뒷면(경골후면)에서 일어나 엄지발가락의 끝마디뼈에 닿는다.
- **긴발가락굽힘근**: 정강뼈 뒷면에서 일어나, 제2~5끝마디뼈에 닿는다.
- **긴종아리근**: 종아리뼈에서 일어나 제1발허리뼈에 닿는다.
- **짧은종아리근**: 종아리뼈에서 일어나 제5발허리뼈에 닿는다.

한편 목말밑관절은 모음(약 10°), 벌림(약 20°), 뒤침(약 30°), 엎침(약 20°)의 움직임이 가능하다.

이러한 발목관절과 목말밑관절의 움직임의 조합에 따라 발목은 안쪽번짐(내번, 발바닥굽힘+뒤침+모음)과 가쪽번짐(외번, 발등굽힘+엎침+벌림)과 같은 특수한 동작이 구현된다.

키워드

앞정강근
목말밑관절에서 단독으로 기능할 때 뒤침과 모음에 작용한다.

메모

발목의 벌림과 모음
발목의 벌림은 수평면상에서 발끝을 바깥쪽으로 향하게 하는 움직임. 모음은 마찬가지로 수평면상에서 발끝을 안쪽으로 향하게 하는 움직임

발목의 엎침 · 뒤침
발목의 엎침은 이마면 상에서 발바닥을 안쪽으로 향하게 하는 움직임. 뒤침은 마찬가지로 이마면 상에서 발바닥을 바깥쪽으로 향하게 하는 움직임

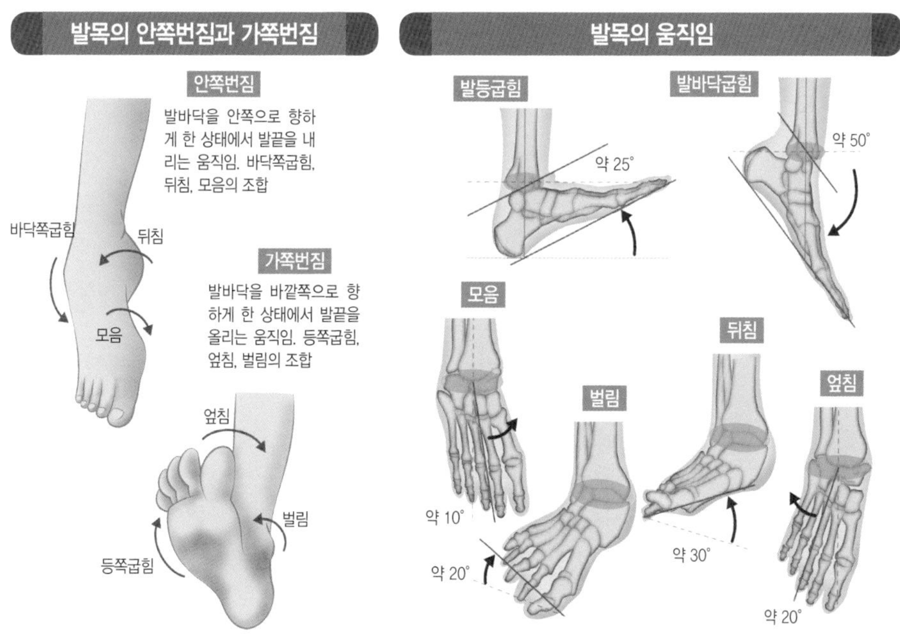

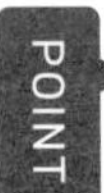

다리

발가락의 움직임과 근육

POINT

- 엄지발가락에 작용하는 근육과 기타 발가락에 작용하는 근육이 있다.
- 손가락과 공통된 근육이 많으나 손가락처럼 섬세한 동작은 불가능하다.
- 발바닥에는 내재근이 집중되어 있다.

크고 작은 다양한 근육들이 발가락을 움직인다

발가락의 동작에 작동하는 근육은 엄지발가락과 기타 발가락에서 다소 차이가 있다. 손가락과 이름이 같은 근육도 있으나 **맞섬운동**이 불가능하므로 손가락과 같은 섬세한 동작은 불가능하다.

- **엄지발가락의 움직임과 주요 근육**: 가동범위는 발허리발가락관절에서 굽힘(굴곡) 약 35°, 폄(이완) 약 60°, 발가락뼈사이관절(족지절간관절)에서 폄 0°, 굽힘 약 60°

  짧은엄지굽힘근(단무지굴근, 굽힘에 작용), **짧은엄지폄근**(단무지신근, 폄에 작용), **긴엄지굽힘근**(장무지굴근, 굽힘에 작용), **긴엄지폄근**(장무지신근, 폄에 작용), **엄지벌림근**(무지외전근, 벌림(외전)에 작용), **엄지모음근**(무지내전근, 모음(내전)에 작용).
- **기타 발가락의 움직임과 주요 근육**: 가동범위는 발허리발가락관절에서 굽힘 약 35°, 폄 약 40°. 몸쪽발가락뼈사이관절에서 폄 0°, 굽힘 약 50°.

  짧은발가락굽힘근(단지굴근, 굽힘에 작용), **짧은발가락폄근**(단지신근, 폄에 작용), **벌레근**(충양근, MP관절의 굽힘, DIP 및 PIP관절의 폄에 작용), **등쪽뼈사이근**(배측골간근, 벌림에 작용), **바닥쪽뼈사이근**(저측골간근, 모음에 작용), **새끼벌림근**(소지외전근, 새끼발가락의 벌림에 작용), **짧은새끼굽힘근**(단소지굴근, 새끼발가락의 굽힘에 작용), **새끼맞섬근**(소지대립근, 새끼발가락의 굽힘에 작용).

발바닥 근육은 발에서 일어나 닿는다

이는곳(기시)과 닿는곳(종지)이 모두 발에 있는 근육을 **내재근**이라고 한다. 최얕은층은 **발바닥널힘줄**(**족저건막**)이라는 튼튼한 널힘줄(건막)로 덮여 있으며 이들은 발바닥활(족궁)의 유지와 발의 안정성에 기여한다.

- **엄지두덩근육**: 엄지벌림근, 엄지모음근, 짧은엄지굽힘근 등
- **새끼두덩근육**: 새끼벌림근, 짧은새끼굽힘근, 새끼맞섬근 등
- **중족지**: 짧은발가락굽힘근, 벌레근, 등쪽 · 바닥쪽뼈사이근 등

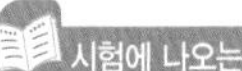

시험에 나오는 어구

짧은엄지폄근
발꿈치뼈(종골)에서 일어나 엄지발가락의 첫마디뼈(기절골)에 닿는다. 엄지발가락의 폄에 작용한다.

긴엄지폄근
종아리뼈(비골) 옆면에서 일어나 엄지발가락의 첫마디뼈에 닿는다. 엄지발가락의 폄에 작용한다.

엄지모음근
발허리발가락관절이나 입방뼈(입방골), 쐐기뼈(설상곤) 등에서 일어나 엄지발가락의 첫마디뼈에 닿는다. 엄지발가락의 모음에 작용한다.

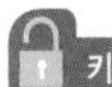

키워드

짧은발가락폄근
발꿈치뼈 등면에서 일어나 엄지발가락과 새끼발가락 외의 폄근 힘줄에 닿는다. 폄에 작용한다.

등쪽뼈사이근
발허리뼈 옆면에서 일어나 끝마디뼈에 닿는다. 벌림에 작용한다.

바닥쪽뼈사이근
제3~5발가락의 발허리뼈 안쪽에서 끝마디뼈를 연결하는 근육. 모음에 작용한다.

발가락의 움직임과 근육

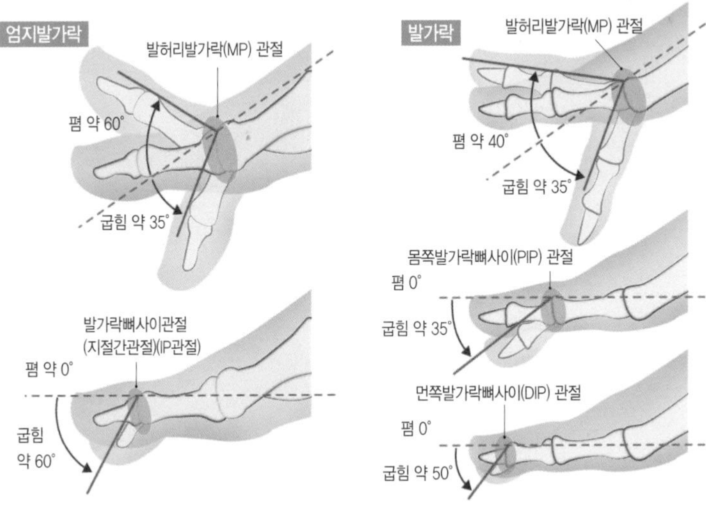

발의 내재근

발의 내재근은 발바닥에 집중되어 있으며 존재하는 깊이에 따라 네 층으로 분류된다.

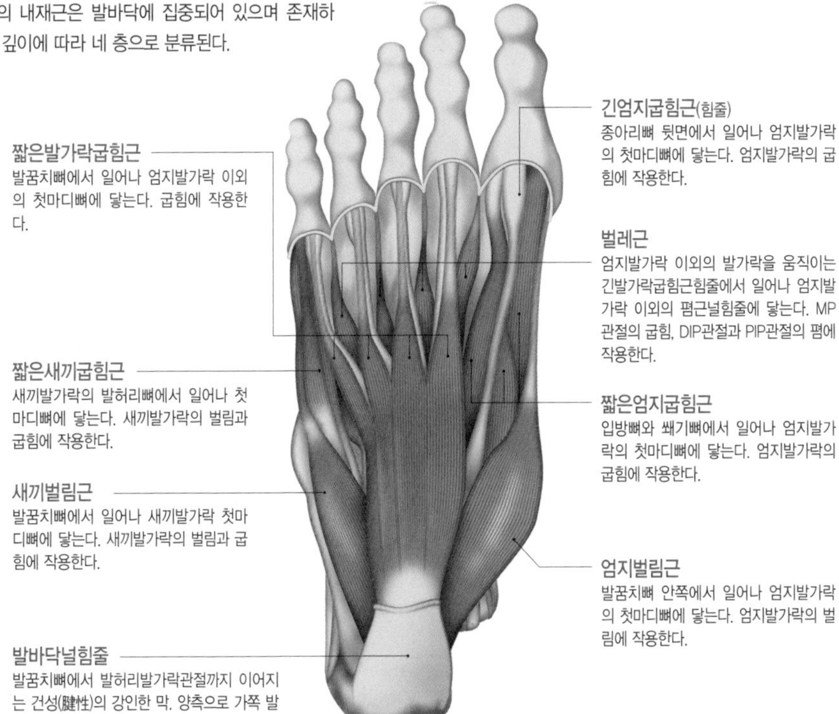

발의 아치

POINT

- 발바닥에는 가로 방향과 세로 방향의 아치가 있다(발바닥활(족궁)).
- 발의 아치는 몸무게의 지지와 접지 충격의 흡수에 기여한다.
- 발바닥널힘줄은 보행을 지지하는 윈들라스 메커니즘에도 작용한다.

몸은 발의 아치에 의해 세 점에서 지지를 받는다

발바닥은 가로 세로 두 방향으로 활모양을 그린다. 이를 **발바닥활**(족궁)이라고 하며, 일반적으로 **발의 아치**라고 한다. 이 구조에 따라 하중이 세 점(엄지발가락의 발허리뼈머리(중족골두), 새끼발가락의 발허리뼈머리, 발꿈치뼈(종골))으로 분산되어 삼각형에 의한 안정된 지지가 구현된다.

세로의 아치에는 안쪽과 가쪽의 두 종류가 있다. 안쪽 아치는 발꿈치뼈 · 목말뼈(거골) · 발배뼈 · 안쪽쐐기뼈(내측설상골) · 엄지발허리뼈(무지중족골)의 연결로써 발바닥의 장심을 형성하는 아치이며(정점은 발배뼈) 접지의 충격을 흡수하는 역할을 한다. 가쪽 아치는 발꿈치뼈 · 입방뼈(입방골) · 새끼발허리뼈(소지중족골)를 잇는 아치로(정점은 발꿈치뼈와 입방뼈의 관절부), 체중이 걸리지 않은 상태에서 형성(걸린 상태에서 소실)되며 균형 유지에 기여한다.

가로의 아치는 두 세로 아치들 사이에 형성되는 아치로, 몸쪽부분(근위부)은 입방뼈와 3개의 쐐기뼈(정점은 중간쐐기뼈(중간설상골)), 먼쪽부분(원위부)은 5개의 발허리뼈(정점은 제2발가락 발허리뼈)에 의해 그려진다.

아치를 유지하고 보행을 보조하는 발바닥널힘줄

발의 아치를 보강하는 것은 뼈와 뼈를 연결하는 크고 작은 인대와 널힘줄(건막)이다. **용수철인대**, **짧은발바닥인대** 등이 있으며 이 중 가장 강인한 것은 발꿈치뼈에서 5개의 발허리뼈까지 뻗어 있는 **발바닥널힘줄**(족저건막)이다. 이 널힘줄의 장력으로 아치가 유지되며 보행 시의 윈들라스 메커니즘에 작용하므로 매우 중요하다. 이는 발을 지면에서 뗄 때 안쪽 세로 아치가 커지는 구조로, 발가락의 등쪽굽힘에 따라 발바닥널힘줄이 견인되면서 장력이 증가하여 아치가 들어올려지는 것(거상)이다. 이에 따라 발바닥은 전진을 위한 땅바닥을 차내는 힘을 효과적으로 발휘하는 형상이 된다.

키워드

용수철인대
바닥쪽발꿈치발배인대(저측종주인대)의 별칭. 세로 방향의 아치 유지에 작용한다.

짧은발바닥인대
바닥쪽발꿈치입방인대(저측종입방인대)의 별칭. 세로 방향의 아치 유지에 작용한다. 이밖에 긴발바닥인대가 있으며 기능은 유사하다.

발바닥널힘줄
발꿈치뼈에서 발허리발가락관절까지 이어지는 힘줄성의 강인한 막. 발바닥활 유지와 윈들라스 메커니즘에 작용한다.

발의 아치

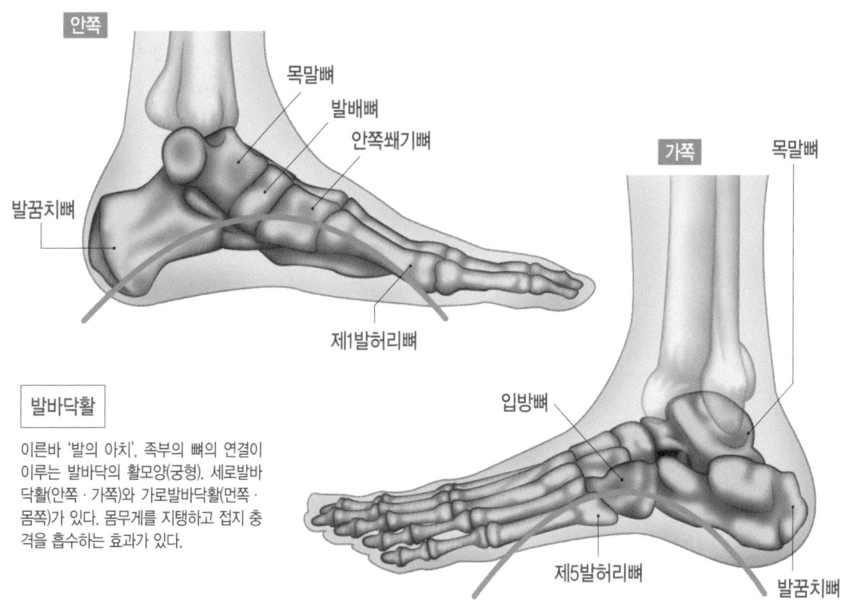

발바닥활

이른바 '발의 아치'. 족부의 뼈의 연결이 이루는 발바닥의 활모양(궁형). 세로발바닥활(안쪽 · 가쪽)와 가로발바닥활(먼쪽 · 몸쪽)가 있다. 몸무게를 지탱하고 접지 충격을 흡수하는 효과가 있다.

윈들라스 메커니즘

발가락의 등쪽굽힘에 따라 발바닥널힘줄이 견인되면 장력이 높아지면서 세로 방향의 아치가 강화된다. 이로 인해서 전진의 추진력인 땅을 차내는 힘이 효과적으로 발휘된다.

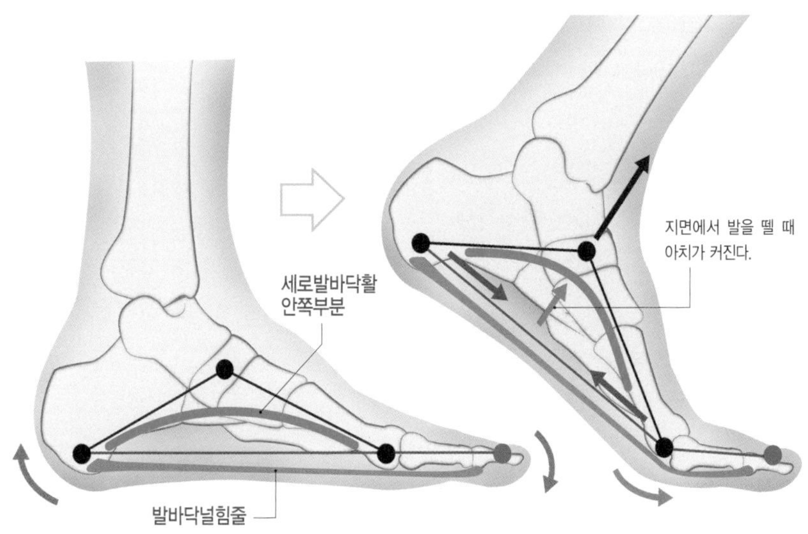

SPECIAL COLUMN ⑤

단백질은 언제 마시는 것이 가장 좋을까?

근력 트레이닝을 마치고 땀에 흠뻑 젖은 운동복을 갈아입기도 전에 잽싸게 단백질 보충 음료수 1병을 벌컥 들이키는 모습은 헬스장에서 흔히 볼 수 있는 광경이다. 운동에 관심 없는 사람이 볼 때는 '뭐가 저렇게 급할까?'라고 의아하게 생각할 수도 있겠지만 당사자들은 사뭇 진지하다. 왜냐면 운동인들 사이에서는 운동 후 30~40분 이내에 마셔야 한다는 불문율이 널리 펴져 있기 때문이다. 이 시간대는 '골든타임'으로 근력 트레이닝을 하는 이들에게는 거의 상식으로 통한다. 그런데 사실 이것은 그야말로 속설에 불과하다.

물론 단백질의 근육 동화를 촉진하는 테스토스테론(남성호르몬의 일종)은 근력 트레이닝을 하고 난 후에 분비가 증가한다는 연구결과가 있긴 하다. 이것이 아마도 골든타임이라는 속설의 근거가 된 듯하다. 하지만 이 시간대를 놓쳐버리면 단백질은 절대 근육이 되지 못한다는 건 아니라는 사실을 알고 있어야 한다.

실제로 '운동 전에 마시는 게 좋다', '취침 전에 마시는 것이 가장 효과적이다'와 같이 다양한 이론들이 존재한다. 게다가 마신 단백질이 모두 다 근육이 되는 것도 아니다. 가장 중요한 것은 우리가 매일 먹는 음식이며 이것이 가장 기본이 된다는 것을 알아야 한다.

그러나 단백질의 권장 섭취량(어른은 몸무게 1kg 당 하루 1g, 운동선수는 1.5~2g)을 고려한다면 음식만으로 충족하기 힘든 것도 사실이다. 그런 관점에서 본다면 운동 후의 단백질 섭취도 결코 헛된 일만은 아니며 어느 정도는 도움이 될 것이다.

6장

자세와 동작의 원리

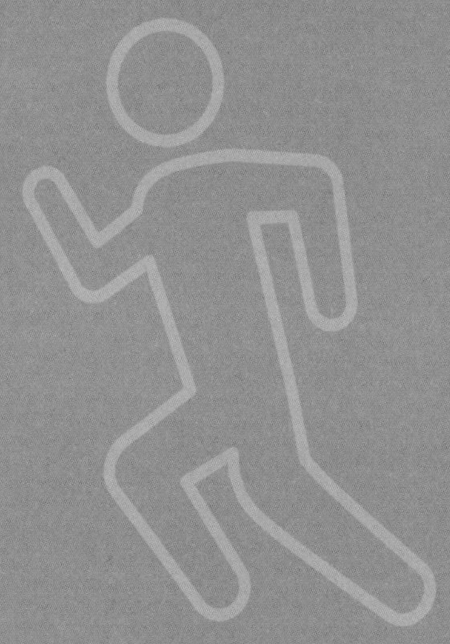

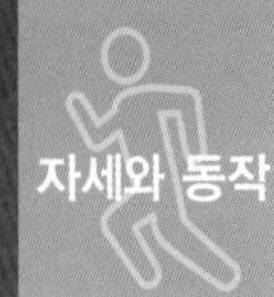

몸의 무게중심이란

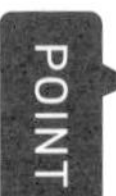

- 무게중심이란 물체에 작용하는 중력의 작용점을 말한다.
- 인체의 무게중심은 신체 각 부의 무게중심의 총합이다.
- 성인의 무게중심은 대략 엉치뼈의 약간 앞에 있다.

물체 전체의 질량 중심이 무게중심

무게중심이란 '물체의 무게=질량의 무게중심'을 말한다. 형태가 복잡한 물체나 부위에 따라서 밀도가 균일하지 않은 물체라도 각 부분의 질량에 따라 작용하는 **중력**(만유인력)을 합성하면 그 물체 전체에 작용하는 중력의 작용점인 무게중심을 구할 수 있다.

예를 들어 형태가 복잡한 판(평면이고 재질이 거의 균일한 것)의 무게중심은 다음 페이지의 위 그림과 같은 방법으로 쉽게 구할 수 있다. 서로 다른 두 점으로 매달리게 한 뒤 그 두 점으로부터 각각 수직으로 그린 선이 교차한 지점이 무게중심이 된다.

인체의 무게중심 위치와 조사하는 방법

인체의 무게중심은 머리, 몸통(체간), 팔, 다리와 같은 **신체 각 부위에 걸리는 중력이 작용하는 점의 총합**이라고 볼 수 있다. 직립한 성인의 무게중심은 **엉치뼈(천골)의 약간 앞**에 있으며 무게중심의 높이(신장에 대한 비율, 발바닥으로부터 측정) 평균은 남성은 약 56%, 여성은 약 55%로 알려져 있다.

인체의 무게중심을 조사하는 방법에는 장치를 이용하여 측정해서 계산하는 **직접법**과 신체의 각 부위의 위치와 무게로 그림을 그려서 구하는 **간접법**이 있다. 운동에 따라 변하는 무게중심을 조사할 경우는 간접법을 이용하는 경우가 많다. 예를 들어 다음 페이지 아래 그림처럼 무게가 6인 방추형 A와 무게가 4인 방추형 B가 맞닿을 경우 전체의 무게중심은 A의 무게중심과 B의 무게중심을 이은 선을 4대 6으로 나눈 점이 된다. 인체의 경우 몸의 각 부분의 체중에 대한 중량비와 무게중심의 위치의 평균값이 산출되어 있으므로 이로부터 무게중심을 유도해낸다.

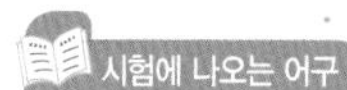

무게중심
물체의 무게의 중심. 인체의 무게중심은 몸의 각 부분의 무게중심의 총합이다.

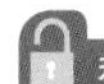

중력
물체의 무게를 만들어내는 힘. 지구에서는 만유인력과 지구가 자전하면서 만들어지는 원심력의 합력이 된다.

신체 각 부위의 중량비
성인의 남성과 여성에 있어서 각각 신체 각 부분의 전체 무게에 대한 중량비와 무게중심의 위치의 평균치가 산출되어 있다.

무게중심을 구하는 방법(평면이면서 재질이 균일한 물체의 경우)

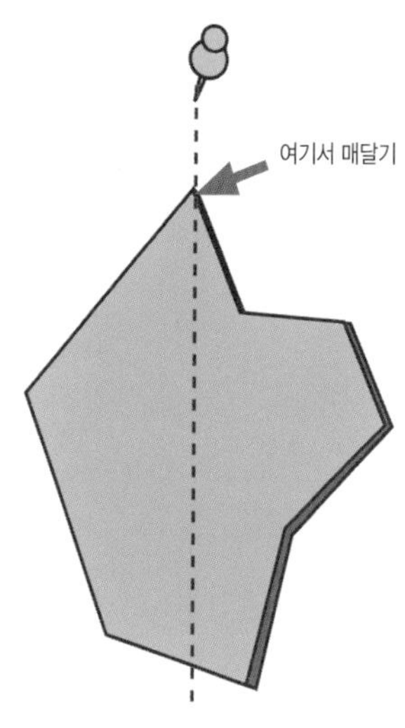

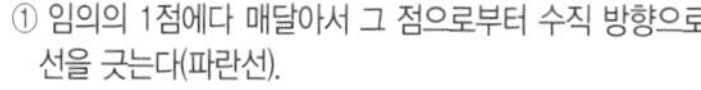

① 임의의 1점에다 매달아서 그 점으로부터 수직 방향으로 선을 긋는다(파란선).

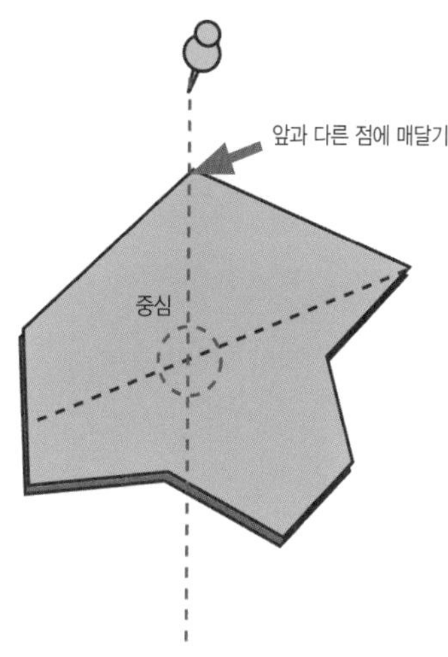

② 다른 점에다 매달고 그 점으로부터 수직 방향으로 선을 긋는다(빨간선). 두 선의 교차지점이 무게중심이다.

성인의 무게중심 위치

직립한 성인의 무게중심은 엉치뼈보다 약간 앞에 있다.

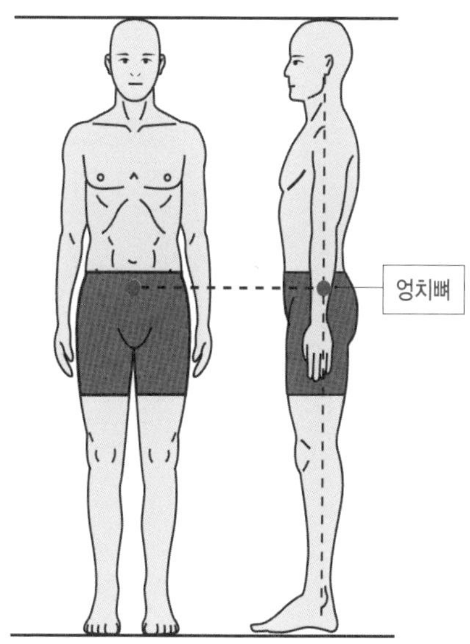

간접법으로 무게중심을 구하는 방법

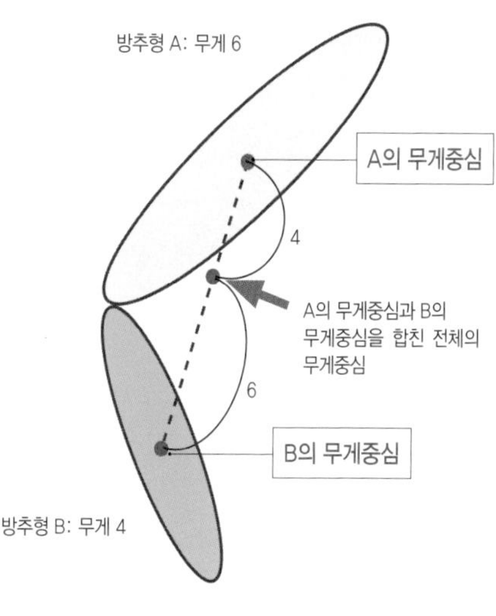

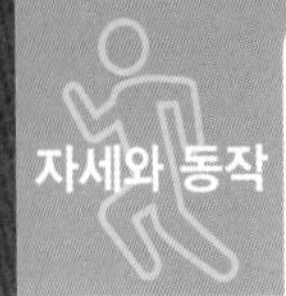

자세 · 동작의 안정성이란

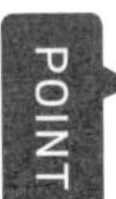

- 기저면이 넓고 무게중심선이 기저면의 중심과 가까울수록 안정적이다.
- 무게중심이 낮을수록 안정성이 크다.
- 무거울수록 안정성이 크다.

기저면과 무게중심선과의 관계가 중요

자세나 운동이 안정적이 되려면 ① **기저면**이 넓다, ② 무게중심이 낮다, ③ 질량이 크다와 같은 조건이 필요하다.

사람이 서 있을 때의 기저면은 양발의 발바닥면과 양발에 둘러싸인 면이 된다. 양발을 붙이고 서 있을 때보다 양발을 벌리고 서 있을 때가 기저면이 커진다. 지팡이를 짚거나 보행기 등의 도구를 사용하면 기저면을 넓힐 수 있다. 무게중심이 움직여도 무게중심으로부터 수직으로 내린 **무게중심선**이 기저면 안에 들어 있으면 잘 넘어지지 않게 된다. 즉 기저면이 클수록, 무게중심선이 기저면의 중심과 가까울수록 **안정성**은 커진다(무게중심선이 기저면의 가장자리에 있을 경우 약간의 외력이 가해지면 무게중심선이 쉽게 기저면을 벗어날 가능성이 있음).

무게중심이 높이 있으면 약간만 기울어져도 무게중심선이 기저면에서 벗어나면서 넘어지게 된다. 무게중심이 낮으면 크게 기울어지지 않는 한 무게중심선은 기저면에서 벗어나지 않는다. 레슬링이나 유도에서 상대방과 서로 몸을 맞대었을 때 허리를 낮추어서 무게중심을 내리는 것이 안정화되면서 잘 넘어지지 않게 되는 것도 이 때문이다.

참고로 **기저면의 크기와 무게중심의 높이가 같다면 무게가 무거운 쪽이 안정성은 더 크다**. 무게가 무거우면 움직이는 데 에너지가 더 필요하기 때문이다.

여러 구성 요소들의 조합으로 이루어진 인체는 같은 중량이면서 같은 높이의 무게중심인 원기둥보다는 안정성이 낮다. 운동을 하고 있을 경우는 발바닥과 바닥의 접촉면의 마찰이 클수록 안정성은 높아진다. 또한 인간의 경우 몸의 균형을 잡는 기능도 안정성에 영향을 미치는 요소가 된다.

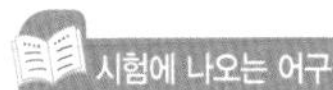

기저면
지면에 닿은 부분으로 둘러싸인 면. 지지기저라고도 한다.

무게중심선
무게중심으로부터 수직으로 내린 선. 이것이 기저면 안에 들어 있으면 잘 넘어지지 않는다.

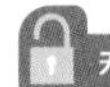
키워드

안정성
어떤 자세나 운동을 할 때 잘 넘어지지 않는 정도. 균형을 유지하려는 성질. 한발 서기 < 곧게 선 자세(입위) < 앉은 자세(좌위) < 누운 자세(와위)의 순서로 안정하다.

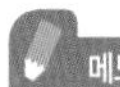
메모

심리적 요인
사람의 경우 안정성에는 심리적 요인도 영향을 준다. 예를 들어 시야를 가리거나 높은 곳에서 서 있기 불안하다고 느끼면 그것만으로도 균형을 잃을 수 있다.

거리에 따른 기저면 크기의 차이

기저면이 클수록 그리고 무게중심선이 기저면 중심과 가까울수록 안정성은 높아진다.

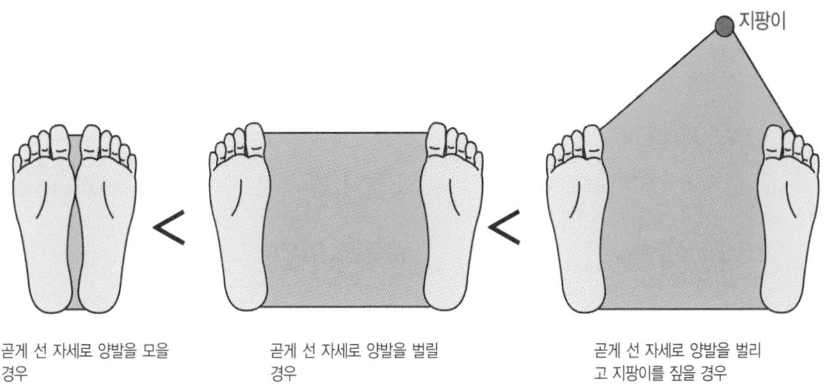

곧게 선 자세로 양발을 모을 경우

곧게 선 자세로 양발을 벌릴 경우

곧게 선 자세로 양발을 벌리고 지팡이를 짚을 경우

무게중심이 낮은 쪽이 더 안정하다

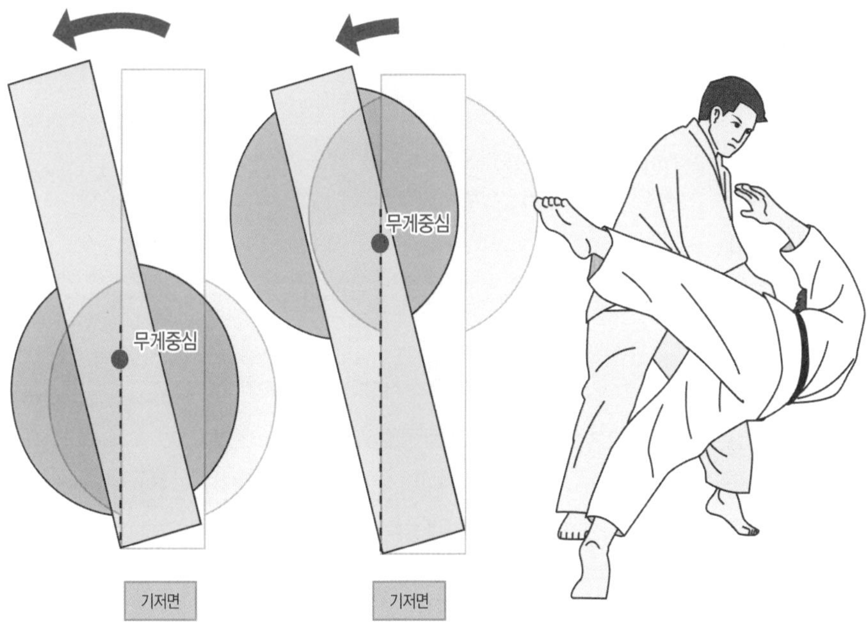

무게가 같고 기저면이 같으면 무게중심이 낮은 쪽(왼쪽)이 크게 기울어지지 않는 한 무게중심은 기저면을 벗어나지 않는다(안정하다).

따라서 유도 등에서는 허리를 낮춤으로써 무게중심을 낮춰야 잘 넘어지지 않는다.

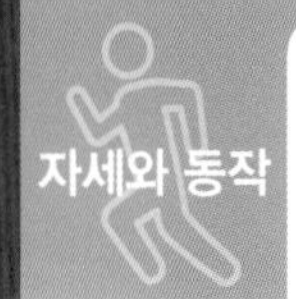

곧게 선 자세의 메커니즘

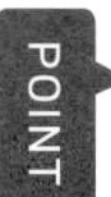

POINT

- 직립자세는 가장 기본적인 자세다.
- 무게중심선이 가쪽복사(외과)의 전방을 지나는 것이 역학적으로 좋은 곧게 선 자세다.
- 중력을 거슬러서 곧게 선 자세를 유지하는 근육을 항중력근이라 한다.

다양한 체위와 자세

체위란 몸이 중력에 대해 어떤 방향으로 위치하는지를 나타내는 것으로 크게 **곧게 선 자세**(입위), **앉은 자세**(좌위), **누운 자세**(와위)로 나눌 수 있다. **자세**란 몸의 각 부위가 다양한 모양을 취한 상태를 말하며 곧게 선 자세라는 체위에서는 **직립자세**, 발끝으로 서기, 한발로 서기, 상체를 앞으로 기울인 자세(전경), 엉거주춤한 자세 등을 생각해볼 수 있다.

직립자세에서의 골격과 근육

인간에게 가장 기본적인 자세는 양발을 모으고 똑바로 서서 정면을 바라보고 양쪽 팔을 몸쪽에 붙인 직립자세다. 인체는 좌우 대칭이므로 직립자세에서 몸의 **정중선**은 지면에 대해 수직이며 무게중심으로부터 바로 밑으로 내려가는 무게중심선과도 일치한다. 다만 인체는 전후로는 비대칭이므로 직립자세에서는 꼭지돌기(유양돌기), 어깨뼈봉우리(견봉), 큰돌기(대전자)보다 약간 후방, **무릎뼈 뒷면**(슬개골후면. 무릎관절(슬관절) 중심보다 약간 전방), 가쪽복사의 전방을 연결한 직선이 무게중심선과 거의 일치되는 자세가 역학적으로 좋은 자세로 알려져 있다.

몸의 후방에 위치하고 전후로 만곡되어 있는 **척주**는 전방으로 쓰러지기 쉽다. 이러한 척주를 세워서 정상적인 만곡을 유지하도록 하는 것이 척주 뒷면에 붙어 있는 **척주세움근**(엉덩갈비근, 가장긴근, 가시근)이다. **큰볼기근**이나 **엉덩허리근**, **복근군**이나 **넙다리네갈래근** 등이 골반과 엉덩관절을 신전위(伸展位)로 유지하며 **종아리세갈래근**과 **앞정강근**이 발목관절의 각도를 유지한다. 이처럼 중력을 거슬러서 신체를 곧게 선 자세로 유지하도록 작용하는 근육을 **항중력근**이라고 한다. 무릎관절은 무게중심선이 관절의 전방을 지나고 신전위에서는 고정되므로 신전위를 유지하기 위한 근력은 거의 필요하지 않다.

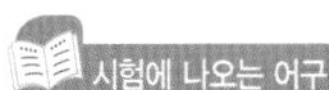

시험에 나오는 어구

직립자세
정면을 바라보면서 양발을 모으고 똑바로 서서 양팔을 몸쪽에 붙인 가장 기본적인 자세

항중력근
중력을 거슬러서 곧게 선 자세를 유지하기 위한 근육의 총칭. 본문에 나오는 근육 외에 목(경부)의 근육, 햄스트링 등도 포함된다.

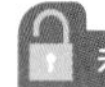

키워드

체위
몸이 중력에 대해 어느 방향을 향하고 있는지를 나타내는 것. 크게 곧게 선 자세, 앉은 자세, 누운 자세로 분류된다.

자세
기본적인 체위에서 팔다리가 어떤 모양을 취하는지를 나타낸 것. 앉은 자세에는 장좌, 정좌 등, 누운 자세에는 옆누움 자세(측와위), 엎드린 자세(복와위) 등이 있다.

메모

척주의 만곡
목뼈(경추)는 전만, 등뼈(흉추)는 후만, 허리뼈(요추)는 전만, 엉치뼈(천골)는 후만을 그리고 있다. 척주의 만곡은 머리의 무게를 분산하기 위함이다.

직립자세와 무게중심선

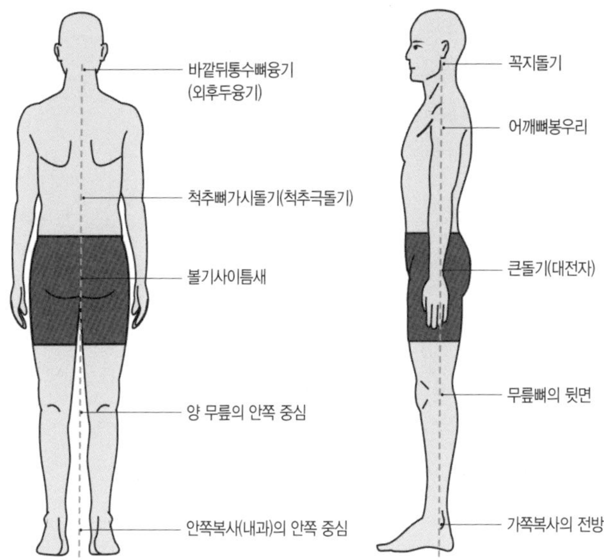

좌우의 중심선은 무게중심으로부터 바로 밑으로 내린 무게중심선과 일치한다.

위의 각 부위를 연결한 직선이 무게중심선과 거의 일치하는 것이 역학적으로 좋은 자세다.

항중력근

항중력근이란 신체를 곧게 선 자세로 유지하도록 기능하는 근육을 말한다.

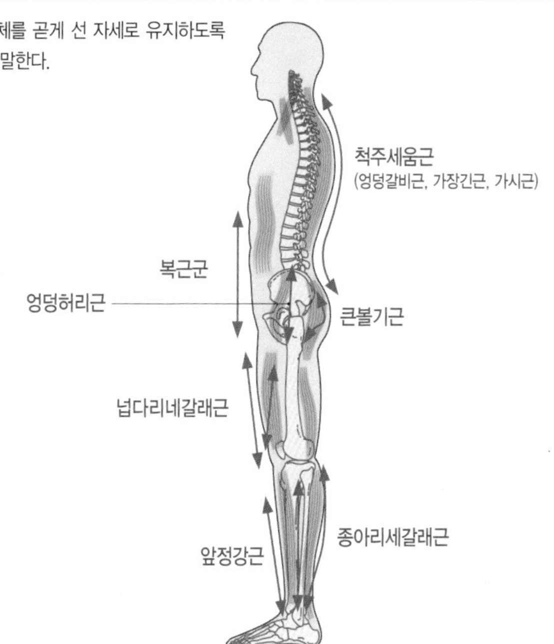

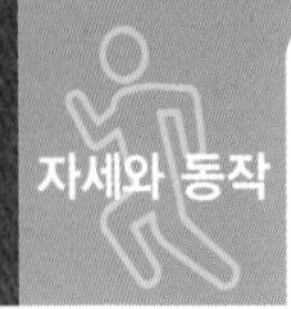

곧게 선 자세의 조정과 이상

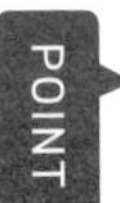

POINT

- 직립자세에서도 무게중심은 조금씩 흔들린다.
- 무게중심의 흔들림은 반사로 항시 보정된다.
- 노화와 신경장애, 근력저하 등으로 곧게 선 자세가 불안정해진다.

직립자세의 흔들림을 조정하는 원리

직립자세는 구조와 역학적 및 근육의 에너지 소비 측면에서 보더라도 **곧게 선 자세**(입위) **중에서 가장 안정적이며 피로가 적은 편한 자세**라 할 수 있다.

그러나 직립자세에서도 무게중심은 항시 흔들린다. 이는 인체가 쌓기나무처럼 바닥에 안정적으로 서 있는 물체가 아니라 항시 움직이는 관절 구조를 가지고 있고 **항중력근**의 힘으로 곧게 선 자세를 유지하고 있기 때문이다. 곧게 선 자세에서 몸이 기울고 좋은 자세의 라인으로부터 중력선이 벗어나면 **평형감각**과 몸의 **위치감각**, 뼈대근육의 **운동감각**, 발바닥의 **촉각**과 **압각**과 같은 여러 감각들이 그 모습을 감지한다. 이러한 정보들이 **중추신경**에 도달하면 **반사**에 의해 기울임과 벗어남을 상쇄시키는 운동이 일어난다.

자세의 제어에는 **시각**도 큰 영향을 미친다. 특히 일상에서는 눈에 보이는 것이 균형을 잡는 근거로 활용된다. 천장을 올려다보거나 눈을 감고 있을 때 몸의 균형감을 잡지 못하는 것은 이 때문이다.

곧게 선 자세가 불안정해지는 요인

무게중심의 흔들림은 근력과 균형능력의 저하, 평형감각과 시각의 이상, 발바닥의 감각이상 등이 생길 때 증가한다. 따라서 노화, 신경과 골격근 및 관절의 질환과 장애, 소뇌실조, 어지러움 등이 있는 사람은 곧게 선 자세가 불안정해진다.

또한 노화 등으로 **무릎관절**(슬관절)이 휘어지면 직립자세에서 무릎관절이 완전히 펴지지 않고 고정되지 않는다. 이 때문에 무릎관절을 펴기 위해 근력이 필요해지고 편하게 설 수 없게 되면서 불안정해지는 것이다.

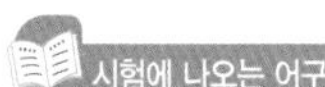
시험에 나오는 어구

반사
감각신경으로부터의 정보가 척수 등에서 단축되어 운동신경으로 명령이 내려지는 시스템. 자세의 제어에는 뻗침반사(신장반사), 긴장성 자세 반사 등 여러 반사가 관련되어 있다.

키워드

위치감각, 운동감각
몸의 부위가 어느 위치에 있는지(위치감각), 어떻게 움직이고 있는지(운동감각)를 뼈대근육과 관절 등에 있는 감각 수용기가 감지한다. 심부감각의 일종이다.

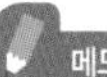
메모

소뇌의 기능
대뇌겉질(대뇌피질)의 운동령에서 내려진 명령과 이에 따라 일어난 운동의 정보를 대조하여 운동을 미세조절하는 기능이 있다.

무게중심의 흔들림

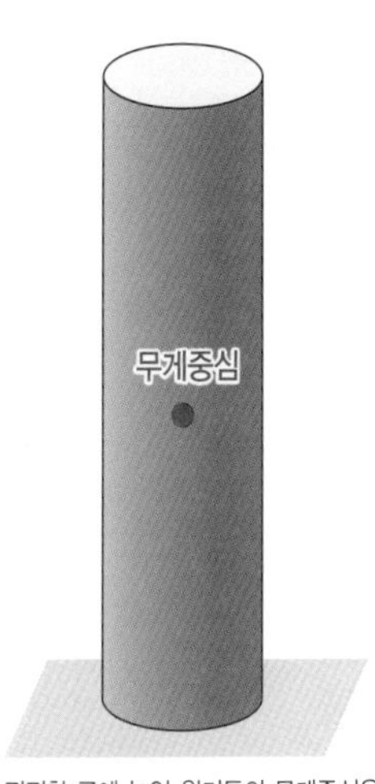

편평한 곳에 놓인 원기둥의 무게중심은 흔들리지 않는다.

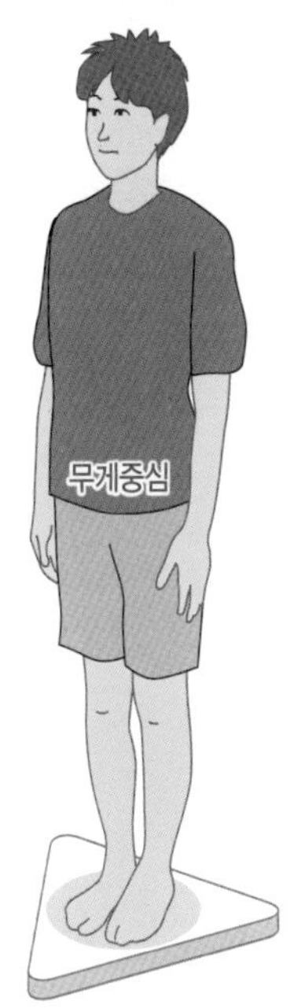

무게중심의 흔들림

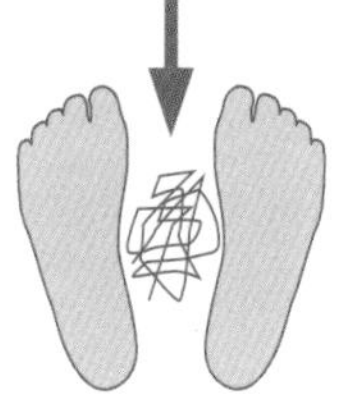

인간의 무게중심은 항시 흔들리고 있으며 넘어지지 않도록 미세조절 된다.

무릎이 휘면 직립자세를 취하기 어려워진다

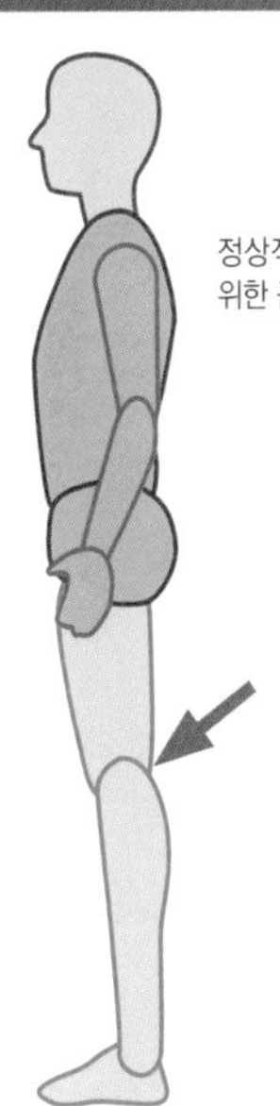

정상적인 상태에서는 무릎을 펴기 위한 근력이 거의 필요 없다.

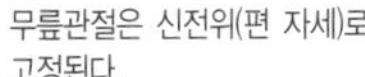

무릎관절은 신전위(편 자세)로 고정된다.

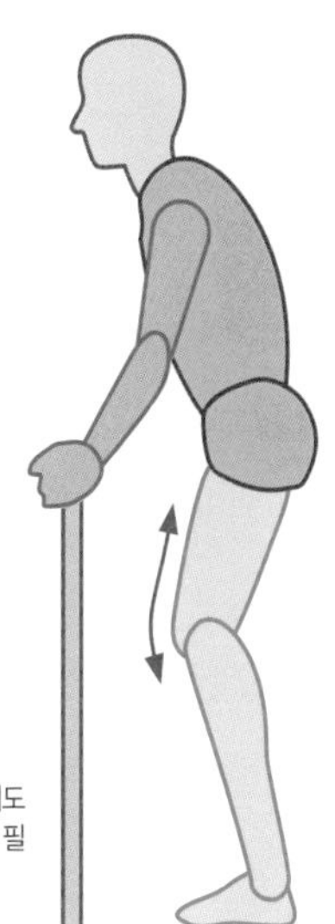

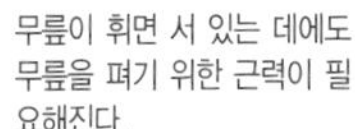

무릎이 휘면 서 있는 데에도 무릎을 펴기 위한 근력이 필요해진다.

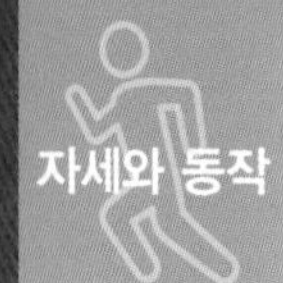

걷기 동작의 메커니즘(다리)

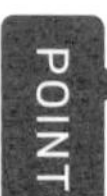
POINT

- 걷기는 인간의 가장 기본적인 이동수단이다.
- 한쪽 발이 착지하고 나서 또다시 같은 쪽 다리가 착지하기까지의 주기를 보행주기라 한다.
- 보행주기는 어느 발로 지지하고 있느냐에 따라 4기로 나눌 수 있다.

양다리를 교차로 흔드는 보행운동

동물이 자기 힘으로 다른 장소로 가는 것을 **이동**(**로코모션**)이라고 한다. 인간에게 가장 기본적 이동수단은 **걷기**(**보행**)다. 인간의 보행은 양다리를 교차로 내딛는 패턴이 반복되는 것으로 무의식적으로 자동화되어 있다. 건강한 사람의 경우 개인의 개성 차이는 있지만 누구나 똑같은 보행 패턴을 나타낸다. 보행 동작은 특별한 훈련 없이 습득할 수 있다. 만1세 전후로 곧게 선 자세(입위)가 가능해지면서 걸음마를 시작하면 만3세 정도에는 거의 어른과 똑같은 보행이 가능해진다.

보행주기(보행 사이클)와 운동

1보란 한쪽 발이 착지된 후 다른 한쪽 발이 착지하기까지를 말하며 그 거리를 **보폭**이라고 한다. 또한 보행 시의 좌우 발꿈치 사이의 폭을 **보격**이라고 하며 한쪽 발이 착지한 뒤 다른 발이 착지하고서 또다시 처음 발이 착지하기까지의 과정을 **보행주기**(**보행 사이클**)라고 한다. 보행은 항상 어느 한쪽 발이 바닥에 닿아 있는 운동이며 양발 모두 닿아 있는 순간도 있다. 그 모습에 따라 보행주기를 그림과 같이 **양다리지지기** 및 오른쪽 또는 왼쪽의 **한쪽다리지지기**의 4기로 분류할 수 있다. 또한 발이 착지하는 모습은 **발꿈치가 땅에 닿는다**, **발바닥 전체가 닿는다**, **발꿈치가 떨어진다**, **발끝이 떨어진다**와 같은 동작들로 분해할 수 있다.

보행 중 무게중심은 상하좌우 모두로 이동한다. 상하에서는 한쪽다리지지의 중간에 가장 높아지고 양다리지지기에 가장 낮아진다. 좌우에서는 무게중심은 착지하고 있는 발쪽으로 이동하며 양다리지지기에 중심을 통과한다.

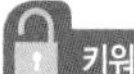
키워드

로코모션
이동을 뜻함. locomotion에는 운동이나 그 동력, 이동, 운전 등의 의미가 있다.

보폭
성인 남성의 보폭은 약 65cm, 여성의 보폭은 약 55cm이다. 보폭은 노화에 따라 짧아진다.

보행주기(보행 사이클)와 무게중심의 이동

보행주기란 한쪽 발이 착지한 뒤 반대쪽 발이 착지하고 또다시 원래 발이 착지하기까지의 과정을 말한다. 양다리지지기와 오른쪽 또는 왼쪽의 한쪽다리지지기의 4기로 분류된다.

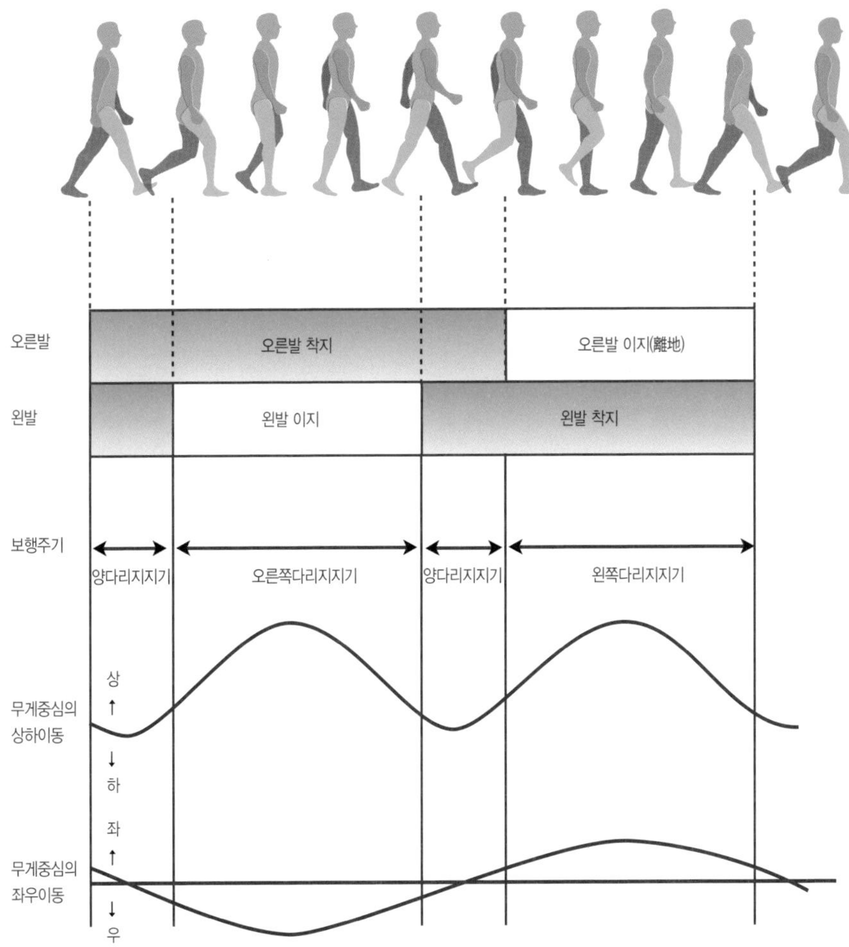

column 로코모티브 신드롬

노화나 질환 등으로 운동기에 문제가 생기면서 보행이나 일상생활이 어려워짐에 따라 간호가 필요한 상태(요개호 상태)가 되거나 그럴 위험성이 높은 상태를 말한다. 자세한 것은 P.62를 참조하기 바란다.

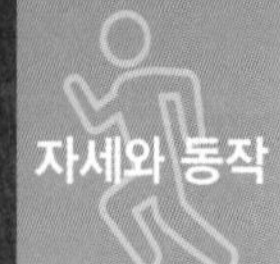

자세와 동작

걷기와 근육

POINT

- 걷기는 에너지 소비량이 작은 운동이다.
- 근육은 주로 자세유지를 위해 동원된다.
- 사용되는 근육은 입각상, 유각상, 착지 직전에서 각각 다르다.

걷기와 에너지 소비

걷기(**보행**)는 에너지 소비량이 작으므로 인간은 장시간 계속 걸을 수 있다. 특히 보통 속도로 걷는 경우 소비되는 에너지의 대부분은 곧게 선 자세(입위)를 유지하는 데 사용되며 앞으로 전진하는 데 쓰이는 에너지는 별로 크지 않다. 이는 **걸을 때의 다리 운동이 진자운동**이기 때문이다. 다리를 뒤쪽으로 뻗을 때 **위치에너지**가 만들어지고 그 에너지가 다리를 진자처럼 앞쪽으로 쭉 내민다. 그러므로 다리를 뒤쪽에서 앞쪽으로 움직이는 힘은 그다지 필요하지 않다.

걸을 때 작용하는 근육

한쪽 발을 착지하여 몸을 지탱할 때(**입각상**)는 골반을 지탱하는 **중간볼기근**(**중둔근**), 무릎관절(슬관절)을 펴는 **넙다리네갈래근**(**대퇴사두근**), 발목관절을 펴는(발바닥굽힘) **종아리세갈래근**(**하퇴삼두근**), 발가락을 굽히는(발바닥굽힘) **긴발가락굽힘근**(**장지굴근**) 등이 작용한다. 다리가 지면에서 떨어져 있을 때(**유각상**)는 무릎관절을 굽히는 **햄스트링**(**오금**), 엉덩관절(고관절)을 굽히는 **엉덩허리근**(**장요근**) 등이 작용한다. 또한 전방에서 다리를 착지시키는 순간에는 다리를 내전시키는 **큰모음근**(**대내전근**), 무릎관절을 펴는 **넙다리네갈래근**(**대퇴사두근**), 발목관절을 굽히는(발등굽힘) **앞정강근**(**전경골근**) 등이 작용한다.

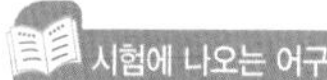

시험에 나오는 어구

입각상과 유각상

보행 시 한쪽 발이 착지하여 몸을 지탱하고 있을 때를 입각상, 땅에서 떨어져(이지) 전방으로 내밀고 있을 때를 유각상이라고 한다.

메모

햄스트링

넓적다리(대퇴)의 뒷면에 있으며 주로 무릎관절을 굽히는 작용이 있는 근육을 총칭한다. 넙다리두갈래근(대퇴이두근), 반힘줄근(반건상근), 반막근(반막상근)을 말한다.

column 걷기에 이상을 초래하는 요인

보행장애의 요인에는 다리 길이의 좌우 차, 다리의 마비와 오그라듦(구축), 변형, 근력저하, 관절의 불안정성, 운동신경장애, 통증 등 외에 파킨슨병, 정상압수두증 등이 있다.

걸을 때의 다리의 움직임은 진자운동

진자운동이란 1점에 매달린 진자가 좌우로 흔들리는 운동을 말한다. 위치에너지가 운동에너지로 변환되므로 공기저항 등이 없다면 영원히 계속 움직일 수 있다.

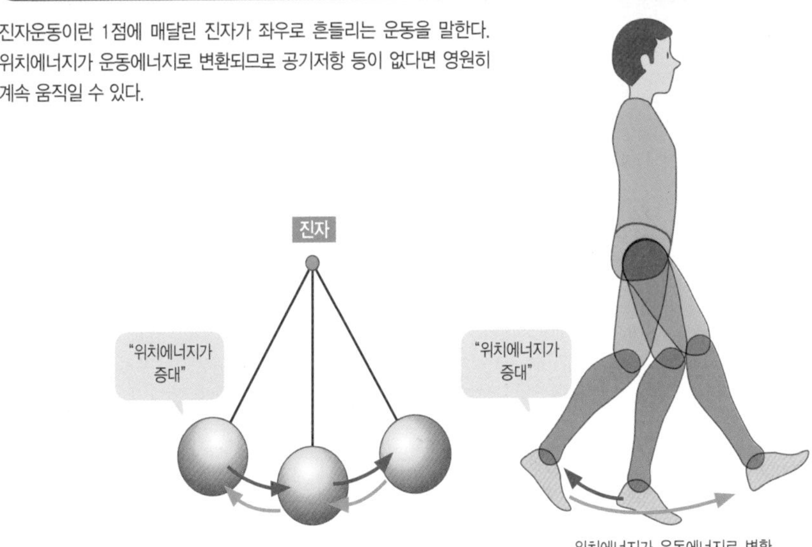

위치에너지가 운동에너지로 변환된다.

걸을 때의 다리의 움직임과 근육

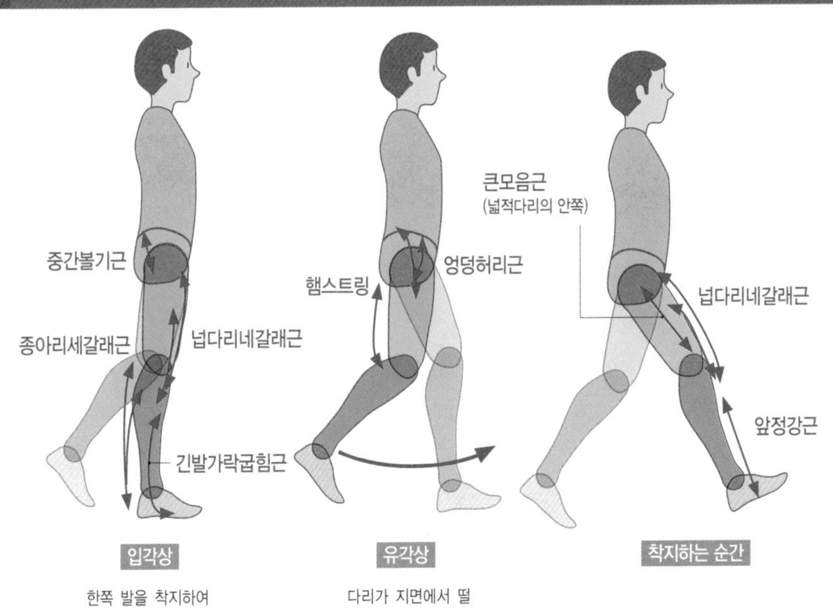

입각상: 한쪽 발을 착지하여 몸을 지탱한다.

유각상: 다리가 지면에서 떨어져 전방으로 내밀어지는 찰나

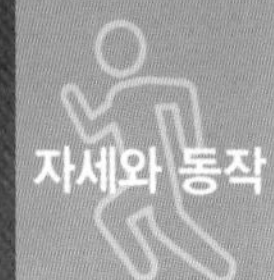

달리기 동작의 메커니즘

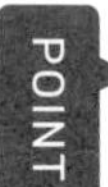
POINT

- 달리기 동작에는 양발이 동시에 착지하는 순간이 없으며 양발 모두 땅에서 떨어져 있는 순간이 있다.
- 달리기 동작은 지지상과 비지지상으로 분류된다.

달리기 동작의 특징

달리기는 다리를 교대로 움직이면서 전진하는 이동방법으로 걷기를 빠르게 한 것이다. 그러나 달리기는 양발 모두 지면에 닿아 있는 순간은 없고 양발 모두 지면에서 떨어져 있는 순간이 있다는 점에서 걷기와 다르다. 또한 일반적으로 달리기는 걷기보다 속도가 빠르다.

달리기 동작에는 어느 한쪽 발이 지면에 닿아 있는 순간인 **지지상**(support phase)과 양발이 지면에서 떨어져 있는 순간인 **비지지상**(nonsupport phase, **비상기**(fright period))라고도 함)이 있다. 지지상은 발로 지면을 차면서 추진력을 만들어내는 국면이므로 **추진기**(drive phase)라고도 한다. 지지상과 비지지상이 차지하는 비율은 각각 약 50%이며 달리기 속도가 빨라지면 지지상의 비율이 줄어든다.

달리기 동작의 분해

전방으로 내민 발끝(대개의 경우는 새끼두덩(소지구))이 지면에 닿는다(다음 페이지의 맨 위 그림 ❶). 이것이 지지상의 시작이다. 이어서 발바닥 전체가 지면에 닿는데(다음 페이지의 맨 위 그림 ❷) 사람에 따라서는 발꿈치가 떠 있는 경우도 있다. 그 사이 반대쪽 다리는 엉덩관절(고관절), 무릎관절(슬관절) 모두 굴곡되고 후방 쪽으로부터 끌어당겨서 전방으로 내민다. 이어서 착지되어 있는 쪽의 발을 후방으로 차면서(다음 페이지의 맨 위 그림 ❸) 후방의 발이 지면에서 떨어지면 양발이 지면에서 떨어지는 비지지상이 된다(다음 페이지의 맨 위 그림 ❹). 그리고 그 사이에 전방으로 내민 쪽의 발이 지면에 닿으면서 다음 지지상이 된다(다음 페이지의 맨 위 그림 ❺).

팔은 다리의 좌우 동작과 상반하여 앞뒤로 흔들면서 **골반의 돌림을 상쇄**하여 균형을 유지한다.

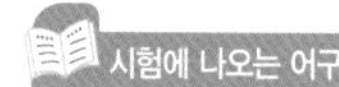
시험에 나오는 어구

지지상
달리기 동작에서 한쪽 발이 지면에 닿아 있는 순간. 이 상에서 속도가 만들어지므로 구동상이라고도 한다.

비지지상
달리기 동작에서 양발이 지면에서 떨어져 있는 순간. 비상기라고도 한다.

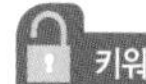
키워드

팔 흔들기
달리기 중 팔은 팔꿉관절(주관절)을 90° 정도 굽히고 아래팔(전완)은 중간위 또는 경도회내하고 손가락은 가볍게 주먹을 쥐면서 앞뒤로 흔든다. 뛰는 속도가 빨라지면 특히 후방으로 흔드는 폭이 커진다.

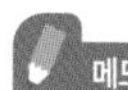
메모

몸통의 기울기
달리기 중 가속하고 있을 때는 몸통은 약간 앞으로 기울어진다(전경). 장거리달리기 등에서 가속하지 않고 속도가 유지되는 상황에서는 몸통은 거의 수직으로 유지된다.

달리기 동작

1
2
3
4
5
지지상
한쪽 발이 지면에
닿아 있는 순간
비지지상(비상기)
양발이 지면에서
떨어져 있는 순간
지지상

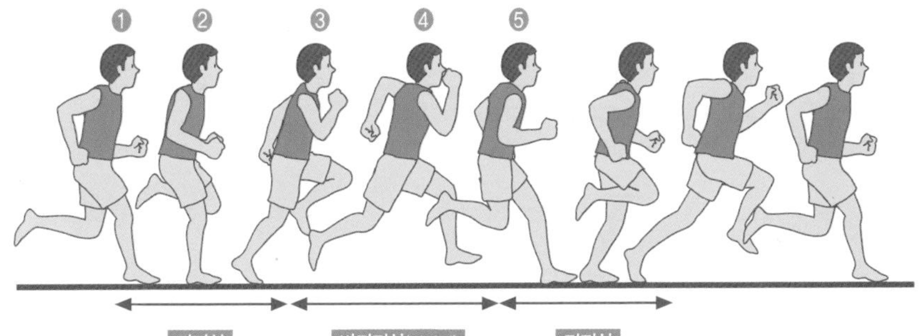

뛰는 속도에 따른 동작의 차이

속도가 빨라질수록 지지상의 비율이 줄어든다.

저속(3.27m/s)

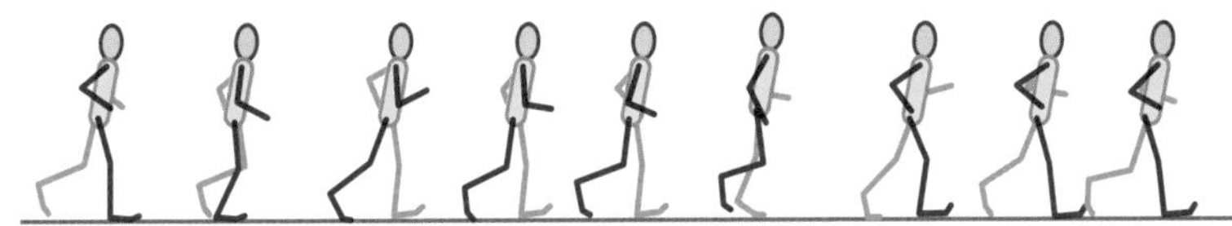

중속(6.27m/s)

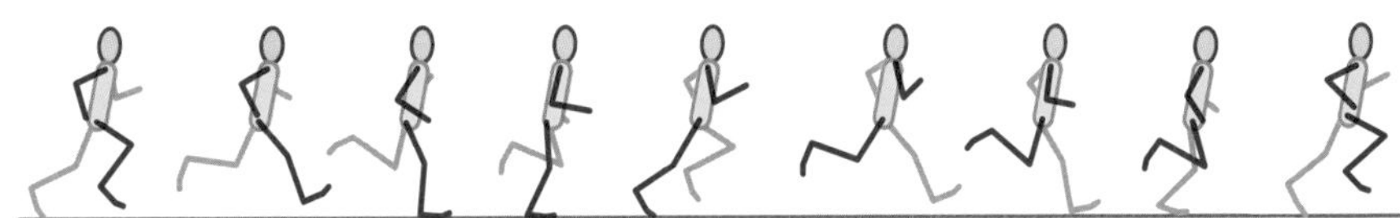

고속(9.68m/s)

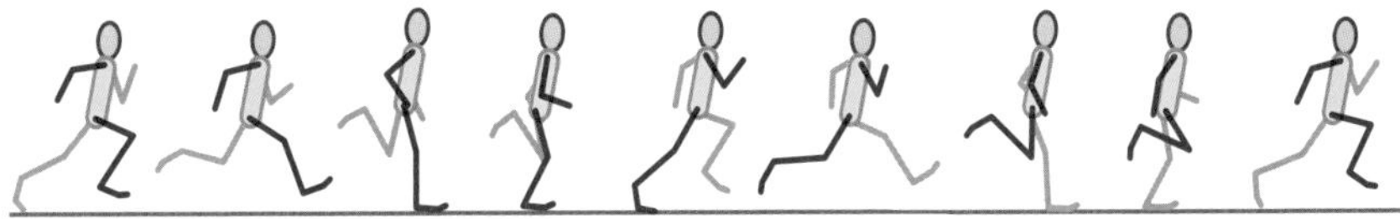

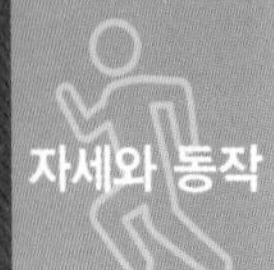

달릴 때의 관절과 근육의 작용

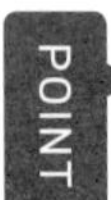

- 발을 착지할 때는 관절의 각도를 유지할 필요가 있다.
- 발을 후방으로 찰 때는 큰볼기근과 종아리세갈래근이 작용한다.
- 발을 착지하기 직전에 각 근육은 준비 태세에 들어간다.

발을 착지할 때

달리기 동작에서 발을 착지하는 순간 그 발에 전체 하중이 실리므로 그 충격을 각 관절에서 흡수해야 함과 동시에 무게를 못 이겨 과도하게 휘는 일이 없도록 지탱해야 할 필요가 있다. 특히 무릎관절(슬관절)은 경도 굴곡된 각도를 확실하게 유지해야 하므로 착지 순간에는 **넙다리네갈래근**(대퇴사두근)의 **가쪽넓은근**(외측광근)이 강하게 작용한다.

발의 착지에서부터 후방으로 차기까지

달리기 동작에서는 **착지한 발을 후방으로 차면서 추진력**을 만들어낸다. 이 과정에서 **엉덩관절**(고관절)은 주로 **큰볼기근**(대둔근)의 작용으로 펴진다. 무릎관절은 경도 굴곡위의 상태로 유지되는데 이때 넓적다리(대퇴) 전면의 **넙다리네갈래근**과 넓적다리 후면의 **햄스트링**이 작용한다. 발목관절은 발이 착지한 후 몸이 전방으로 이동함에 따라 굽혀지고(발등굽힘(배굴)) 최종적으로 후방으로 차낼 때 강하게 펴진다(발바닥굽힘(저굴)). 이때 발목관절의 폄은 **종아리세갈래근**의 작용이다.

다리를 전방으로 내밀 때

후방으로 차낸 다리를 전방으로 끌어당기는 과정에서는 **엉덩허리근**(장요근)과 **넙다리네갈래근**의 **넙다리곧은근**(대퇴직근)이 엉덩관절을 굽힌다. 다리를 전방으로 내미는 과정에서는 다음 착지 순간에 대비하여 엉덩관절에서는 **큰볼기근**과 **넙다리두갈래근**(대퇴이두근)이, 무릎관절에서는 **넙다리네갈래근**의 **가쪽넓은근**(외측광근)과 **넙다리두갈래근**이 작용한다. 또한 **앞정강근**(전경골근)이 발목관절을 굽힌다(발등굽힘).

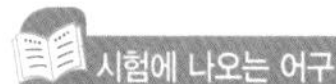

엉덩허리근

척주(주로 허리뼈(요추))에서 시작하는 큰허리근(대요근)과 엉덩뼈(장골)에서 일어나 엉덩근(장골근)의 총칭으로, 둘이 합류하여 넙다리뼈 안쪽(대퇴골 내측)의 작은돌기(소전자)에 닿는다. 넙다리뼈를 상방으로 끌어당겨 엉덩관절을 굽힌다.

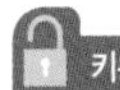

추진력

달리기에서의 추진력은 착지한 쪽의 다리를 전방에서 후방으로 보냄과 마지막에 지면을 후방으로 차낼 때 만들어진다.

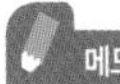

대항근(길항근)의 작용

어떤 굽힘근(굴근)이 수축되어 관절이 굽혀질 때는 그 대항근(길항근)인 폄근(신근)은 관절을 지탱하며 굽히는 속도를 조절하기 위해 길이를 늘이면서 수축된다.

달리기 동작과 근육(다리)

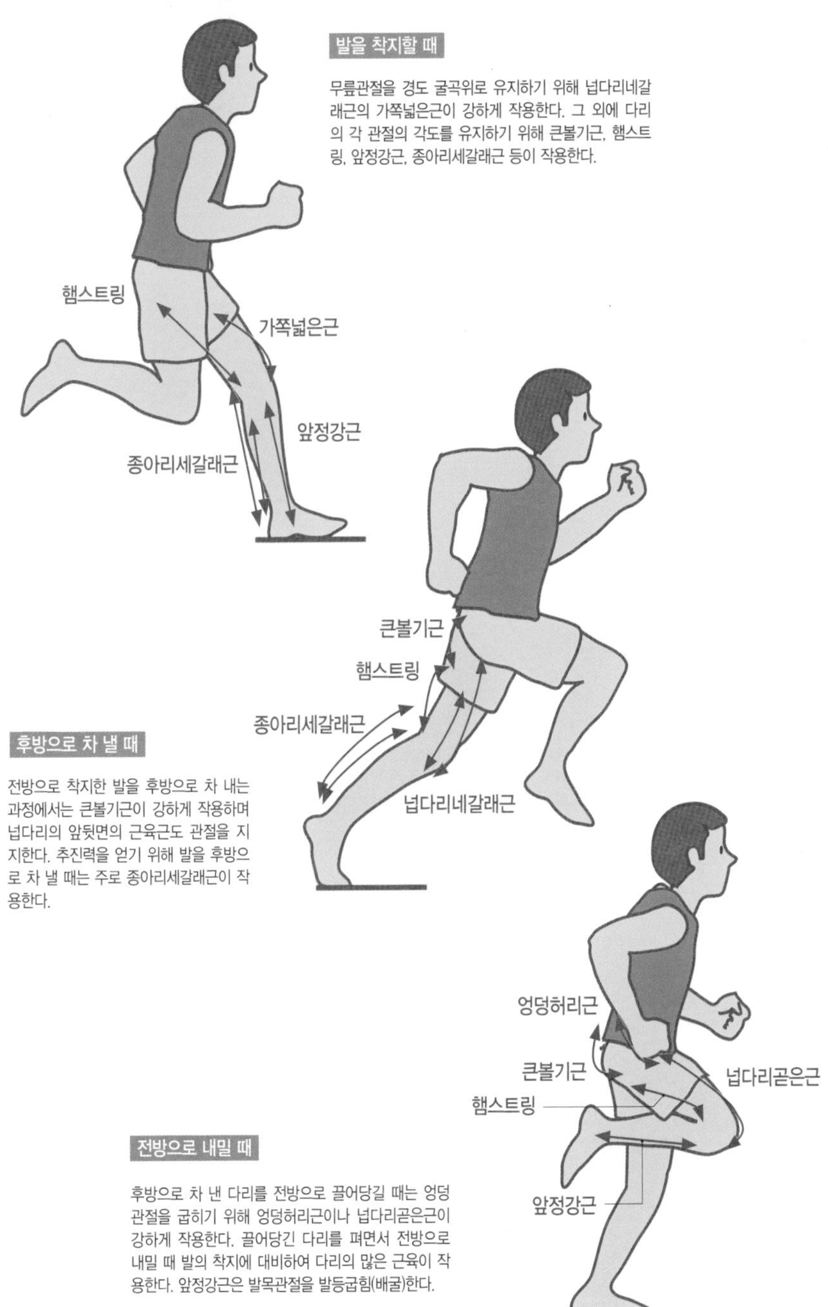

발을 착지할 때

무릎관절을 경도 굴곡위로 유지하기 위해 넙다리네갈래근의 가쪽넓은근이 강하게 작용한다. 그 외에 다리의 각 관절의 각도를 유지하기 위해 큰볼기근, 햄스트링, 앞정강근, 종아리세갈래근 등이 작용한다.

후방으로 차 낼 때

전방으로 착지한 발을 후방으로 차 내는 과정에서는 큰볼기근이 강하게 작용하며 넙다리의 앞뒷면의 근육근도 관절을 지지한다. 추진력을 얻기 위해 발을 후방으로 차 낼 때는 주로 종아리세갈래근이 작용한다.

전방으로 내밀 때

후방으로 차 낸 다리를 전방으로 끌어당길 때는 엉덩관절을 굽히기 위해 엉덩허리근이나 넙다리곧은근이 강하게 작용한다. 끌어당긴 다리를 펴면서 전방으로 내밀 때 발의 착지에 대비하여 다리의 많은 근육이 작용한다. 앞정강근은 발목관절을 발등굽힘(배굴)한다.

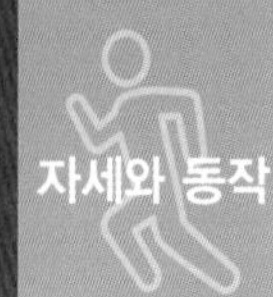

자세와 동작

달리기 속도와 관련된 요소

POINT

- 달리기 속도는 스트라이드와 피치로 결정된다.
- 전방에서 발을 착지하고 후방으로 발을 차 내는 동안 무릎관절은 경도 굴곡위로 유지되어야 더 빨리 달릴 수 있다.

스트라이드의 길이가 중요

뛰는 **속도**는 **스트라이드**(1보의 거리)와 **피치**(1초간의 걸음 수)로 결정된다. 그러나 실제로 달리는 속도는 주로 스트라이드의 길이와 상관이 있다. 달리는 속도는 성장하면서 향상된다. 피치는 유아기에 뛰기가 가능해진 이후로는 거의 변화되지 않는 반면 스트라이드는 신장과 근력의 증대와 함께 늘어난다. 만 13세 이후로는 근력이 강해지고 키가 커지는 남아가 여아보다 스트라이드가 늘어나고 달리는 속도도 빨라진다.

뛰는 자세와 속도

뒤로 차 낸 발을 전방으로 내밀 때의 동작에서 과거에는 무릎관절을 깊이 굽혀서 발을 넓적다리 쪽으로 붙이거나 넓적다리를 높이 들어 올려서 허벅지를 위로 끌어올리는 것이 더 빨리 달릴 수 있는 자세로 알려져 있었다. 그러나 최근에는 **발의 끌어당김과 허벅지의 들어올림은 속도와 상관관계가 없는 것**으로 밝혀졌다.

한편 전방에 발을 착지한 다음 뒤로 차 낼 때 **무릎관절을 경도 굴곡한 상태로 유지하는 것이 더 빨리 달릴 수 있다**. 무릎관절을 펴면 엉덩관절의 폄으로 얻어지는 이동거리가 상쇄된다(다음 페이지 아래 그림). 동시에 무게중심의 상하운동도 커지면서 전방으로의 추진력이 감소한다.

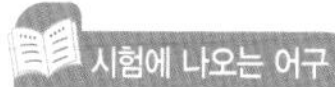

시험에 나오는 어구

스트라이드
1보로 나가는 거리. 뛰는 속도를 좌우하는 요소다.

피치
1초 동안의 걸음 수. 일반적으로는 4보/초 정도이며 유아기 이후로는 거의 늘어나지 않는다.

메모

러너스 니(runner's knee)
달리기나 걷기를 많이 하는 사람에게 발생하는 무릎 통증의 총칭으로 엉덩정강인대염, 무릎인대염 등에 의한 것이 많다.

오스굿-슐라터병
운동을 많이 하는 성장기 어린이에게서 많이 발생한다. 정강뼈 앞면(경골 전면)에 붙은 힘줄(건)이 반복적으로 당겨짐에 따라 염증이 생겨 이 부분이 튀어나오면서 통증이 생긴다.

column

달리기 부상

달리기는 특히 무릎관절과 종아리, 발목관절에 부담을 주므로 러너스 니, 오스굿-슐라터병, 피로골절 등 통증을 주요증상으로 하는 달리기 부상으로 이어지기 쉽다.

질주 능력의 발달

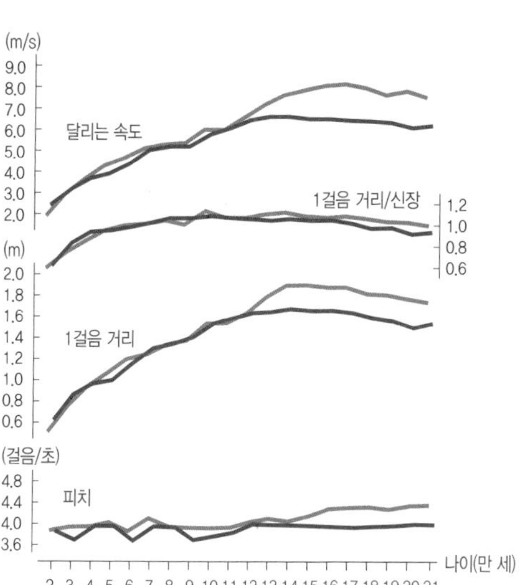

달리는 속도(맨 위의 곡선)의 향상은 1걸음 거리(스트라이드 · 위에서 세 번째 곡선)의 증가에 비례한다. 1걸음 거리는 만 6세를 지나면 신장과의 비율(위에서 두 번째 곡선)이 일정해진다. 즉 1걸음 거리는 신장과 함께 늘어난다. 피치(맨 아래 곡선)의 경우 나이에 따른 큰 변화가 없다.

자세와 속도

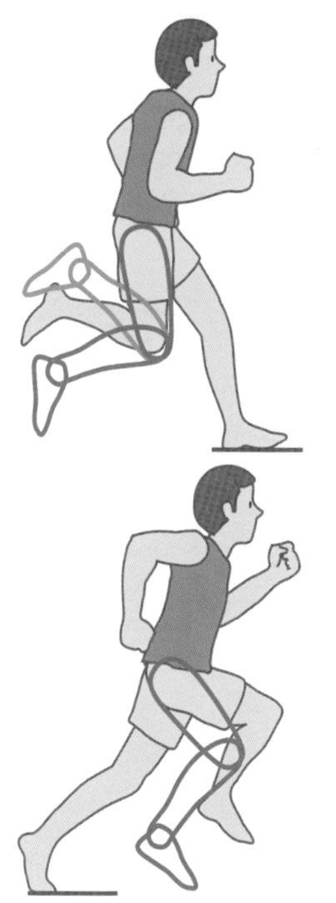

후방으로 차 낸 다리를 얼마나 붙이느냐(위 그림), 그리고 전방으로 내민 다리의 허벅지를 얼마나 높이 들어 올리느냐(아래 그림)는 뛰는 속도와는 상관관계가 없는 것으로 밝혀졌다.

무릎관절은 경도 굴곡위가 더 좋은 이유

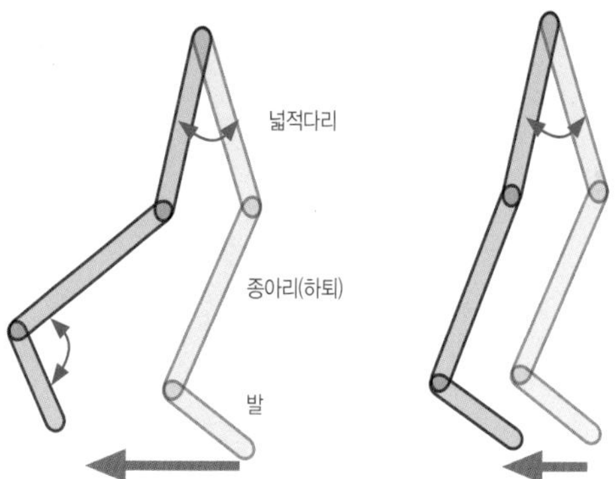

출발할 때의 다리자세(지위)에서 발목관절의 각도를 유지한 채 넓적다리를 똑같은 각도만큼 움직일 경우 무릎관절을 그대로 구부린 상태(왼쪽)가 무릎관절을 편 상태(오른쪽)보다 발의 이동거리가 길다.

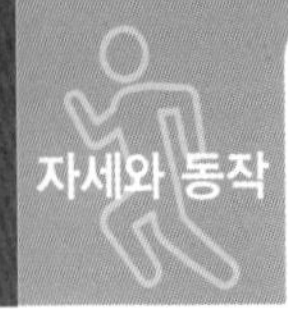

점프 동작(제자리높이뛰기)

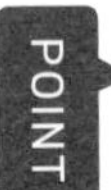

POINT

- 제자리높이뛰기를 하려면 중력을 이기는 위 방향으로의 힘이 필요하다.
- 다리를 굽혀서 반동을 붙이면 더 높이 뛸 수 있다.
- 팔을 흔드는 동작을 이용하면 더 높이 뛸 수 있다.

다리와 팔로 반동을 붙여서 뛰어오르기

수직으로 뛰어오르려면 몸의 아래 방향으로 작용하는 중력의 힘보다 더 큰 위 방향으로의 힘이 발휘되어야 한다. 이 추진력은 다리가 지면을 찰 때 만들어진다.

직립자세에서 발목관절을 펴는(발바닥굽힘) 힘만으로는 뛰어오르기 어렵지만 뛰어오르기 전에 가볍게 무릎을 구부리면서 **반동**을 주면 높이 뛰어오를 수 있다. 먼저 직립한 자세에서 **엉덩관절(고관절)**, **무릎관절(슬관절)**, **발목관절(족관절)**을 굽히고 난 후 이들 관절을 동시에 펴면서 뛰어오른다. 공중에서는 엉덩관절, 무릎관절, 발목관절은 자연스럽게 편 상태가 되고 착지할 때는 이들 관절이 굽혀지면서 착지 순간의 충격을 흡수한다.

팔을 몸 옆면에 붙인 채로 뛰어오르기보다는 **뛰어오르는 타이밍에 맞춰 팔을 상방으로 흔드는 쪽이 더 높이 뛰어오를 수 있다.** 뛰어오르기 전에 웅크릴 때 어깨관절(견관절)을 가볍게 펴고(**후방거상**) 다리를 펴서 뛰어오름과 동시에 어깨관절을 동시에 굽히면서(**전방거상**) 몸을 위로 끌어당기듯이 쭉 편다.

뛰어오른 후의 공중 자세와 동작은 뛰어오르는 높이에 영향을 주지 않는다.

깡충뛰기(hopping) 동작

제자리에서 가볍게 점핑을 반복하는 **깡충뛰기**(hopping)는 주로 발목관절과, 무릎관절이나 엉덩관절을 부드럽게 굽혀 도약의 힘을 발휘하면서 동시에 충격을 흡수한다. 이 동작에서는 근육과 힘줄(건)의 용수철 같은 작용이 중요하다(P.168 참조).

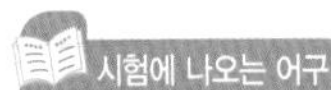

시험에 나오는 어구

반동
운동하기 전에 반대 방향으로의 운동을 일으키는 것. 도약하기 위한 근육에 용수철과 같은 효과를 나타낸다.

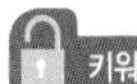

키워드

제자리높이뛰기
제자리에서 최대한 높이 뛰어오르는 것. 체력측정의 한 종목이다.

메모

공중에서의 동작
뛰어오르는 높이와 방향은 뛰어오를 때의 힘의 벡터로 결정되므로 공중에서 어떤 동작을 취해도 도약의 높이에는 영향을 미치지 않는다.

뛰어오르는 동작

"뛰어오르는 타이밍에 맞춰서 팔을 위로 흔들어 올리면 더 높이 뛰어오를 수 있다."

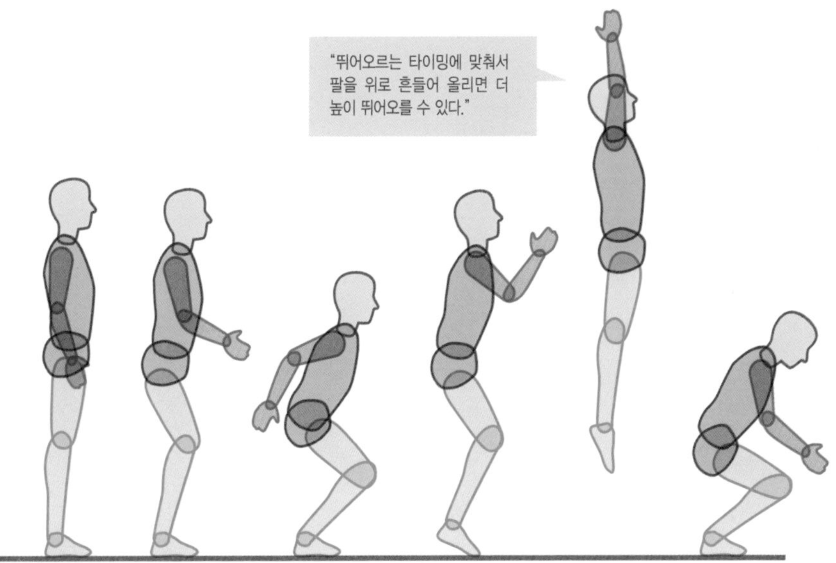

맨 먼저 가볍게 웅크리고 팔의 흔들기를 이용해서 위로 뛰어오른다. 착지에서는 다리의 각 관절을 부드럽게 굽혀서 충격을 완화시킨다.

웅크리거나 팔을 위로 흔들어 올리지 않을 경우

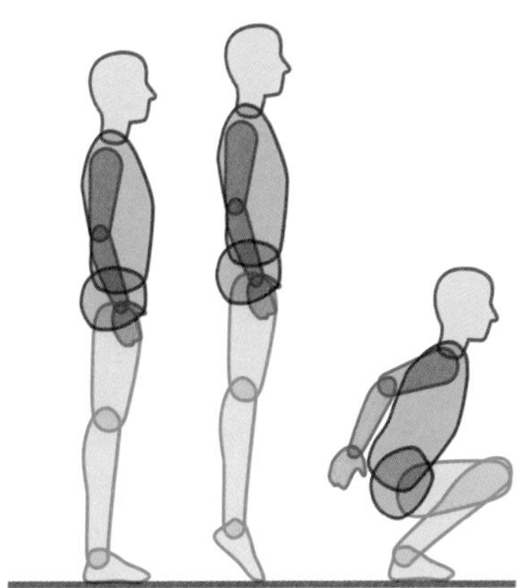

발목관절의 폄(발바닥굽힘(저굴))만으로는 많이 뛰어오를 수 없다. 웅크리고서 뛰어오르면 엉덩관절과 무릎관절을 펴는 근육의 힘까지 동원되므로 상방향으로의 힘이 증가한다. 단, 너무 많이 웅크리면 다리의 폄근(신근)의 힘이 충분히 발휘되지 못한다.

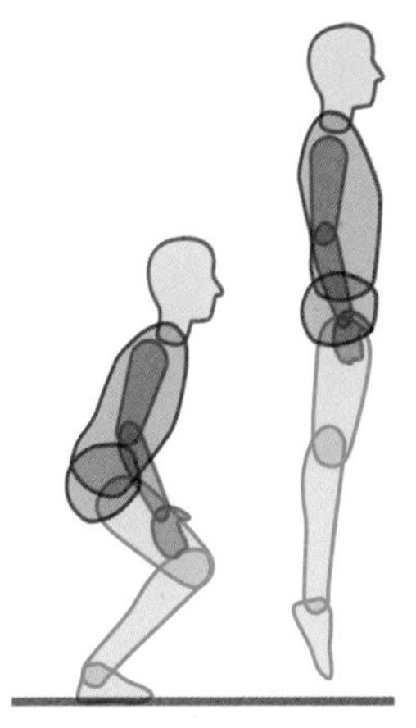

팔을 위로 흔들어 올리지 않으면 반동을 효과적으로 활용할 수 없다.

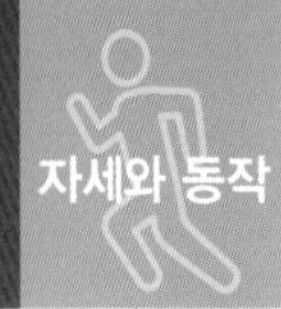

제자리높이뛰기와 근육

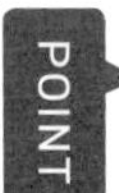

- 엉덩관절, 무릎관절, 발목관절의 폄근군을 사용하여 지면을 찬다.
- 반동의 힘은 펴진 근육이 용수철처럼 수축할 때 생긴다.
- 반동의 힘은 근육의 뻗침반사와 관련되어 있다.

지면을 차는 힘을 발휘하는 근육

뛰어오르는 데 작용하는 근육은 엉덩관절(고관절), 무릎관절(슬관절), 발목관절(족관절)을 펴게 만드는 근육이다. 엉덩관절은 주로 **큰볼기근**(대둔근)이, 무릎관절은 **넙다리네갈래근**(대퇴사두근)이, 발목관절은 **종아리세갈래근**(하퇴삼두근)이 펴는 데 기능한다. 넓적다리 뒷면(대퇴후면)의 **햄스트링**(넙다리두갈래근(대퇴이두근), 반막근(반막상근), 반힘줄근(반건상근))은 모두 엉덩관절과 무릎관절에 걸쳐 붙어 있는 이관절근이므로 엉덩관절의 폄에도 관여한다.

반동의 메커니즘

높이 뛰어오르기 전에 **반동**을 붙이려면 웅크려야 한다. 이때 높이 뛰어오르는 데 작용하는 근육은 일단 펴지면서 늘어난다. 근육과 힘줄(건)은 **근육힘줄복합체**라 불리는 하나의 유닛으로 흔히 신축하는 용수철에 비유할 수 있다. 웅크리면서 근육과 힘줄이 늘어나면 용수철이 늘어날 때와 마찬가지로 그곳에 줄어들려고 하는 힘이 비축된다.

그리고 다음 순간 근육이 수축으로 전환되면 '늘어난 용수철'이 순간 줄어들면서 근육의 수축력에 가산된다. 이것이 반동의 효과다. 단, 이 작용은 '늘어나기'에서 '줄어들기'로 순간적으로 전환되어야 효과적으로 기능한다.

작은 점프를 반복하는 **깡충뛰기**(hopping) 운동은 착지할 때마다 **종아리세갈래근**(하퇴삼두근)이 펴는데 이때 비축되는 줄어들려는 힘은 다음 도약에 사용된다. 깡충뛰기는 이 과정이 반복적으로 이어진다.

근육은 갑자기 펴면 **뻗침반사**(신장반사)가 일어나면서 줄어들려는 성질이 있다. 이 뻗침반사도 반동의 원리와 관계가 있는 것으로 알려져 있다.

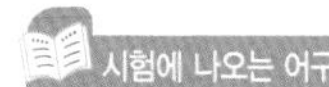
시험에 나오는 어구

근육힘줄복합체
신축성이 뛰어난 근육조직에 비해 힘줄(건)은 신축성이 거의 없다. 그러나 힘줄은 근육과 연결되면서 전체적으로는 장력을 발휘하므로 이를 하나의 유닛으로 보고 근육힘줄복합체라고 표현한다.

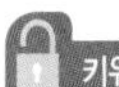
키워드

이관절근
두 관절에 걸쳐서 붙어 있는 근육. 넙다리네갈래근의 넙다리곧은근(대퇴직근), 넙다리빗근(봉공근) 등도 이관절근이다.

뻗침반사
근육이 갑자기 늘어나면 근육 속의 근방추라고 하는 센서가 이를 감지하고 그 정보가 척수로 전달되면서 반사가 일어나 근육을 수축시킨다. 근육이 과다하게 늘어나 끊어지는 것을 방지하기 위한 시스템으로 추측된다.

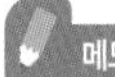
메모

제자리높이뛰기의 기록
성인의 경우 남자는 55~65cm, 여자는 40~50cm가 표준으로 알려져 있다.

뛰어오르는 동작과 근육

뛰어오르는 동작에는 엉덩관절과 무릎관절, 그리고 발목 관절을 펴는 다음과 같은 근육들이 작용한다.

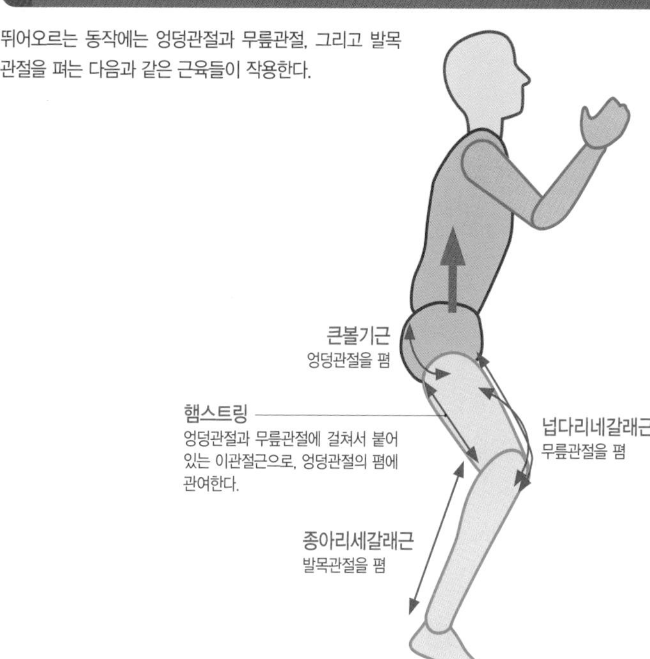

깡충뛰기 운동과 반동의 원리

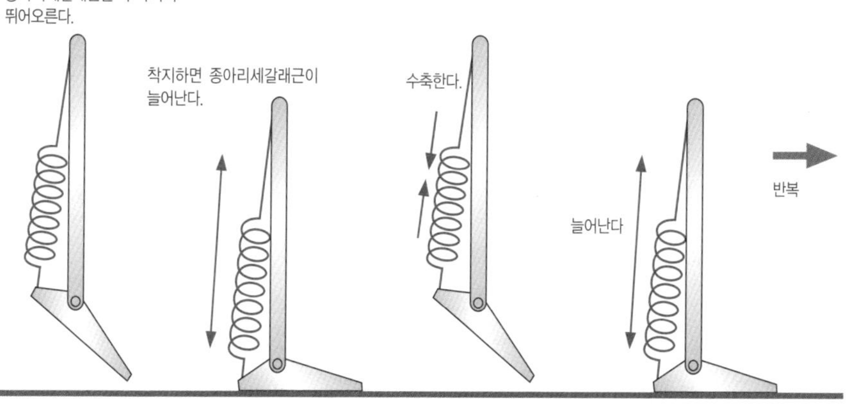

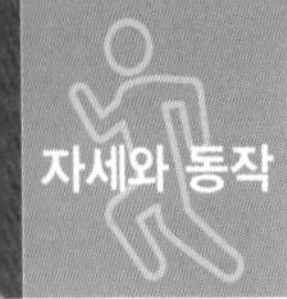

멀리 뛰는 동작

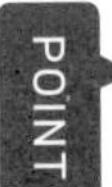

- 제자리멀리뛰기는 제자리높이뛰기에다 전방으로의 힘을 더한 것이다.
- 멀리뛰기는 도움닫기를 하고 발구름판에서 한 발로 굴러서 멀리 뛰는 운동이다.
- 멀리뛰기의 기록은 뛰어오르는 순간의 초속과 도약각으로 결정된다.

제자리멀리뛰기의 동작

제자리멀리뛰기란 직립자세에서 전방으로 최대한 멀리 뛰어오르는 동작을 말한다. 뛰어오를 때는 제자리높이뛰기와 마찬가지로 **반동**을 이용한다. 먼저 직립자세에서 다리의 각 관절을 굽히면서 가볍게 웅크리고 팔을 크게 후방으로 당긴다. 그리고 몸통(체간)을 앞으로 기울인 상태에서 팔을 하후방에서 전상방으로 흔들고 양발 동시에 **엉덩관절(고관절)**, **무릎관절(슬관절)**, **발목관절(족관절)**을 펴면서 지면을 하후방을 향하여 강하게 발구르기 하여 뛰어오른다.

뛰어오르는 순간 전신은 펴진 자세가 된다. 공중에서는 엉덩관절을 굽혀서 넓적다리(대퇴)를 전방으로 끌어당기고 무릎관절은 펴서 발을 전방으로 내민다. 양발을 동시에 착지하는데 다리의 각 관절을 충분히 굽혀서 착지하는 순간의 충격을 흡수한다.

멀리뛰기의 동작

멀리뛰기는 뛰어오를 때 수평 방향으로의 초속을 증가시키기 위해 **도움닫기**를 하고 발구름판에서 한 발로 굴러 멀리 뛰는 운동이다.

도움닫기에서는 충분한 속도를 내는 것과 속도를 줄이지 않고 구름판 선에 보폭을 맞추는 것이 중요하다. 발구르기 직전에는 도약에 대비하여 무게중심을 내리고 동시에 상반신을 똑바로 세워 발바닥 전체로 발구름판을 재빠르고 힘차게 차야 수평방향으로의 속도에 제동이 걸리면서 그 반력이 뛰어오르는 힘으로 변환된다. 뛰어오르는 각도(**도약각**)는 **최상급 선수의 경우 15~25°**라고 한다. 공중에서는 착지점이 최대한 멀어지도록 팔은 후방에서 상, 전방으로 회전시키고 몸은 한번 뒤로 젖혔다가 강하게 굽히고, 다리는 전방으로 이동시켜서 양발을 동시에 착지한다.

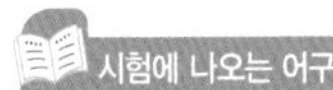

도약각
멀리뛰기에서 뛰어오르는 순간의 각도. 각도가 너무 크면 수평 방향으로의 속도가 떨어지고 각도가 너무 작으면 착지가 빨라진다.

키워드

공중에서의 동작
도약운동에서는 공중에서 어떤 동작을 취해도 무게중심의 궤적은 변하지 않는다. 공중에서의 동작은 착지를 준비하기 위함이다.

메모

멀리뛰기의 기록
멀리뛰기의 기록은 뛰어오르는 순간의 초속과 도약각으로 결정되며 특히 초속과 관련성이 크다. 이 초속은 도움닫기의 속도, 직전에 몸을 일으키는 타이밍 등과 관계가 있다.

제자리멀리뛰기의 동작

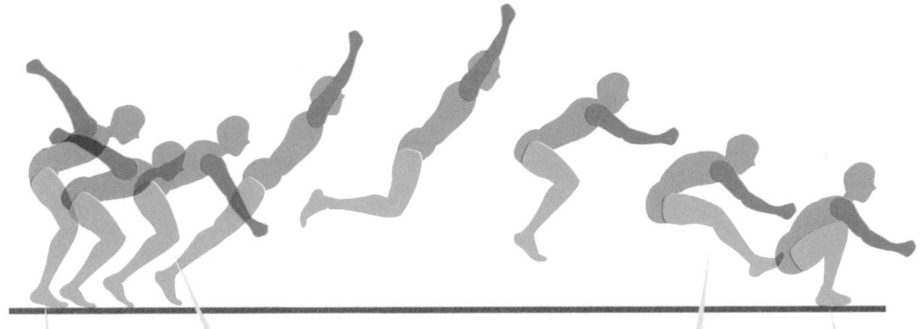

다리의 반동과 팔을 앞뒤로 흔드는 동작을 이용한다.

전방 대각선 상방향으로 뛰어오른다.

다리를 전방으로 내민다.

양발로 착지한다.

멀리뛰기의 동작(발구르기 이후)

발구르기 전에 무게중심을 내리고 상체를 일으킨다.

도약각은 15~25°
다리를 전방으로 이동시킨다.

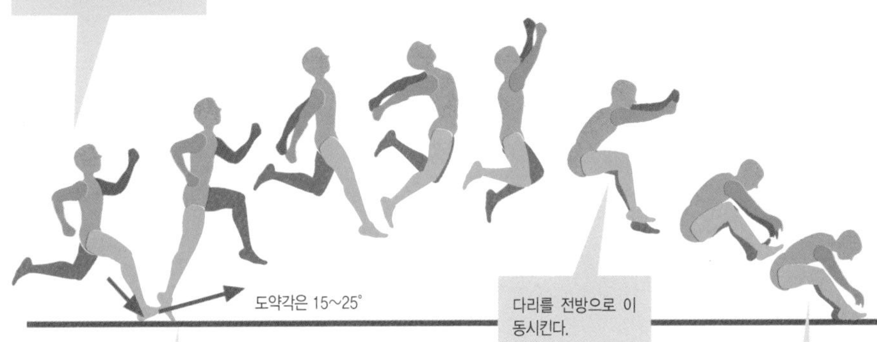

발구르기 할 때 도움닫기에 제동이 걸리고 그 반력이 도약력으로 변환된다.

양발로 착지한다.

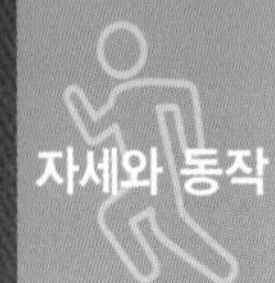

멀리뛰기의 동작과 근육

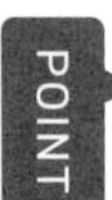

- 발구르기 전의 보폭 조절은 도움닫기의 속도를 감속시키는 요인이 된다.
- 발구르기 하는 순간 폄근군이 다리를 강하게 편다.
- 공중에서는 착지를 위해 배근육군 등이 몸통을 굽힌다.

도움닫기의 속도

도움닫기의 속도는 뛰어오르는 순간의 초속에 영향을 미치므로 최대한 감속하지 않는 것이 바람직하다. 도움닫기의 전반에는 특별히 감속할 만한 요인이 없으나 발구름판 선 부근에서는 뛰어오르기 위한 준비로 무릎관절(슬관절) 등을 약간 굽혀서 무게중심을 내리고 상반신을 똑바로 펴기 때문에 속도가 다소 줄어든다. 또한 발구름판 선 부근에서 발구르기 하는 발이 맞지 않으면 마지막의 몇 보에서 보폭을 조절하게 되는데 이는 도움닫기의 속도를 감속하게 되는 큰 요인이 된다.

발구르기 하는 순간에 작용하는 근육

멀리뛰기에서는 제자리높이뛰기나 제자리멀리뛰기처럼 **반동**을 붙이기 위해 다리를 크게 굽히지 않아도 된다. 발구르기 하는 순간은 **경도 굴곡위**에 있는 다리의 각 관절을 **넙다리네갈래근**(**대퇴사두근**)과 **종아리세갈래근**(**하퇴삼두근**) 등의 폄근군(신근군)이 펴서 뛰어오르게 된다. 또한 그 순간에는 지면에서 큰 **반력**이 작용하므로 폄근군과 굽힘근군(굴근군)이 모두 강하게 작용하면서 각 관절을 지탱한다.

또한 **엉덩허리근**(**장요근**)과 넙다리네갈래근의 **넙다리곧은근**(**대퇴직근**) 등이 반대쪽 다리를 후방에서 전방으로 세게 들어 올리면서 몸을 끌어올린다.

공중 동작

공중 동작에서 중요한 동작은 한번 젖혀진 몸이 배근육군(복근군)과 엉덩허리근 등으로 강하게 굽혀지면서 다리가 전방으로 내밀리는 것이다. 또한 팔은 넓은등근(광배근) 등에 의해 위에서 전방으로 휘둘러 내려지면서 몸의 굽힘을 돕는다.

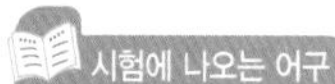

도움닫기
멀리뛰기에서 뛰어오르는 초속을 높이기 위해 발구름판 위치까지 뛰는 것을 말하며, 발구름판에 보폭이 맞도록 뛰는 것이 중요하다.

키워드

반력
체중에 작용하는 중력이나 발이 강하게 땅에 닿았을 때 지면에서 몸 방향으로 작용하는 힘이다.

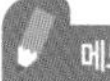
메모

공중 동작
멀리뛰기의 공중 동작에는 이 책에서 설명한 동작 외에도 달리기 동작에서처럼 손발을 계속 움직이는 것 등도 있다. 자신에게 맞는 동작을 찾아내는 것이 중요하다.

도움닫기가 감속되는 요인

"발구르기 하기 전에 무게중심을 낮추고 상체를 일으키므로 다소 감속된다."
발구르기 위치
"발구르기가 맞지 않다고 판단되면 보폭을 맞추느라 도움닫기가 감속된다."

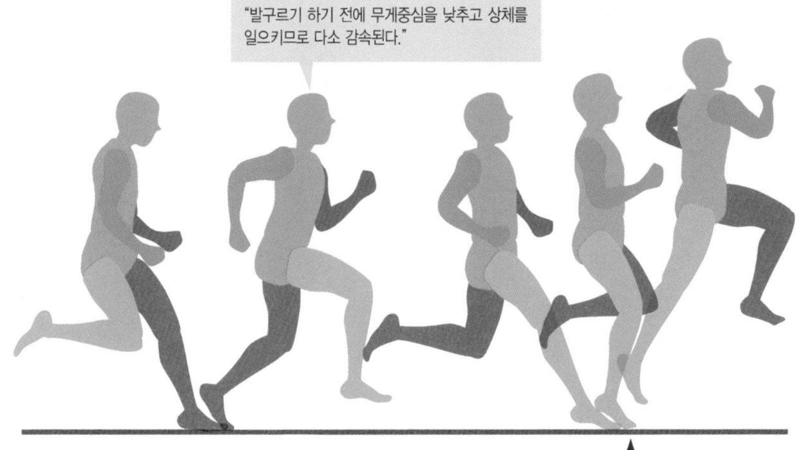

발구르기 하는 순간에 작용하는 근육

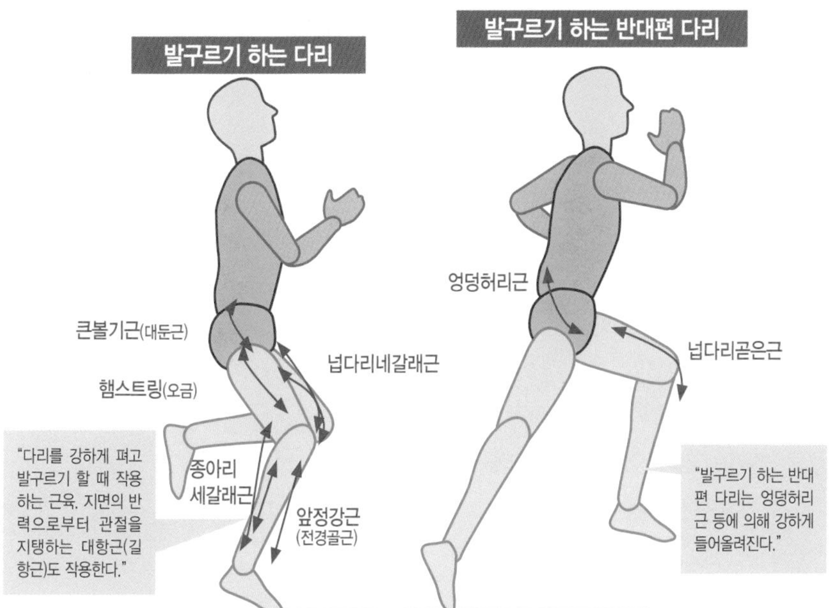

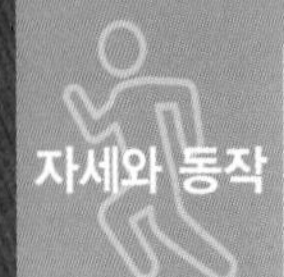

공던지기 동작

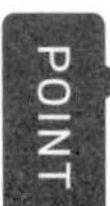

- 던지기란 손에 든 물체를 멀리 날리는 것이다.
- 던지는 물체나 종목에 따라 던지는 동작이 달라진다.
- 무게중심의 전방이동, 팔 흔들기, 상체의 돌림이 중요하다.

던지는 동작과 스포츠

던지는 동작(**투척 동작**)이란 손에 든 물체를 멀리 날리는 것을 말한다. 던지는 동작을 하는 운동에는 야구, 소프트볼, 핸드볼, 창던지기, 포환던지기, 원반던지기 등이 있다. 단, 야구 종목에서도 투수와 야수는 동작에 차이가 있으며 포환던지기, 원반던지기 등의 동작도 서로 크게 다르다. 가장 일반적인 것은 야구공 던지기와 같은 던지기 동작이다. 여기서는 이 동작에 대해 설명한다.

공을 던지는 동작의 분석

오른손 던지기의 경우 다음의 ❶~❺ 동작으로 이루어진다(다음 페이지 아래 그림 참조). 먼저 ❶ 몸의 좌측을 던지는 방향으로 돌리고 옆으로 선다, ❷ 오른쪽 다리에 무게중심을 두고 왼쪽 다리를 들어 올린다, ❸ 왼발을 던지는 방향으로 내밀어 무게중심을 이동시키면서 양팔을 벌린다, ❹ 공을 든 오른손 손바닥을 앞으로 향하게 하면서 팔을 후방에서 위, 전방으로 휘두른다(이때 몸통(체간)은 왼쪽으로 돌리고 왼발은 던지는 방향을 향하면서 착지함), ❺ 후방에서 전방으로 휘두른 오른쪽 팔을 전방으로 더 휘두르고, 높은 위치에서 공을 던지고(릴리스), 팔을 끝까지 내던진다.

가까이에 던질 때는 이들 동작은 천천히 그리고 다소 작게 취한다. 공을 멀리 그리고 빨리 던질 때는 팔의 스윙이나 무게중심의 전방으로의 이동을 보다 빠르게, 내미는 발도 더 멀리 착지시킨다.

단, **공을 던지는 타이밍이 너무 이르면 공은 상방향으로 던져지고 너무 늦으면 지면으로 내동댕이쳐진다.**

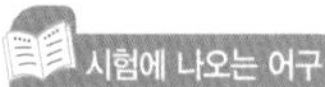

던지기 동작
던지는 동작을 말한다. 손에 든 물체를 멀리 날리는 동작

야구 투수의 투구 동작
야구 투수의 투구 동작은 오버스로, 사이드스로, 언더스로 등 그 폼에 따라 크게 달라지며 구종에 따라서도 달라진다.

던지는 동작을 하는 운동 종목

던지는 동작을 하는 운동 종목에는 야구, 소프트볼, 핸드볼, 농구, 수구와 같이 공을 사용하는 운동과 해머던지기, 창던지기, 포환던지기, 원반던지기 등의 투척종목이 있다. 던지는 동작은 던지는 물체나 종목에 따라 크게 달라진다.

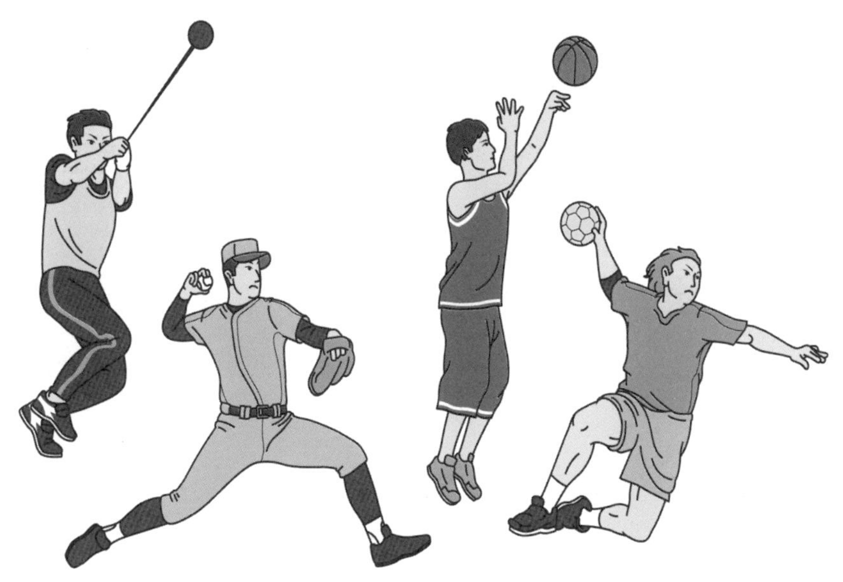

공을 던지는 동작

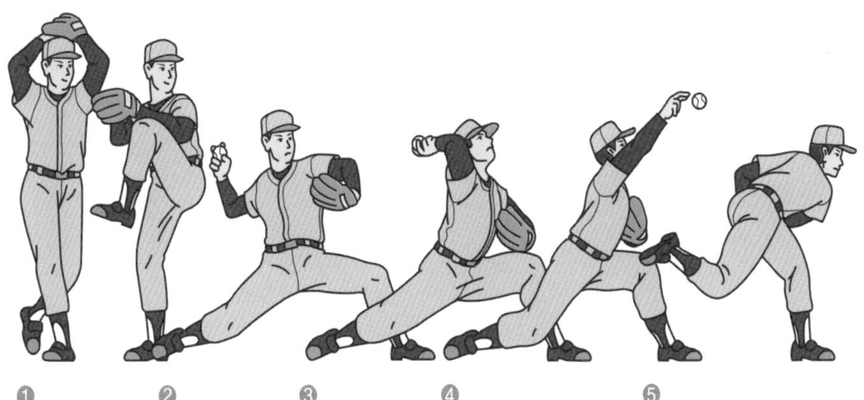

❶ 몸의 왼편을 던지는 방향으로 향하게 하고 옆 방향으로 선다.

❷ 오른쪽 다리에 무게 중심을 두고 왼쪽 다리를 들어올린다.

❸ 왼발을 던지는 방향으로 내밀고 무게중심을 이동시키면서 양팔을 벌린다.

❹ 공을 든 오른손 손바닥을 앞으로 향하게 하면서 팔을 후방에서 위, 전방으로 휘두른다(이때 몸통은 왼쪽으로 돌리고 왼발은 던지는 방향으로 착지한다).

❺ 후방에서 전방으로 휘두른 오른쪽 팔을 더욱 앞으로 휘두르면서 높은 위치에서 공을 던지고(릴리스) 팔을 끝까지 휘두른다.

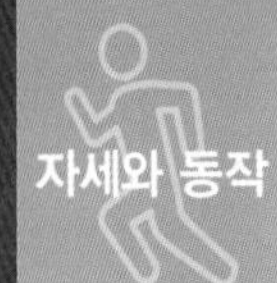

던지기 동작과 근육

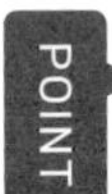

- 팔 전체가 휘어지면서 말단부 속도가 상승한다.
- 배속빗근 · 배바깥빗근의 작용으로 몸통(체간)을 돌린다.
- 넓적다리의 모음근 등은 내미는 발의 무릎을 지탱한다.

속도와 정확성

던지기 동작에서 특히 중요한 것은 던지는 물체에 실리는 속도와 그 방향이다. 이를 좌우하는 요소는 팔의 스윙, 상체의 돌림, 무게중심의 이동 등의 동작을 실행하는 근육의 근력과 각 부위의 동작 타이밍, 동작의 정확성 등이다.

팔의 운동과 근육

던지기 동작에서 팔은 전체가 휘어지면서 말단의 손과 공의 속도를 상승시킨다. 일반적인 **오버스로**의 경우 팔을 후방에서 상, 전반으로 휘두를 때 어깨관절(견관절)에서는 **큰가슴근**(대흉근)과 **어깨세모근 앞부분**(삼각근 전부)이 작용한다. 팔이 상방에서 전방으로 향할 때 팔꿉관절(주관절)은 **위팔세갈래근**(상완삼두근) 등에 의해 펴진다. 그리고 **릴리스**의 순간에는 손관절(수관절)의 굽힘근(굴곡근)인 **자쪽**(자측) 및 **노쪽**(요측) **손목굽힘근**(수근굴근)과 손가락의 굽힘근인 **얕은손가락굽힘근**(천지굴근), **깊은손가락굽힘근**(심지굴근) 등이 작용하면서 스냅을 준다.

몸통과 다리의 운동과 근육

팔을 후방에서 전방으로 휘두를 때 몸통을 돌리려면 오른팔 투구일 경우(몸통은 좌회선) 주로 왼쪽의 **배속빗근**과 오른쪽의 **배바깥빗근**이 작용한다. 또한 **배곧은근**(복직근)도 몸통의 굽힘 또는 전경(前傾) 유지에 작용한다. 다리의 근육은 전신의 체중과 무게중심의 변화를 지탱하므로 모든 근육이 작용한다. 특히 전방으로 내딛는 무릎의 각도를 유지함과 동시에 무릎이 바깥쪽으로 빠지지 않아야 하므로 **햄스트링**과 **넙다리네갈래근**(대퇴사두근), **넓적다리**(대퇴)**의 모음근군**(내전근군) 등의 작용이 중요하다.

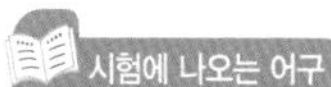

오버스로
물체를 던지는 쪽의 손을 어깨보다 높은 위치에서 아래로 휘두르는 폼이다.

키워드

넓적다리의 모음근군
엉덩관절(고관절)에서 넓적다리를 모으는 근육으로는 큰모음근(대내전근), 긴모음근(장내전근), 짧은모음근(단내전근)이 있다.

릴리스
던지기 동작에서 손에 든 물체를 날리는 순간을 말한다.

메모

던지기 동작의 발달
만 2세 경에 장난감 등을 던질 때는 직립자세에서 손으로만 던진다. 만 4~5세 경에는 한쪽 발을 내밀고 몸을 약간 앞으로 기울여서 던지기 시작하며 초등학생이 되면 상체의 돌림과 무게중심의 이동을 이용하여 던질 수 있게 된다.

오버스로의 동작과 근육

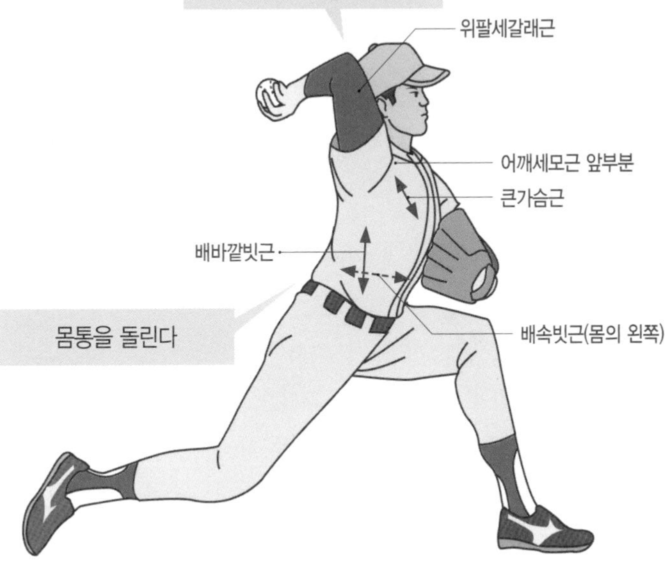

팔을 전방으로 휘두른다
위팔세갈래근
어깨세모근 앞부분
큰가슴근
배바깥빗근
몸통을 돌린다
배속빗근(몸의 왼쪽)

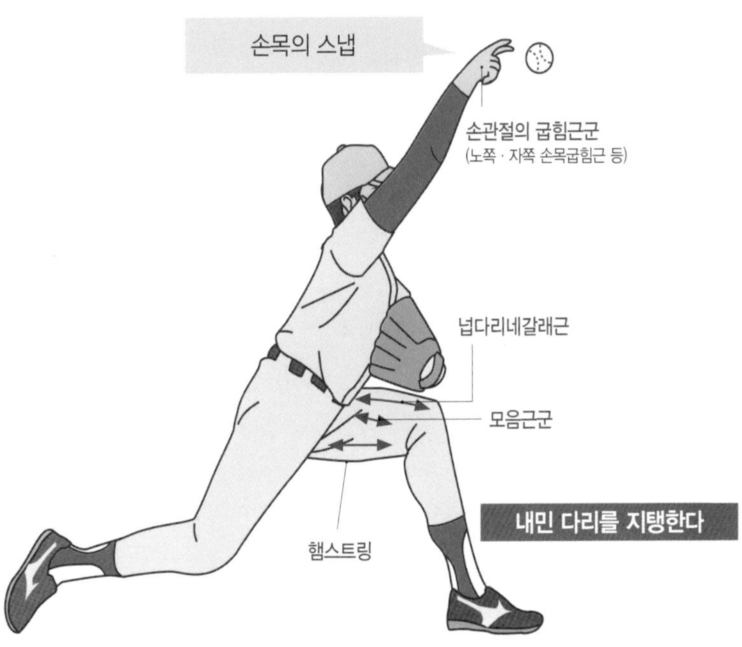

손목의 스냅
손관절의 굽힘근군
(노쪽 · 자쪽 손목굽힘근 등)
넙다리네갈래근
모음근군
햄스트링
내민 다리를 지탱한다

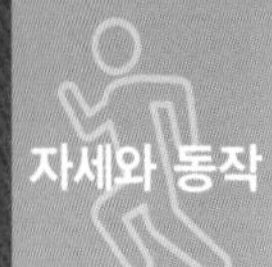

공차기 동작과 근육

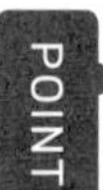

POINT

- 차는 동작은 다리로 대상물에 충격을 가하는 동작이다.
- 공을 날리는 거리 등에 따라 동작이 달라진다.
- 상급자의 경우 임팩트 순간의 발목관절은 고정되어 있다.

공을 차는 동작과 이때 작용하는 근육

차는 동작은 다리로 대상물에 충격을 가하는 것이다. 스포츠에서는 축구나 럭비 등에서 공을 찰 때나 태권도 등의 격투기에서 상대방을 발로 가격할 때 볼 수 있다. 여기서는 공을 차는 동작을 설명한다.

달리는 동작에서부터 지지하는 쪽의 다리를 공 가까이에 착지시킨다(다음 페이지 위 그림 ❶). 그러는 동안 차는 쪽의 다리를 후방으로 다소 크게 빼고 나서 무릎관절(슬관절)을 굽히면서 전방을 향해 휘두른다(다음 페이지 위 그림 ❷). 발이 공에 부딪히는 **임팩트** 순간에 무릎관절을 재빠르게 펴서 공에 충돌하는 발 부분의 속도를 높인다(다음 페이지 위 그림 ❸).

가까운 거리에 정확하게 패스해야 할 때는 허리 높이에 변화를 주지 않은 채 무릎관절과 발을 수평으로 내미는 형태로 공을 찬다. 멀리 공을 날려야 할 경우는 다리로 원을 그리듯이 휘두르고 전방으로도 높이 들어 올린다(다음 페이지 위 그림 ❹).

차는 쪽 다리를 살펴보면 공을 차기 전에 다리를 후방으로 스윙할 때는 주로 **넙다리두갈래근**(**대퇴이두근**)이 작용하며 나중에 전방으로 휘두를 때를 대비하여 힘을 비축한다. 전방으로 휘두르기 시작하고 임팩트의 순간까지는 **엉덩허리근**(**장요근**)과 **넙다리네갈래근**(**대퇴사두근**)이 강하게 작용하여 엉덩관절(고관절)의 굽힘과 무릎관절의 폄이 일어나고 동시에 넙다리두갈래근이 수축하면서 엉덩관절이 고정된다. 단, 임팩트 순간부터 팔로우까지는 발목관절이 굽혀지지(발등굽힘(배굴)) 않도록 **종아리세갈래근**(**하퇴삼두근**)이 발목관절을 신전위(발바닥굽힘(저굴))로 고정시킨다.

차는 쪽 다리를 후방에서 전방으로 휘두를 때 골반이 돌아가는 것을 상쇄하기 위해 같은 쪽의 **배속빗근**(**내복사근**)과 반대쪽의 **배바깥빗근**(**외복사근**)이 작용하여 상체를 반대쪽으로 돌린다.

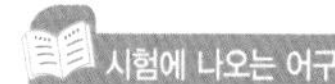

시험에 나오는 어구

차는 동작(kick motion)
차는 쪽 다리를 축각(蹴脚), 몸을 지지하는 쪽 다리를 지지각(支持脚)이라고 한다.

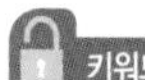

키워드

임팩트
차는 동작에서 발이 대상물과 충돌하는 순간을 말한다. 차는 동작에서는 임팩트 순간에 대상물에 얼마나 큰 충격을 가하느냐가 중요하다.

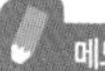

메모

발목관절의 고정
임팩트 순간 상급자의 경우 발목관절이 약간 신전(발바닥굽힘)위로 고정된다. 초급자의 경우 앞정강근(전경골근)이 작용하여 발목관절이 굽혀지기(발등굽힘) 쉽다.

공을 차는 동작

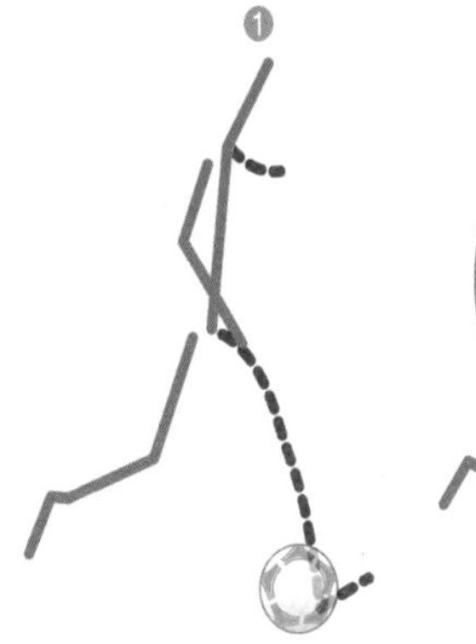

지지하는 발을 공 가까이에 댄다.

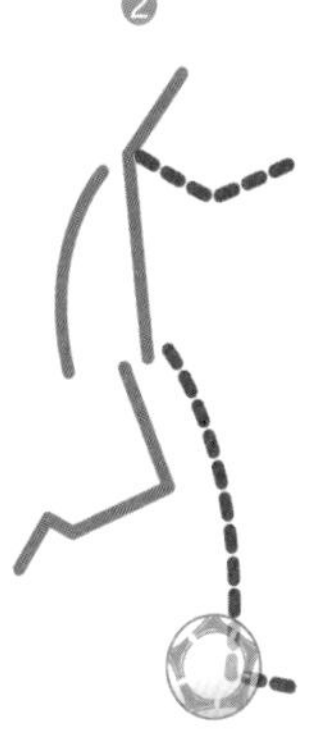

차는 쪽 발을 후방으로 당기고 무릎관절을 굽히면서 전방으로 뻗는다.

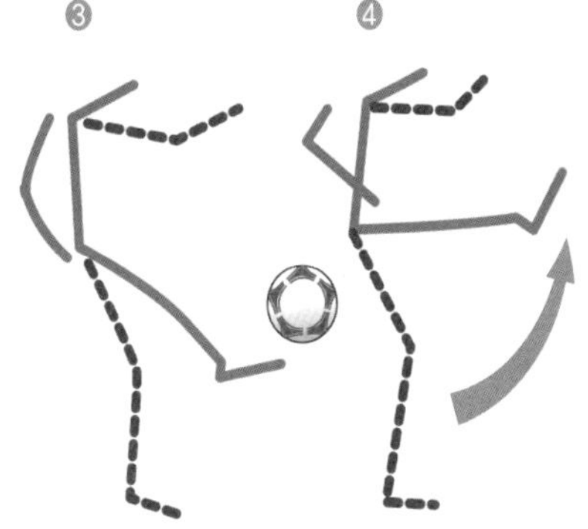

공에 닿는 순간 무릎관절을 재빠르게 편다.

멀리 찰 때는 다리로 원을 그리듯이 들어 올린다.

차는 동작에 작용하는 근육

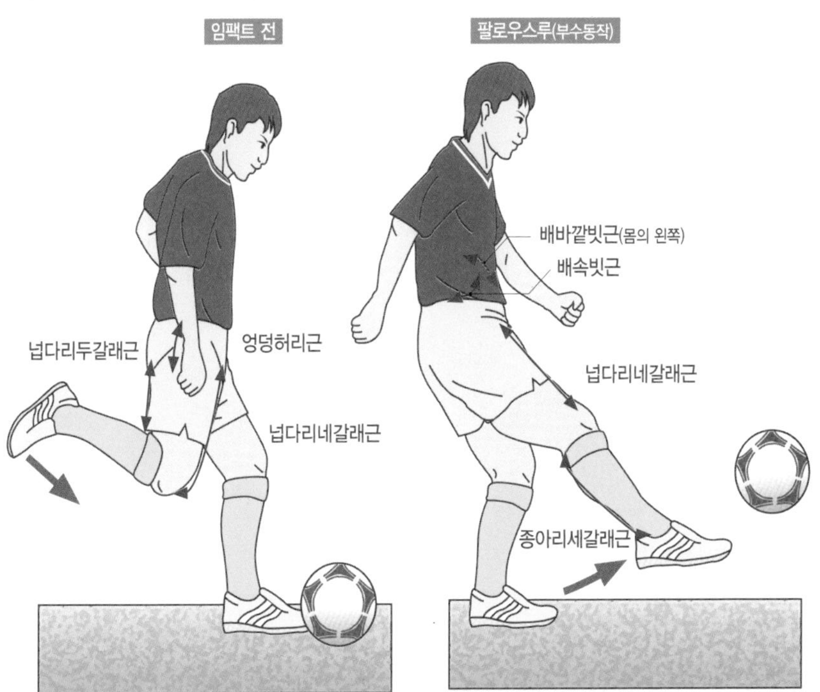

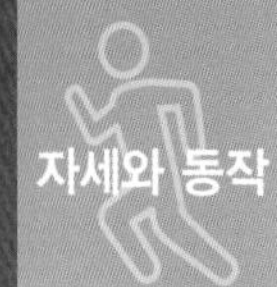

골프의 스윙 동작

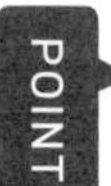

- 임팩트 순간의 헤드스피드가 비거리를 결정한다.
- 다운스윙으로 헤드스피드가 가속된다.
- 헤드 방향과 스윙의 궤도가 날아가는 방향을 좌우한다.

다운스윙과 임팩트가 중요

골프 스윙의 특징은 손에 클럽을 잡고 지면에 놓인 정지된 공을 때리는 것이다. 공의 비거리는 임팩트에서 공에 가해지는 충격의 크기로, 그리고 공이 날아가는 방향은 공이 클럽헤드에 닿는 각도와 스윙의 궤도 등으로 결정된다. 지형이나 바람의 영향도 받는다.

골프의 스윙에서는 먼저 두 다리를 벌리고 서서 양손으로 클럽의 그립을 쥐고 상체를 약간 앞으로 기울여서 자세를 취한다. 이후의 동작은 **백스윙, 다운스윙, 임팩트, 팔로우스루**로 나눌 수 있다.

오른손잡이의 백스윙에서는 어깨가 선행하는 모양으로 **오른배속빗근**(**우내복사근**)과 **왼배바깥빗근**(**외복사근**)이 몸통(체간)을 오른쪽으로 돌리고 오른쪽의 **등세모근**(**승모근**)과 **어깨세모근 뒷부분**(**삼각근 후부**)이 양손과 클럽을 후방으로 이동시킨다.

이어지는 다운스윙에서는 **왼배속빗근**(**좌내복사근**)과 **오른배바깥빗근**(**우외복사근**)이 몸통을 반대방향으로 돌림과 동시에 **위팔세갈래근**(**상완삼두근**) 등이 왼쪽 팔꿉관절을 펴면서 **왼어깨세모근 뒷부분**(**좌삼각근 후부**) 등도 사용하여 팔을 힘차게 스윙한다. 그러는 동안 오른손은 클럽을 꽉 쥐고 있는데 오른 팔꿈치나 어깨는 수동적으로 움직인다. 헤드는 그립 부분보다 늦게 휘둘리기 시작하며 스윙과 함께 크게 가속되면서 **팔과 클럽이 일직선이 되는 임팩트 순간 스피드는 최고**가 된다. 이 힘에는 몸통을 돌리거나 팔을 휘둘러 내리는 힘과 클럽의 무게에 의해 생기는 **원심력**이 작용한다. 임팩트 순간 팔은 충격에 지지 않도록 클럽을 지지하고 헤드를 적절한 위치와 방향으로 조절하도록 작용한다.

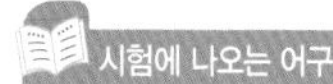

다운스윙
후방으로 들어 올린 클럽을, 몸을 돌리면서 휘둘러 내리는 동작. 이때 헤드의 스피드가 가속된다.

헤드스피드
클럽 말단의 헤드부분의 스피드. 임팩트 때 공에 가해지는 충격이 공의 초속=공의 비거리를 좌우한다.

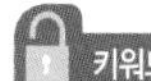

팔로우스루
공을 때린 다음 후속으로 이루어지는 동작. 공과 접촉하지 않으므로 공의 비거리 등에는 직접적인 영향은 없으나 팔로우스루의 형태를 의식하면 폼이 좋아지는 것으로 알려져 있다.

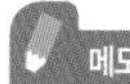

무게중심의 이동
오른손잡이의 골프 스윙에서의 무게중심은 준비자세에서 좌우 발의 중심에 있고 백스윙에서 오른발 방향, 다운스윙에서 왼발 방향으로 이동한다.

골프의 스윙

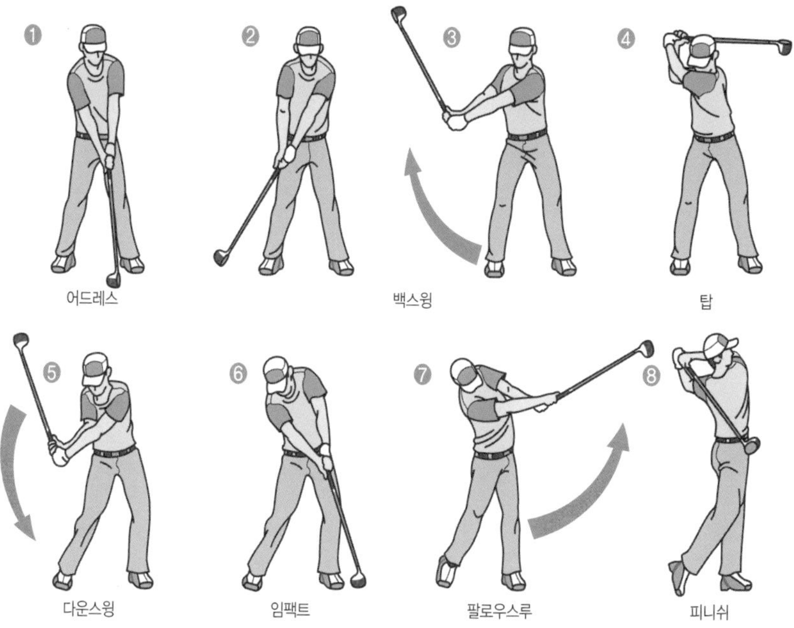

다운스윙에서 작용하는 주요 근육

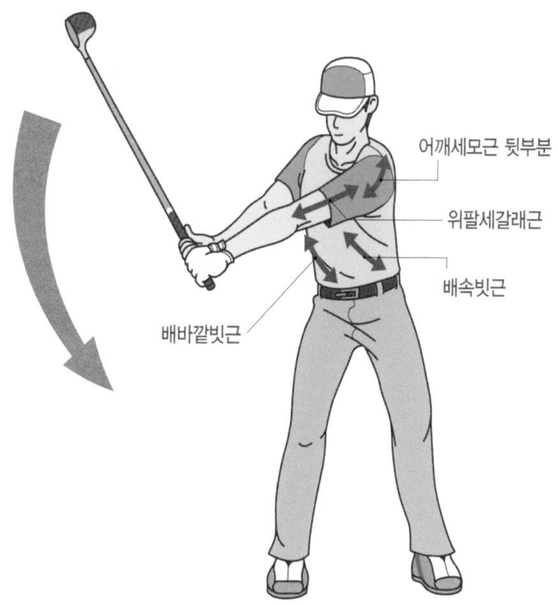

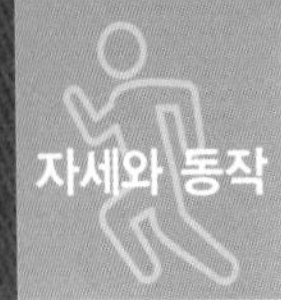

수영(자유형) 동작

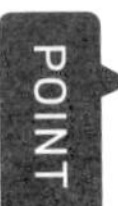

- 수영이란 수면이나 수중에서 손발을 사용하여 이동하는 것을 말한다.
- 자유형의 추진력은 팔젓기에서 비롯되는 부분이 크다.
- 킥은 넓적다리부터 부드럽게 채찍질하듯이 찬다.

4영법이 기본적인 수영

수영이란 손발을 이용하여 수면이나 수중을 이동하는 것을 말한다. 일반적으로 수영이라고 하면 **자유형**, **배영**, **접영**, **평영**의 **4영법**을 의미하는데 수영이라는 운동에는 이 외에도 입영, 잠수, 고식영법, **스컬링**과 같은 테크닉들이 있다. 여기서는 4영법 중 가장 기본인 자유형 동작에 대해 설명한다.

팔젓기

자유형에서는 팔젓기에 따른 추진력이 킥에 의한 추진력보다 크다. 진행 방향의 전방에 한손을 입수하여 물을 후방으로 젓고, 후방에서 팔을 수면 위로 빼고 전방으로 돌리고 다시 입수하기까지를 1**스트로크**라고 한다.

물을 저을 때 손가락은 가볍게 벌린 상태로 손바닥을 진행 방향의 뒤로 향하게 한다. 전반에는 팔꿉관절(주관절)을 가볍게 굽히고 손으로 몸의 중심선 부근을 긁어나간다. 이때 주로 위팔(상완)을 펴는 **넓은등근**(**광배근**)이 작용한다. 후반에는 손을 선행시키는 형태로 후방으로 강하게 물을 누르게 되는데 이 동작에서는 넓은등근과 **위팔세갈래근**(**상완삼두근**) 등이 작용한다.

킥 동작

자유형 킥을 플러터 킥이라고 한다. 다리 전체를 채찍이 휘어지듯이 넓적다리부터 부드럽게 교대로 움직이면서 물을 찬다. 넓적다리를 상하로 움직이는 것은 **엉덩허리근**(**장요근**)과 **넙다리네갈래근**(**대퇴사두근**), **큰볼기근**(**대둔근**) 등이며, 종아리의 차는 동작은 주로 넙다리네갈래근의 작용에 의한 무릎관절의 움직임에 따른 것이다.

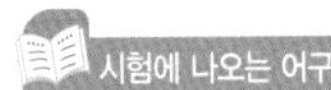

스트로크
팔젓기. 손의 궤도는 입수부터 몸의 중심선 부근을 지나서 넓적다리 옆에서 물 밖으로 나간다. 젓는 깊이는 얕은 게 좋은지 깊은 게 좋은지 아직 논쟁 중에 있다.

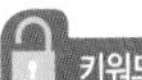

스컬링
예를 들어 수직으로 물에 뜨고 손바닥을 아래로 향하게 하고 가볍게 몸을 기울이면서 좌우로 흔드는 동작. 하향의 추진력이 생기면서 안정적으로 수영할 수 있다.

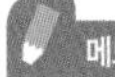

킥 동작
무릎관절을 강하게 굽혀서 종아리로 수면을 첨벙첨벙 차는 발차기나 자전거 페달을 밟는 듯한 동작으로는 충분한 추진력을 얻을 수 없다.

팔젓기와 근육

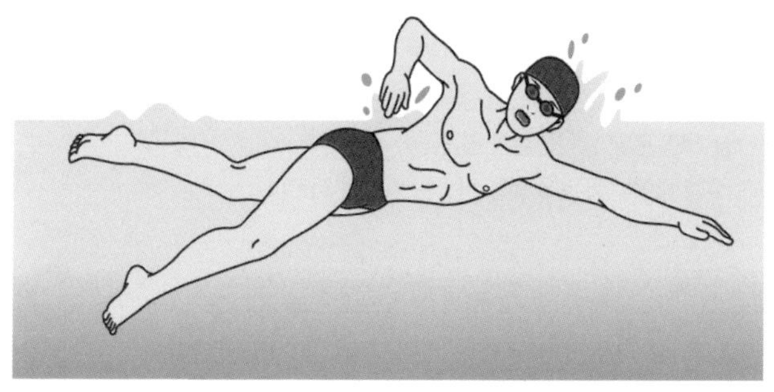

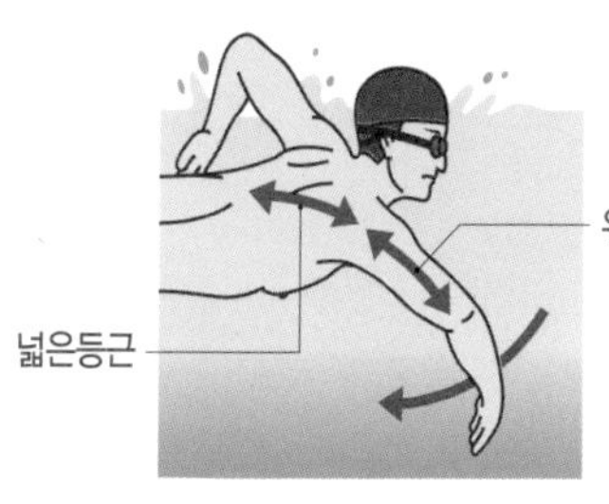

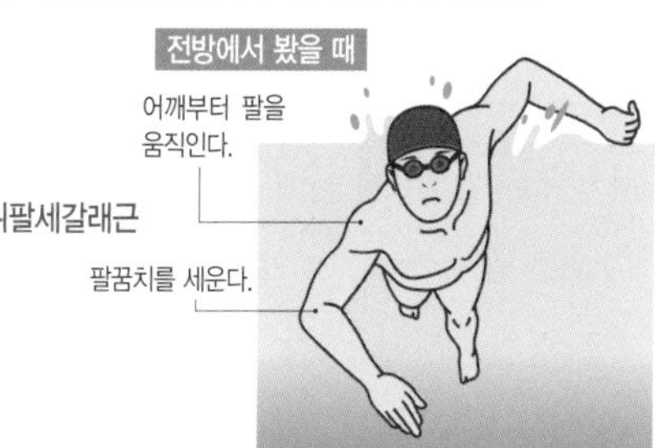

킥과 근육

킥은 팔의 움직임과 동조시켜서 찬다. 손 긁기가 1주(2스트로크)하는 동안 2회(2비트), 4회(4비트), 6회(6비트) 킥 하는 방법 등이 있다.

❶

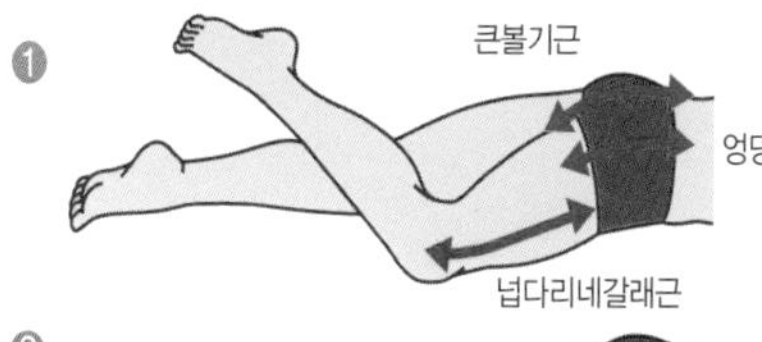

❷

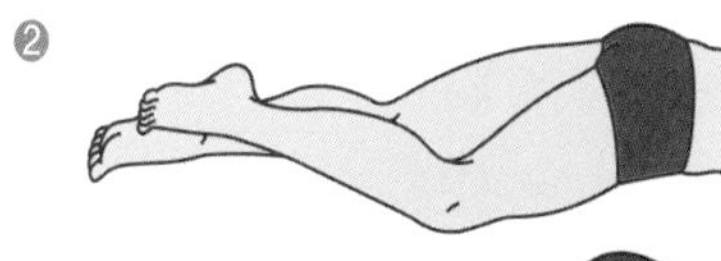

❸

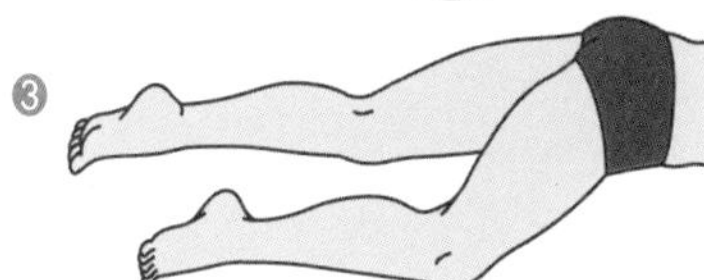

❹

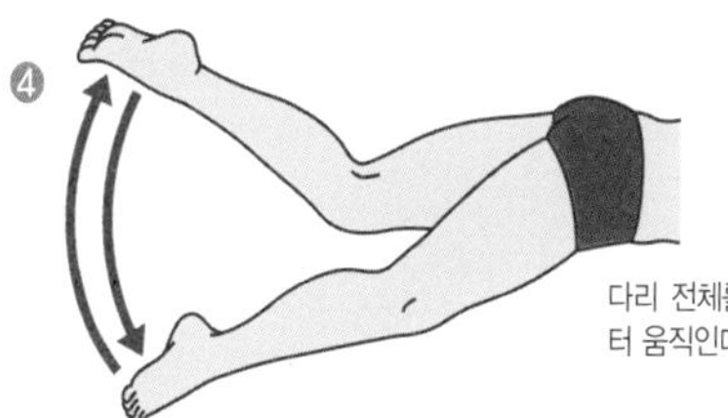

다리 전체를 채찍이 휘어지듯이 넓적다리부터 움직인다.

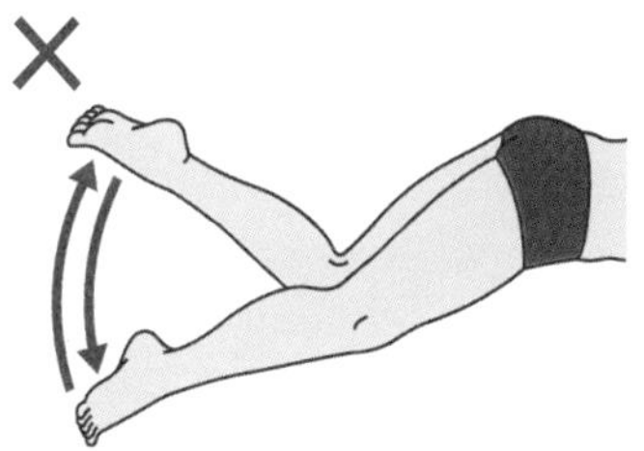

무릎을 구부려서 무릎 아래로만 발차기를 하면 추진력이 생기지 않는다.

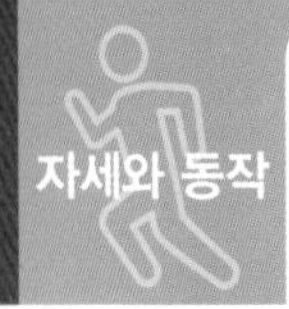

자전거 페달링 동작

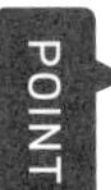

- 페달을 회전시키는 힘은 90°에서 180°까지가 가장 강하다.
- 주로 엉덩관절, 무릎관절, 발목관절의 폄근군이 작용한다.
- 주행 시작과 주행 중에는 페달에 힘을 가하는 방법이 다르다.

페달링의 움직임과 근육

자전거의 **페달링** 동작은 페달에 발을 올려놓고 교대로 밟으면서 자전거 바퀴(차륜)를 회전시키는 것이다. 기본적으로는 페달링 하는 힘이 클수록 차륜의 회전과 자전거의 속도는 빨라진다. 그러나 자전거의 경우 페달과 차륜의 **기어비**가 자전거 속도를 크게 좌우한다.

페달이 가장 높은 위치일 때를 0°라고 할 때 전방으로 회전시켜 다시 원 위치로 돌아오는 동안 페달에 걸리는 힘은 0°에서 180°를 지나는 부근까지는 하방향이며 특히 90°부터 180° 사이에서 가장 강해진다. 하방향으로 페달을 밟을 때는 엉덩관절(고관절)의 폄근(신전근)인 **큰볼기근(대둔근)**, 무릎관절의 폄근인 **넙다리네갈래근(대퇴사두근)**, 발목관절의 폄근인 **종아리세갈래근(하퇴삼두근)** 등이 작용한다.

180° 부근에서 0°의 위치로 되돌아올 때 페달에 걸리는 힘은 작아진다. 특히 가정용 자전거는 발이 페달에 고정되어 있지 않으므로 페달을 끌어올릴 수 없다. 따라서 발은 반대쪽 다리의 힘으로 회전되는 페달에 얹혀 있는 것에 불과하다. 발을 페달에 고정시킬 수 있는 경기용 자전거의 경우 180° 부근에서 0°로 되돌리는 데 상방향으로의 힘을 가하는 것이 가능하다. 이 경우 엉덩관절의 굽힘근(굴곡근)인 **엉덩허리근(장요근)**, 무릎관절의 굽힘근인 **햄스트링**, 발목관절의 폄근인 **종아리세갈래근** 등이 작용한다.

정지상태에서 주행을 시작할 때는 0°에서 강하게 페달을 밟음과 동시에 180°를 지나서도 페달을 올리려고 한다. 그러나 일정 속도로 평지를 달릴 때는 페달을 밟는 힘은 90°에서 180° 부근에 집중되며 다른 부분에서는 힘이 거의 발휘되지 않는다.

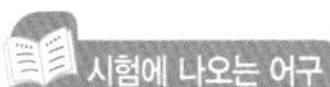

페달링
자전거의 페달을 밟는 것. 페달에 발이 고정되어 있느냐의 여부에 따라 구동력이 달라진다.

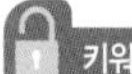

기어비
페달로 회전하는 기어와 차륜 기어의 크기 비율. 1대1일 때 페달과 차륜의 회전수는 일치한다. 2대1일 때 페달이 1회전하면 차륜은 2회전한다.

페달의 공회전
어떤 일정 속도가 나오고 있는데 페달링으로 그 속도의 회전보다 늦은 회전밖에 만들어낼 수 없을 경우 그 힘은 추진력에 사용되지 않는다.

페달링에서 페달에 가해지는 힘과 근육

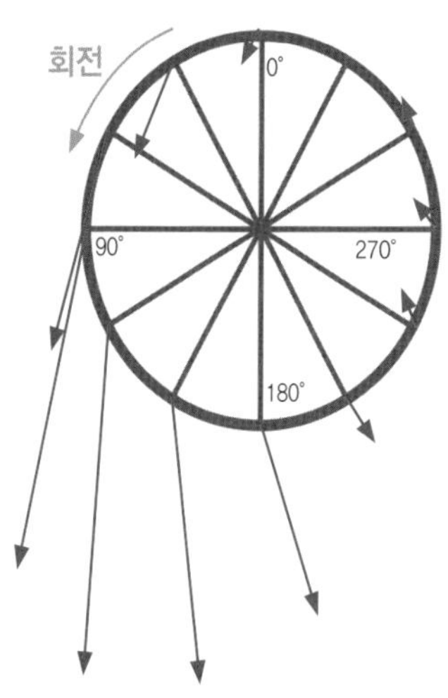

페달의 각도와 페달에 걸리는 힘의 크기와 방향

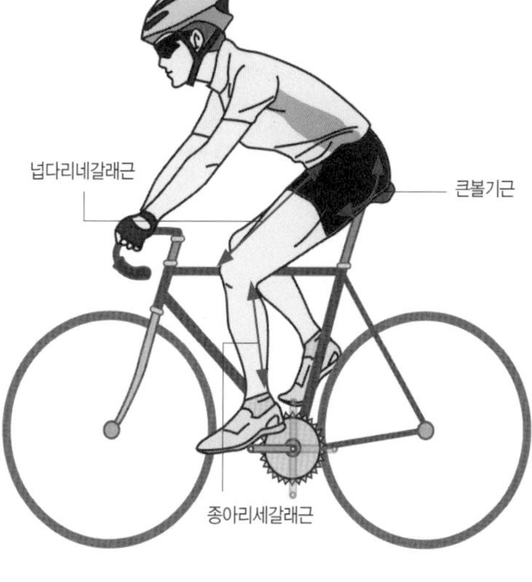

페달을 하방향으로 밟을 때 작용하는 근육

주행 시작과 주행 중의 페달에 가해지는 힘의 차이

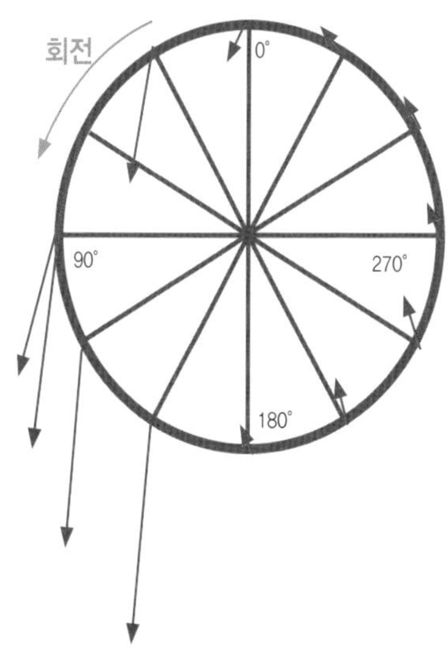

주행 시작 시의 페달링의 힘

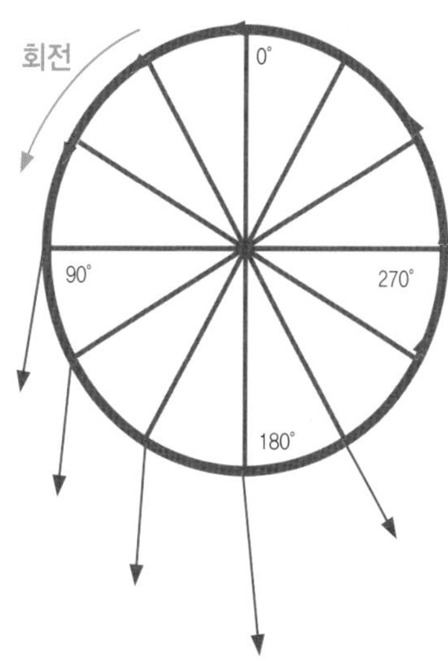

일정 속도로 주행 중일 때의 페달링의 힘

SPECIAL COLUMN ⑥

악마의 유혹에 넘어가는 사람과 이기는 사람

올림픽을 비롯한 각종 세계 규모의 스포츠경기대회에는 전 세계에서 최상급 선수들이 모여들어서 뜨거운 경기를 펼친다. 관중들은 손에 땀을 쥐며 전개를 지켜보면서 눈앞에 펼쳐지는 드라마를 보고 감동한다. 그런데 이런 감동에 찬물을 끼얹는 부정행위들이 끊이지 않고 있으니 정말 유감스러운 일이 아닐 수 없다. 이른바 금지약물을 사용하는 '도핑'이다.

사람들이 도핑의 심각성을 인식하기 시작한 것은 아마도 서울올림픽(1988년)의 남자육상 100m 경기였을 것이다. 당시 세계기록으로 우승한 지 며칠 되지 않은 벤 존슨 선수가 도핑 검사에서 양성 판정을 받고 금메달을 박탈당했다. 그 이후로도 여전히 부정행위는 끊이지 않고 있으며 세계적인 선수들이 피땀으로 어렵게 일궈낸 기록과 영광이 순식간에 무너지는 '스캔들'도 종종 보도되기도 한다. 명예를 너무나 갈망한 나머지 유명 선수들마저 금지약물에 손을 대기도 하니 그 사태가 얼마나 심각한지 미루어 짐작할 수 있을 것이다. 바꿔 말하면 그런 악마의 유혹에도 흔들림 없이 자기 힘만으로 최고의 경지에 오르는 선수는 육체는 물론 강인한 정신력까지 겸비했다고 볼 수 있다. 그런 면에서도 칭송받아 마땅하다고 할 수 있겠다.

세계안티도핑기구(WADA)가 금지하는 약물 리스트에는 흥분제와 근육증강제, 적혈구생성촉진제 등이 있다. 감기약 성분이나 식품 · 음료에 함유된 성분도 리스트에 오르기도 하므로(예: 카페인은 2004년까지 금지 약품이었음) 대회 출전을 앞둔 선수들은 세심하게 주의를 기울여야 한다.

7장

운동으로 인한 외상과 장해의 원리와 수복

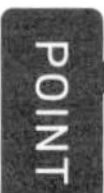

스포츠 상해

POINT

- 스포츠 상해란 스포츠 외상과 스포츠 장해를 말한다.
- 스포츠 외상이란 돌발적으로 일어나는 부상을 말한다.
- 스포츠 장해는 운동부하가 누적되어서 만성적으로 일어난다.

스포츠 외상과 스포츠 장해

스포츠와 관련하여 일어나는 부상이나 운동기의 통증 등을 **스포츠 상해**라고 하며 그 원인과 발병 원리 등에 따라 **'외상'**과 **'장해'**로 구분된다.

외상은 넘어짐이나 충돌 등으로 생기는 **타박**이나 **창상**, 근육이나 관절 등에 과도한 외력이 가해져 일어나는 **근육파열**과 **염좌**, 힘줄(건)이나 근육의 **끊어짐** 그리고 **탈구**, **골절**과 같은 부상을 말한다. 즉 **돌발적으로 일어나는 급성 상해를 외상**이라고 한다.

장해란 뼈와 근육, 힘줄 등에 만성적으로 일어나는 **염증**이나 **피로골절** 등을 말한다. 운동을 너무 많이 하거나 무리한 자세로 동작을 반복하면 운동기에 **부하**가 누적되면서 관절이나 근육에 **통증**이나 **부종** 등의 증상이 나타난다. **과사용 증후군**이라고도 한다.

스포츠 상해의 치료와 복귀를 위한 재활치료는 스포츠의학의 분야다.

종목과 스포츠 상해

발생하기 쉬운 스포츠 상해는 종목에 따라 서로 다르다.

외상의 경우 단거리 달리기에서는 다리의 근육파열과 **발꿈치힘줄 파열**(**아킬레스건 파열**) 등이, 축구나 럭비와 같이 선수끼리 충돌하는 종목에서는 타박이나 열상 등이, 점프하고 착지하는 농구에서는 **앞십자인대 파열** 등이 생기기 쉽다.

장해의 경우 육상선수의 발이나 골퍼의 갈비뼈(늑골)에 생기는 **피로골절** 외에 **야구엘보**(**위팔뼈안쪽위관절융기염**(**상완골내측상과염**)), **점퍼스니**(**넙다리네갈래근**(**대퇴사두근**)**의 무릎인대염**) 등 특별한 병명이 붙은 것들이 많다.

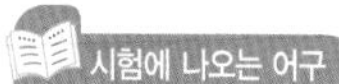

스포츠 상해
스포츠 활동에 동반하여 돌발적으로 발생하는 외상과 그 누적으로 인해 만성적으로 발생하는 장해의 총칭

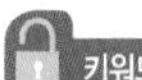

과사용 증후군
영어로는 overuse syndrome. 스포츠 장해를 말한다.

스포츠의학
스포츠의학은 스포츠 상해뿐만 아니라 스포츠와 관련된 질환을 비롯하여 그 치료, 재활, 예방 등을 다루는 영역. 선수의 신체 능력 향상과 건강증진을 위한 스포츠의 연구 및 지도를 실시한다.

스포츠 외상과 스포츠 장해

	외상	장해
발병	급성 또는 돌발적으로 일어남	서서히 일어남(만성)
상해의 종류	찰과상 등의 일반적인 상처, 타박, 염좌, 건파열, 탈구 등	근육과 힘줄, 관절 등의 염증, 피로골절 등
원인	넘어짐, 충돌 등에 의한 외력, 관절 등에 대한 급격하고 과도한 부하 등	근육과 힘줄 등에 대한 부하의 반복, 무리한 자세, 과다한 사용 등
증상	갑작스러운 통증, 부종, 발적, 열감, 움직이지 못함, 탈구나 골절 등에서는 국소적인 변형 등	통증과 부종. 운동 시 통증 또는 안정 시에도 통증을 느낌. 통증에 따른 가동범위의 제한 등

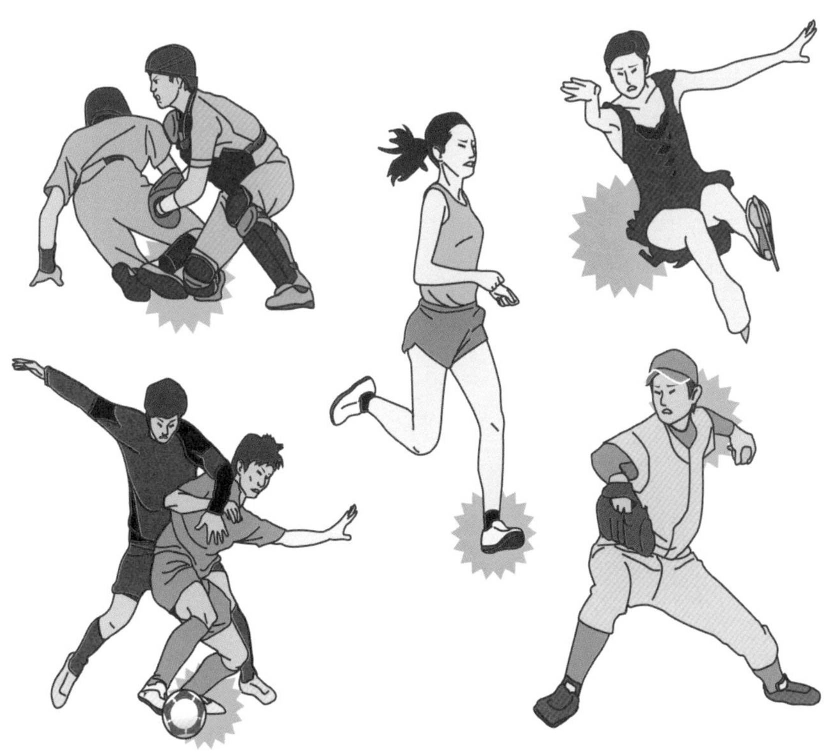

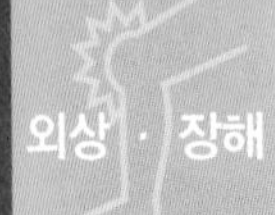

외상 · 장해

부상 시 기본적 대응

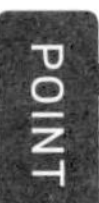

POINT

- 신속하게 구급처치를 실시하고 의사의 진료를 받는다.
- 부상이 악화되지 않도록 운동을 중지한다.
- RICE의 순서에 따라 처치한다.

'RICE'로 처치

운동 중에 타박이나 염좌 등의 **스포츠 외상**이나 관절 또는 근육에 급격한 통증이 생긴 경우 운동을 중지하고 신속하게 **구급처치**를 실시한다. 단 구급처치는 어디까지나 임시로 시행하는 처치이므로 의사의 진찰 후 치료를 받아야 한다.

스포츠 상해의 구급처치는 'RICE'의 순서에 따라 실시한다.

❶ R: Rest = **휴식을 취한다**(안정). 부상이 악화되지 않도록 운동을 중지하고 휴식을 취하면서 환부를 고정한다. 골절이 의심될 경우 부목을 대어서 상하 두 관절을 고정한다. 염좌의 경우는 관절부를, 근육파열이나 타박에서는 환부를 **탄력붕대** 등으로 감아서 고정한다.

❷ I: Icing = **냉각시킨다**. 원칙적으로 얼음(아이스팩 등)을 사용한다. 피하출혈의 억제, 통증완화, 근육의 긴장완화, 조직의 세포활동 저하에 따른 2차 손상방지 등의 효과를 기대할 수 있다. 20분 정도 냉각 후 감각이 사라지면 냉각을 멈추고 통증이 재발하면 다시 냉각하는 과정을 2일 정도 반복한다.

❸ C: Compression = **압박한다**. 붕대 등으로 적당히 압박하면 피하출혈 등에 의한 부종을 막을 수 있으며 환부의 고정도 가능하다. 단, 환부로의 순환이 저해되지 않도록 또한 시간이 지날수록 환부가 붓는 것을 고려하여 과도하게 압박하지 않도록 주의한다.

❹ E: Elevation = **들어올린다**(거상). 고정, 냉각, 압박한 다음 환부를 심장보다 높은 위치로 들어올린다. 환부로의 혈류를 감소시키고 출혈이나 부종을 억제하여 찌르는 듯한 통증을 완화한다.

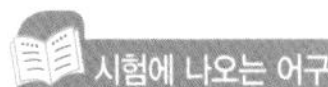

구급처치
부상자나 환자를 구조하여 구급대원이나 의사에게 인계하기까지 구명처치와 일시적인 처치를 시행하는 것이다.

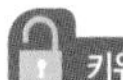

키워드

피하출혈(내출혈)
피하조직이나 내장 등에서 일어나는 출혈. 골절이나 염좌, 타박 등에서 일어난다. 피부에 상처가 없어서 외부로 출혈되지 않으므로 출혈량을 알기 어렵다.

탄력붕대
염좌의 처치를 위해 개발된 두껍고 신축성 있는 붕대. 적당한 압력으로 감으면 환부의 고정과 압박 효과를 얻을 수 있다.

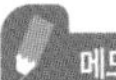

메모

위중한 스포츠 상해에 대한 대비
스포츠 현장에서는 부상뿐만 아니라 심정지나 두개내출혈 등의 질환, 뇌부분(두개부) 외상 등 위중한 상해가 발생할 수 있다. 이러한 상황에 대비하여 AED(자동 심장충격기)를 비치하고 심폐소생술을 사전에 훈련해놓는 것이 좋다.

스포츠 상해의 기본적인 구급처치

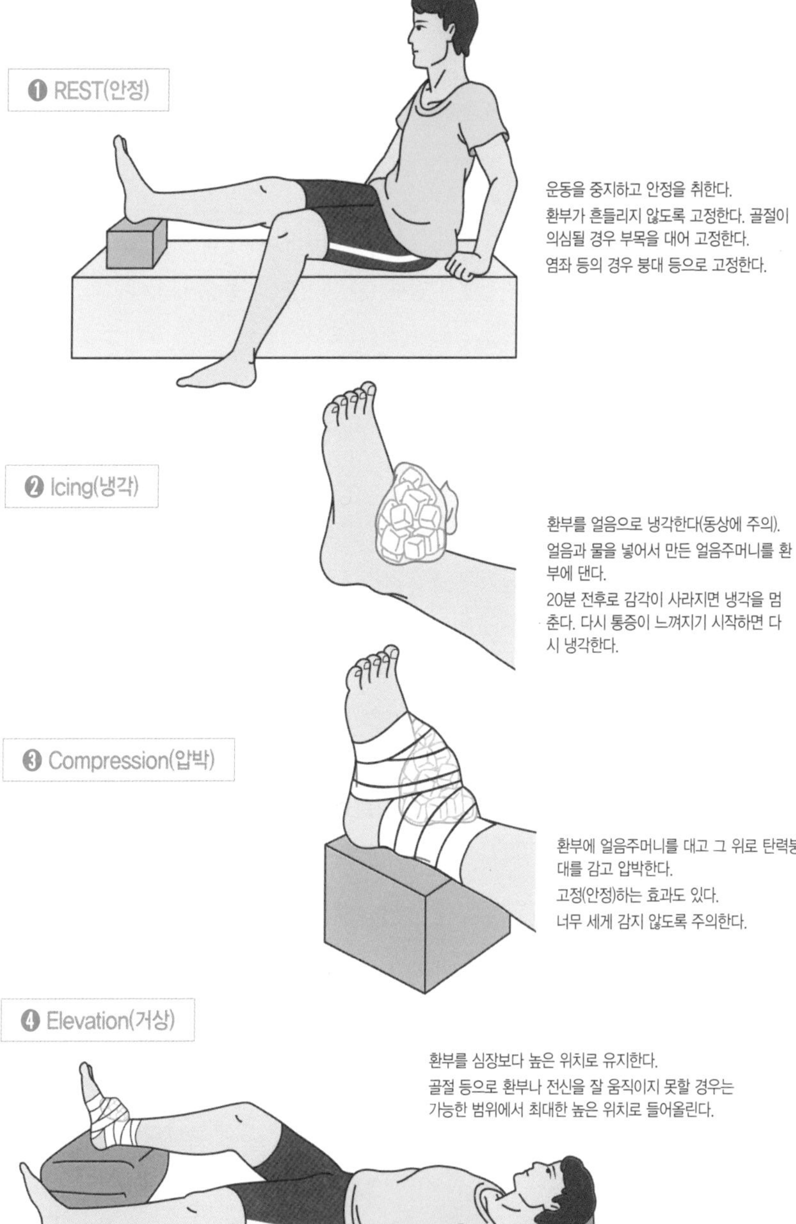

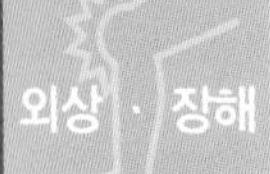

외상 · 장해

염좌의 원인과 대응

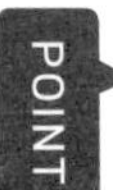

POINT

- 관절이 생리적 범위를 넘어서 움직인 결과 일어나는 외상이다.
- 염좌는 발목관절에서 잘 일어난다.
- 무릎관절(슬관절)의 인대 손상은 중증이 되기 쉽다.

가동범위를 넘어선 관절의 움직임

관절이 그 생리적 가동범위를 넘어서 움직인 결과 **관절주머니**나 **인대**가 손상되는 것을 **염좌**라고 한다. 발목관절에서 많이 일어나며 강한 통증이 있고 내출혈과 부종이 생긴다.

관절이 강제적으로 움직여서 인대가 강하게 당겨진 결과 인대가 붙어 있던 뼈가 벗겨지듯 부러지는 **찢김골절**(**견열골절**)이 일어났을 가능성도 있으므로 검사가 필요하다.

인대 손상은 관절이 과도하게 움직인 결과 인대의 일부 또는 전부가 끊어지는 것이다. 무릎의 **앞 · 뒤십자인대**(**전방 · 후방십자인대**)나 **가쪽 · 안쪽곁인대**(**외측 · 내측측부인대**)의 손상이 많으며 손상 시에는 강한 통증을 느끼는 등 염좌와 유사한 증상이 나타난다. 증상이 사라져도 관절의 동요성이 남기도 한다. 중상일 경우 인대의 재건수술이 필요한 경우도 있다.

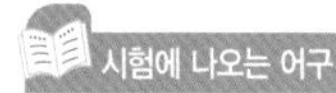

시험에 나오는 어구

찢김골절(**견열골절**)

인대나 힘줄(건)이 강하게 당겨지면서 이들이 붙어 있던 뼈가 벗겨지듯이 부러지는 골절

키워드

앞 · 뒤십자인대

무릎관절 안에 있는 인대. 정강뼈(경골) 전방에서 후상방으로 향하는 것이 앞십자인대. 정강뼈 후방에서 전상방으로 향하는 것이 뒤십자인대.

발목관절의 염좌의 인대 손상

발목관절의 염좌

염좌는 발목관절에서 빈발하며, 발이 안쪽번짐(내번)하여 외측 인대가 손상되는 경우가 많다.
증상: 통증, 내출혈, 부종

오른발목관절의 가쪽

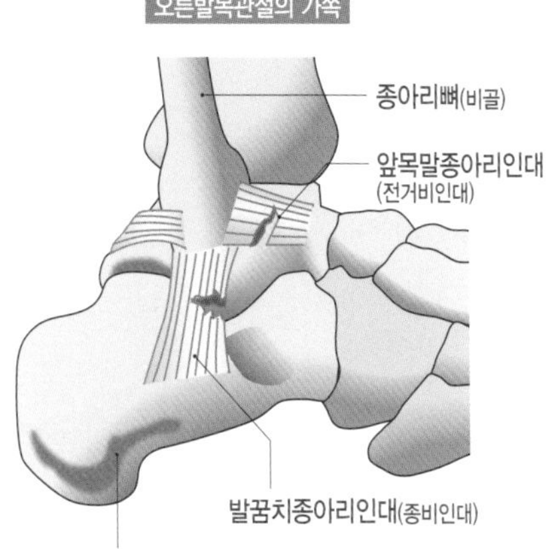

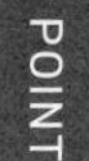

골절 · 탈구의 원인과 대응

POINT
- 강한 외력으로 뼈가 부러지는 것이 골절, 관절이 빠지는 것이 탈구이다.
- 팔다리의 골절 시 상하의 두 관절을 고정할 필요가 있다.
- 탈구는 그대로 고정하여 의사의 진찰을 받아야 한다.

뼈와 관절의 구조가 무너진다

뼈에 강력한 외력이 가해진 결과 뼈에 **금**이 가거나 부러지는 것이 **골절**이다. 충돌이나 넘어짐 말고도 공처럼 단단한 물체가 부딪혀도 부러질 수 있다. 강한 통증을 동반하며 환부를 움직일 수 없게 된다. 골절부에서 출혈이 일어나 심하게 붓거나 피부가 찢어지는 **개방골절**에서는 외출혈이 일어나기도 한다. 팔다리의 골절에 대한 구급처치로는 부목을 대어 최소 상하의 두 관절을 고정해야 한다.

탈구는 관절을 구성하는 뼈가 정상위치에서 벗어난 것이다. 가동범위가 크고 구조적으로도 약한 **어깨관절**(**견관절**)에서 잘 일어난다. 관절부가 변형되어 강한 통증이 생기면서 관절을 움직일 수 없게 된다. 무리하게 끼워 맞추려 하지 말고 그대로 고정하여 의사의 진찰을 받아야 한다.

시험에 나오는 어구

금
뼈에 균열이 생긴 것. 뼈 전체의 형상에는 거의 변화가 없는 골절. 불완전 골절이라고도 한다.

개방골절
골절된 뼈의 단면이 피부를 뚫고 나온 것. 구급처치로 창상도 처치해야 한다.

골절 · 탈구

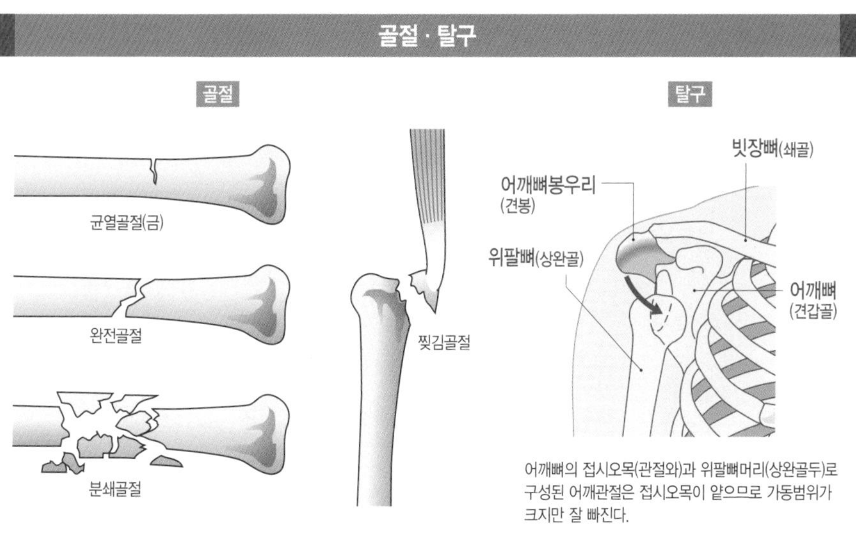

어깨뼈의 접시오목(관절와)과 위팔뼈머리(상완골두)로 구성된 어깨관절은 접시오목이 얕으므로 가동범위가 크지만 잘 빠진다.

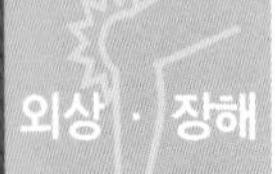

근육파열 · 힘줄파열의 원인과 대응

POINT

- 근육파열은 급격한 근육 수축이나 스트레칭으로 근육이 손상되는 것을 말한다.
- 근육파열은 재발하기 쉽다.
- 급격한 부하를 견디지 못하고 힘줄(건)이 끊어지는 것이 힘줄파열이다.

근육이나 힘줄의 일부 또는 전부가 끊어짐

근육파열은 급격하게 근육이 수축하거나 스트레칭을 할 때 근육조직이나 근섬유 간의 결합조직이 손상되는 것을 말한다. 환부에 갑자기 강한 통증이 생기면서 움직이지 못하게 된다. **넙다리네갈래근**(대퇴사두근)이나 **햄스트링**, **종아리세갈래근**(하퇴삼두근) 등 다리에 많이 일어나며 완전하게 치유되지 않으면 재발되기 쉽다. 중상일 경우 손상된 부분이 굳어서 **흉터**(반흔)가 남기도 한다.

급격한 부하가 가해질 때 근육과 힘줄의 이행부나 힘줄이 당겨지면서 그 힘을 견디지 못하고 끊어지는 것이 **힘줄파열**이다. **종아리세갈래근**의 **발꿈치힘줄**(아킬레스건)에서 많이 일어나며 발꿈치힘줄이 완전히 끊어지면 장딴지에 격렬한 통증이 생기고 발목관절의 발바닥굽힘이 불가능해진다.

어느 경우든 운동을 중지하고 의사의 진찰을 받아야 하며 세심한 재활치료가 필요하다.

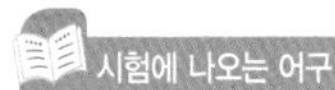

시험에 나오는 어구

발꿈치힘줄
장딴지에 있는 종아리세갈래근의 힘줄로, 발꿈치뼈(종골)에 붙어 있다.

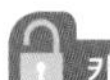

키워드

결합조직
조직이나 세포들 사이를 채우고 연결하는 조직 등을 말한다. 주요 성분은 콜라겐 등의 단백질이다.

흉터
상처가 아무는 과정에서 원래 상태로 돌아오지 않고 딱딱한 결합조직 등으로 치환되어 상흔으로 남은 것을 말한다.

근육파열 · 건파열

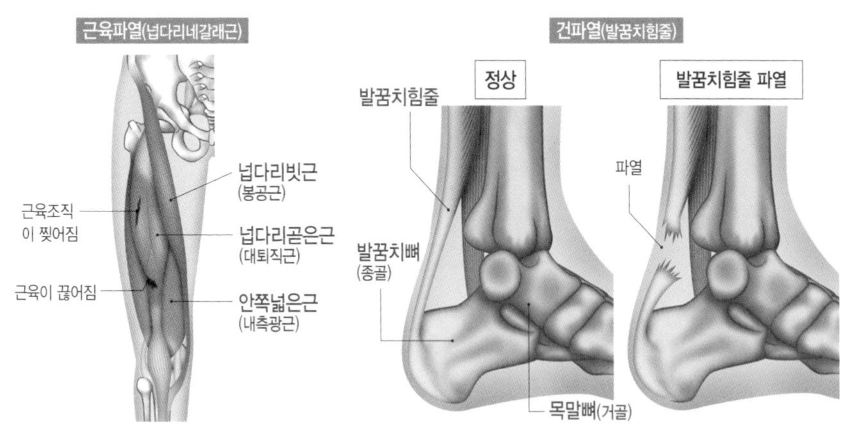

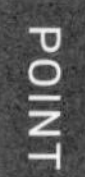

피로골절의 원인과 대응

POINT

- 뼈의 같은 부분에 반복적으로 부하가 가해지면서 부러진다.
- 뼈에 대한 충격이나 틀어짐 등의 외력이 원인이다.
- 근육이나 힘줄의 부착부가 당겨지는 것도 하나의 원인이 된다.

부하가 반복되면서 일어난다

피로골절은 뼈의 같은 부분에 반복적으로 부하가 가해지면서 그 부분이 부러지는 장해를 말한다. 뛰기, 점프와 같은 운동으로 근육이나 힘줄(건)이 부착된 부위가 당겨지거나 뼈에 틀어지는 힘이 가해지거나 착지의 충격이 가해지는 등 **부하가 반복되는 것이 원인**이 된다. 따라서 다리의 뼈에서 압도적으로 많이 발생한다. 특히 **정강뼈**(경골)와 **발허리뼈**(중족골)에서 빈발하며 육상경기, 농구 등의 운동 종목에서 많이 발생한다.

주요증상은 통증으로, 경증일 경우 운동 중에만 통증을 느끼지만 진행되면 안정 시에도 통증을 느낄 수 있다.

운동을 잠시 중지하면 낫는 경우가 대부분이나 종류나 정도에 따라서는 수술이 필요한 경우도 있다.

시험에 나오는 어구

피로골절

금속피로에서 유래된 용어. 금속피로란 금속의 같은 위치에 반복적으로 부하가 가해지면 부러지는 현상을 말한다.

키워드

정강뼈(경골)

종아리의 뼈 중 안쪽의 뼈. 나란히 있는 종아리뼈(비골)는 무릎관절(슬관절)에 직접 참여하지 않으므로 운동에 따른 부하는 정강뼈가 더 크며 피로골절도 많이 일어난다.

피로골절

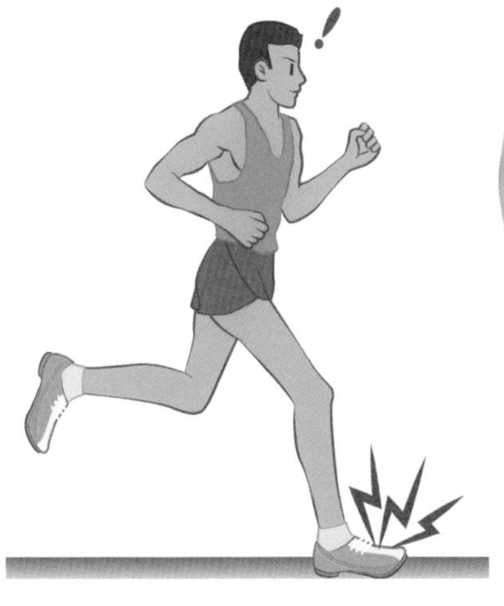

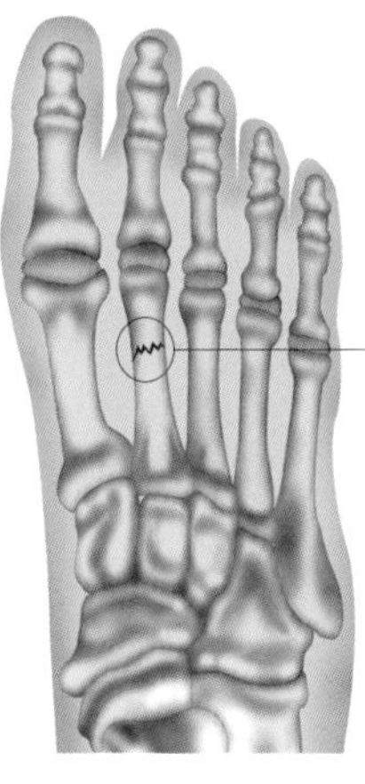

장시간 러닝 동작을 반복하거나 과도한 훈련부하로 발허리뼈의 피로골절을 일으키는 뛰기 선수들이 많다.

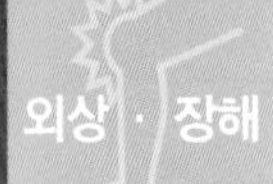

관절염의 원인과 대응

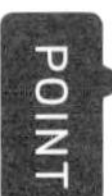

POINT

- 스포츠 장해에서의 관절염은 과도한 사용이 주된 원인이다.
- 관절에 통증이나 가동범위의 제한 등의 증상이 나타난다.
- 관절의 통증은 염증이 아닌 경우도 일어나므로 주의가 필요하다.

안정 시나 운동 시 관절에 통증

관절염이란 **관절에 일어나는 염증의 총칭**이다. 관절염은 노화와 감염, 내과 질환으로 인한 것도 있으나 스포츠 장해의 경우 과도한 사용이 주된 원인이다. 어깨나 팔꿈치, 엉덩관절(고관절) 등 팔다리의 관절에 많이 일어나며 탈구 등의 외상에서 **염증**으로 진행되는 경우도 있다. 운동 시 관절이 아픈 경우는 **관절연골의 손상이나 힘줄의 손상** 등의 가능성도 있으므로 의사의 진찰을 받는 것이 좋다.

주요증상은 통증으로, 운동 시(자동적 및 타동적) 또는 안정 시에도 통증을 느낀다. 통증 때문에 **관절가동범위**가 제한되고 관절부에 열감이나 부종이 생기기도 한다.

관절에 통증을 느낄 경우는 운동을 중지하고 일정 기간 안정을 취해야 한다. 통증이 줄어들면 관절가동범위를 넓히고 근력을 향상시키는 재활치료를 시작하도록 한다.

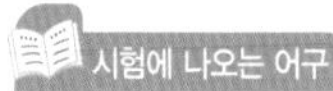

시험에 나오는 어구

염증
바이러스 등의 감염이나 외상, 반복되는 외력 등의 스트레스에 대해 면역이 작동하여 부종, 통증, 발적, 발열의 4증상(또는 기능장해까지 더해서 5증상)이 일어나는 것을 말한다.

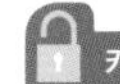

키워드

관절가동범위
관절이 생리적으로 움직이는 범위를 말한다. 관절을 구성하는 뼈들의 모양이나 관절에 붙는 인대나 힘줄 등에 따라 움직이는 범위가 결정된다.

관절염

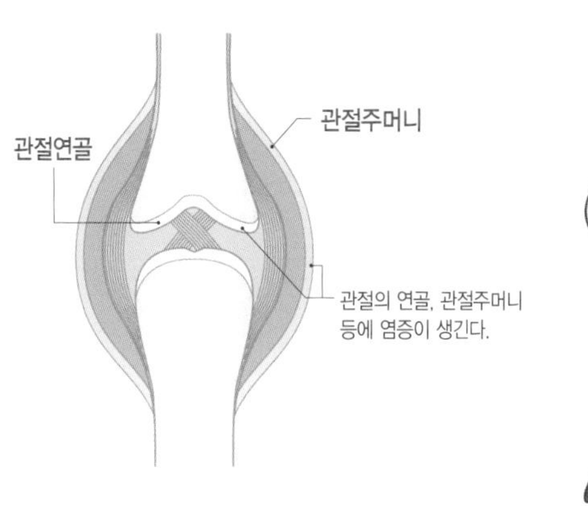

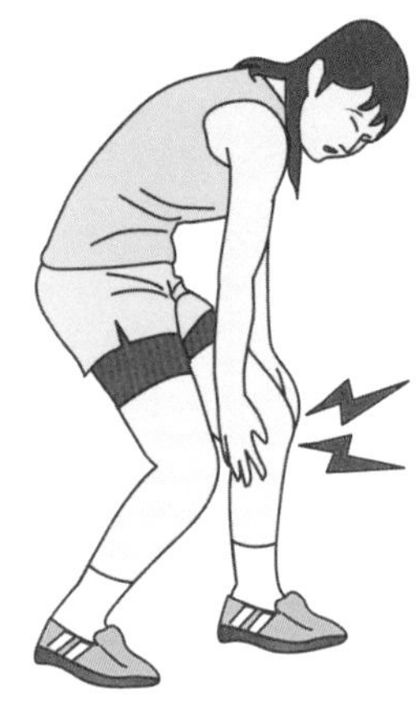

8장

트레이닝의 기본과 실천

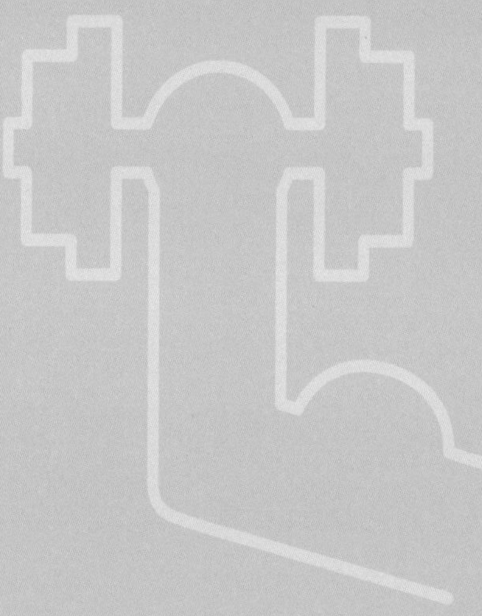

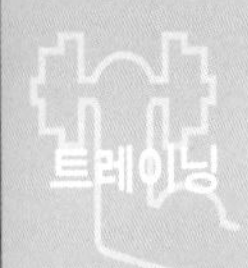

트레이닝의 기본

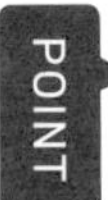

- 트레이닝이란 근력과 지구력을 단련하는 것을 말한다.
- 레지스턴스 트레이닝은 부하를 가하면서 운동을 반복한다.
- 지구력 트레이닝은 유산소운동을 지속적으로 실시한다.

근력 트레이닝과 유산소운동

스포츠에서의 **트레이닝**이란 몸을 단련하는 것을 말한다. 적절한 **운동부하**와 방법으로 운동을 반복하면 어떤 운동에 동원되는 **근육섬유수**(**근섬유수**)가 증가(사용되지 않는 근섬유는 감소)하고 **근단면적**이 증가, **산소섭취능력**이 향상되면서 스포츠 퍼포먼스의 향상, 스포츠 상해의 예방효과 등을 기대할 수 있다.

트레이닝(체력 트레이닝)은 크게 근력의 향상을 목적으로 하는 **레지스턴스 트레이닝**과 지구력(**스태미나**)의 향상을 목적으로 하는 **지구력 트레이닝**으로 나눌 수 있다.

■ 레지스턴스 트레이닝

흔히 근력 트레이닝이라 불리는 것으로 트레이닝 머신, 덤벨, 자기 체중 등으로 부하를 가하면서 운동을 반복하여 근육을 단련하는 트레이닝이다.

레지스턴스 트레이닝에서는 근력, 근육 파워, 근지구력 등의 향상, 근육의 비대 등을 기대할 수 있다. 트레이닝하는 사람의 근력이나 트레이닝의 목적에 따라 적절한 중량과 반복회수를 설정해야 하며 부하가 과할 경우는 근육이나 관절에 문제를 초래할 수 있다.

■ 지구력 트레이닝

워킹, 조깅, 수영, 자전거와 같은 **유산소운동**을 계속하여 전신지구력을 높이는 트레이닝을 말한다. 운동의 종류 외에 트레이닝의 빈도, 강도, 지속시간을 적절하게 설정해야 한다. 특히 강도는 충분한 효과를 얻을 수 있을 만큼의 강도로 일정 시간 지속할 수 있을 정도로 적당하게 설정해야 한다.

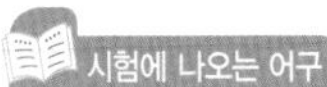

산소섭취능력
산소를 몸에 들이는 능력을 말한다. 체중 1kg당 1분간 어느 정도의 산소를 들일 수 있는가를 나타내는 최대산소섭취량으로 평가한다.

키워드

레지스턴스
resistance. 저항이라고도 한다.

메모

고령자의 근력 트레이닝
고령자가 건강 및 일상생활 동작을 유지하기 위해서는 지구력 트레이닝뿐만 아니라 적절한 근력 트레이닝도 필요하다.

레지스턴스 트레이닝

근력의 향상을 목적으로 한 트레이닝을 레지스턴스 트레이닝이라고 하며 다음과 같은 트레이닝이 있다.

자기 체중을 이용한 트레이닝
머신 트레이닝
등척성 트레이닝
덤벨 트레이닝
튜브 트레이닝

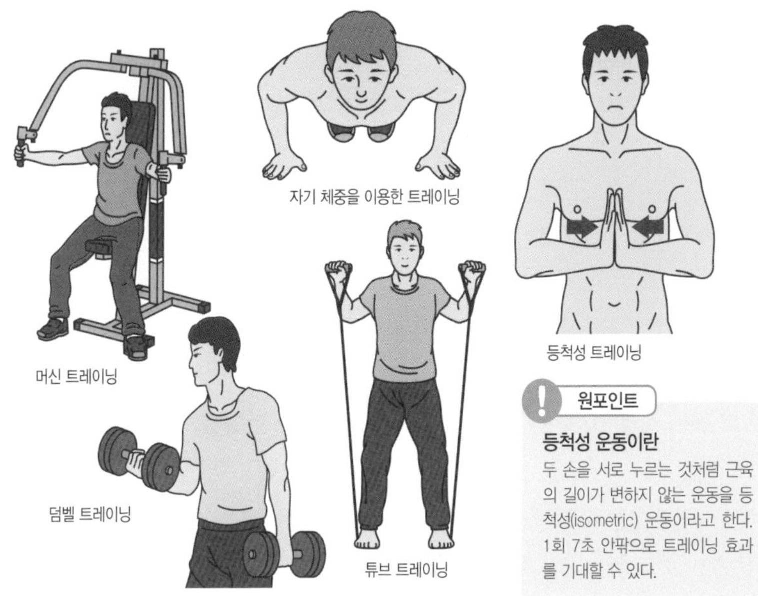

원포인트

등척성 운동이란

두 손을 서로 누르는 것처럼 근육의 길이가 변하지 않는 운동을 등척성(isometric) 운동이라고 한다. 1회 7초 안팎으로 트레이닝 효과를 기대할 수 있다.

지구력 트레이닝

지구력 향상을 목적으로 한 트레이닝으로는 다음과 같은 운동이 적합하다.

수영 · 수중 워킹
조깅 · 워킹
사이클링
에어로빅댄스

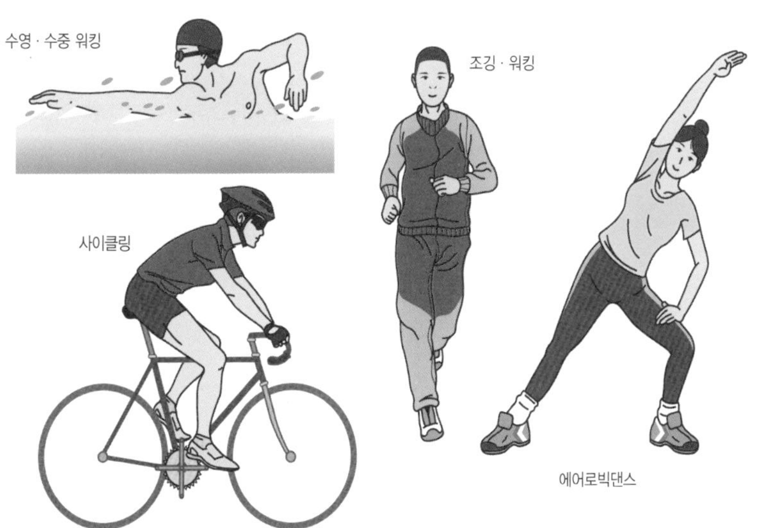

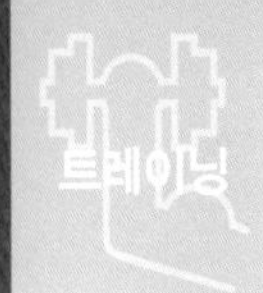

트레이닝의 원리 · 원칙

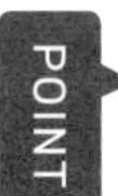

- 트레이닝을 효과적으로 실시하려면 원리 · 원칙을 지켜야 한다.
- 과부하 · 특이성 · 가역성의 3대 원리
- 전면성 · 반복성 · 개별성 · 의식성 · 점진성의 5대 원칙

효과적인 트레이닝을 위한 원리 · 원칙

트레이닝을 마구잡이로 실시하면 효과가 없을뿐더러 부상이나 장해를 초래할 위험도 있다. 트레이닝을 안전하고 효과적으로 계속하기 위해서는 다음에 설명하는 원리와 원칙을 준수하는 프로그램을 실시하는 것이 중요하다.

■ 트레이닝의 3대 원리

- **과부하의 원리**: 트레이닝을 위한 부하는 일상생활에서의 부하 수준보다 더 커야 한다.
- **특이성의 원리**: 어떤 체력요소를 단련하려면 이에 맞는 트레이닝을 실시하는 것이 중요하다. 근력 향상을 위해서 워킹을 해도 큰 효과를 얻을 수 없다.
- **가역성의 원리**: 트레이닝으로 체력이 향상되어도 트레이닝을 그만두면 다시 원 상태로 되돌아간다.

■ 트레이닝의 5대 원칙

- **전면성의 원칙**: 모든 체력요소를 한쪽으로 치우치지 않게 골고루 단련해야 한다. 근력 트레이닝은 마라톤 선수에게도 필요하다. 상반신만을 단련하는 등 한쪽으로만 치우친 훈련도 좋지 않다.
- **반복성의 원칙**: 1회만 트레이닝을 하면 효과가 없다. 트레이닝은 계속하는 것이 중요하다.
- **개별성의 원칙**: 체력이나 신체특성 등에는 개인차가 있으며 종목이나 목표도 개개인마다 다르므로 그에 맞는 트레이닝을 실시하는 것이 중요하다.
- **의식성의 원칙**: 트레이닝의 목적이나 목표를 스스로 이해하고 실시한다. 강제로 해도 효과는 좋아지지 않는다.
- **점진성의 원칙**: 트레이닝의 부하는 서서히 높여야 한다. 갑자기 늘리지 않는 것이 중요하다.

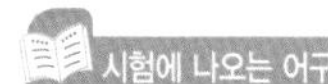

특이성
어떤 물체의 특수성, 그 물체만이 가지고 있는 성질. '특이한' 등의 뜻. 항체가 특정 항원에만 선택적으로 반응하는 것도 특이성이라고 한다.

키워드

원리
사물의 근본이 되는 이치. 트레이닝의 원리란 인지하고 있어야 할 법칙을 말한다.

원칙
많은 경우에 해당하는 규칙. 트레이닝의 원칙이란 효과적으로 실시하기 위한 방법과 규율을 말한다.

메모

과부하의 원리와 점진성의 원칙
현 상황 이상의 부하를 가하지 않으면 체력은 향상되지 않으므로(과부하의 원리) 트레이닝으로 체력이 향상되었다면 그에 맞춰서 부하를 높이지 않으면(점진성의 원칙) 더 이상의 향상은 기대할 수 없다.

트레이닝의 3대 원리

과부하의 원리	트레이닝은 일상생활보다 큰 부하의 운동 스트레스를 몸에 가해야 한다.
특이성의 원리	어떤 체력요소를 단련하기 위해서는 그에 맞는 트레이닝을 실시해야 실시한 부위 · 능력에 효과가 나타난다.
가역성의 원리	트레이닝으로 얻은 효과는 영구지속적이지 않으며 중지하면 다시 원래 상태로 되돌아간다.

트레이닝의 5대 원칙

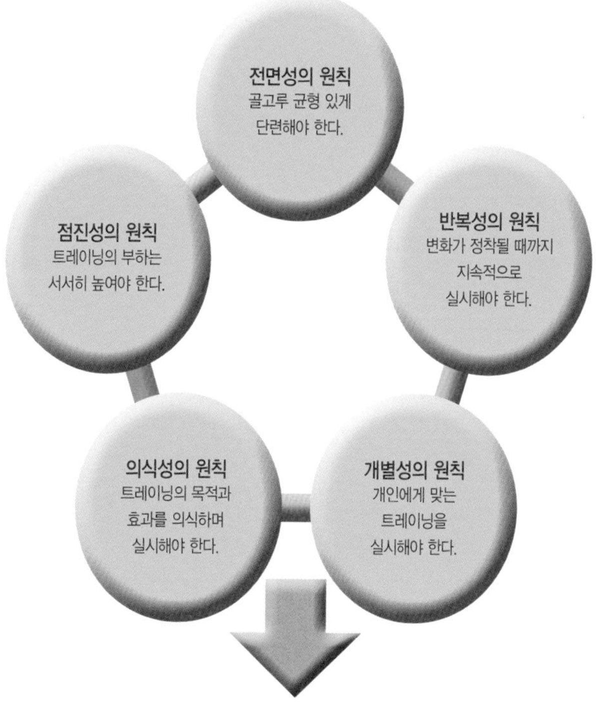

안전하면서도 효과적으로 성과를 낼 수 있다.

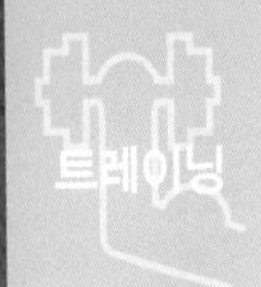

스트레칭의 기본과 주의사항

POINT
- 스트레칭은 근육과 관절을 늘리면서 유연성을 높이는 방법이다.
- 정적 스트레칭은 정지한 자세로 천천히 실시한다.
- 운동하면서 또는 반동을 주면서 실시하는 것도 있다.

스트레칭의 종류

스트레칭이란 근육이나 힘줄(건)을 늘리는 것이다. 근육이나 관절의 유연성을 높이고 근육의 혈류량을 증가시키는 효과를 기대할 수 있으므로 스포츠의 **워밍 업**이나 **쿨링 다운**은 물론 일상생활 속에서도 어깨결림이나 요통의 개선 등에 활용할 수 있다. 다음처럼 크게 3종류로 분류된다.

■ 정적 스트레칭

전형적인 스트레칭 방법으로 **스태틱 스트레칭**이라고도 한다. 근육이나 힘줄이 늘어나는 자세를 취하면서 근육 등을 천천히 늘려주는 방법이다.

근육은 갑자기 늘어날 경우 **뻗침반사**(신장반사)가 일어나면서 수축하는 성질을 가지고 있다. 따라서 반동을 주지 말고 시간을 들여서 스트레칭을 해야 한다. 통증이 느껴지지 않는 범위에서 실시하고 호흡을 멈추지 않으면서 30~60초 정도의 시간을 들이는 것이 중요하다.

■ 동적 스트레칭

몸을 움직이면서 근육이나 힘줄을 늘리는 방법으로 **다이나믹 스트레칭**이라고도 한다. 손발을 빙글빙글 돌리거나 관절을 크게 움직이면서 운동을 함으로써 근육과 힘줄의 유연성을 높인다.

■ 발리스틱 스트레칭

반동을 주면서 리드미컬하게 동작을 실시하여 거의 강제적으로 근육과 힘줄을 늘리는 방법이며 단시간에 효과를 얻을 수 있다. 국민체조의 동작에서도 볼 수 있다. 단, 반동이 너무 크면 근육이나 힘줄, 관절이 손상될 수 있으므로 충분한 주의가 필요하다.

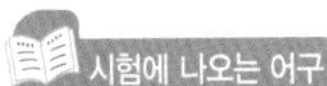

스트레칭
늘린다는 뜻을 가진 용어로, 스포츠에서는 워밍 업이나 쿨링 다운 등에서 실시되는 체조를 지칭한다.

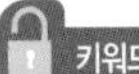
키워드

스태틱(static)
'정적인, 정지된'이라는 의미

발리스틱(ballistic)
탄도, 충격 등의 의미

메모

뻗침반사와 반동
과거에는 반동을 주면 뻗침반사로 인해 근육이 수축되므로 효과가 없다고 알려져 있었으나 최근에는 올바른 방법으로 실시하면 반동을 이용하여 효과적으로 유연성을 높일 수 있음이 밝혀지면서 점차 보급되고 있다.

스트레칭의 방법

정적 스트레칭

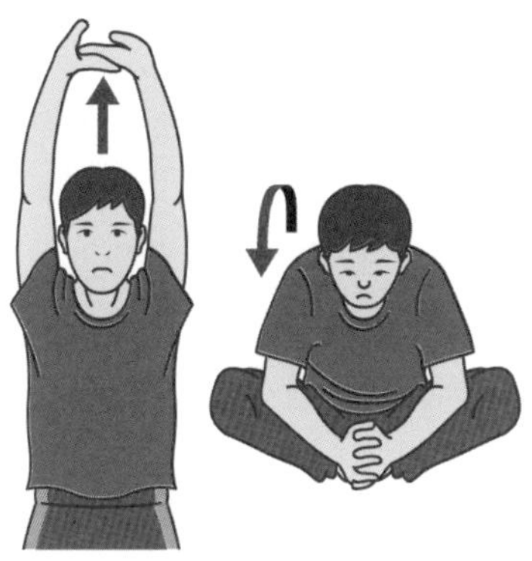

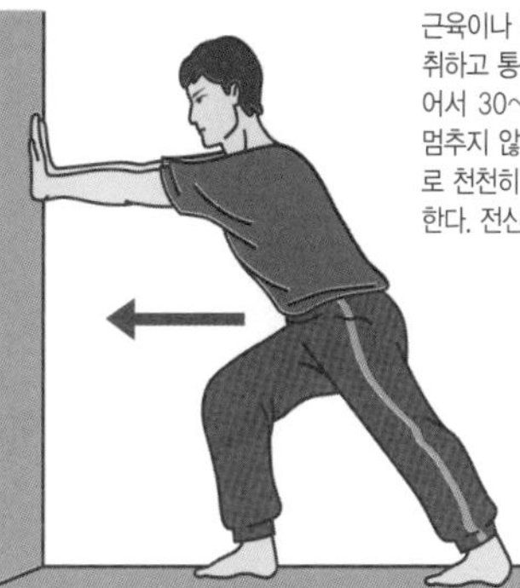

근육이나 관절이 늘어나는 자세를 취하고 통증이 느껴지기 전에 멈추어서 30~60초 유지한다. 호흡을 멈추지 않도록 주의한다. 의식적으로 천천히 호흡하고 길게 내쉬도록 한다. 전신 골고루 실시한다.

동적 스트레칭

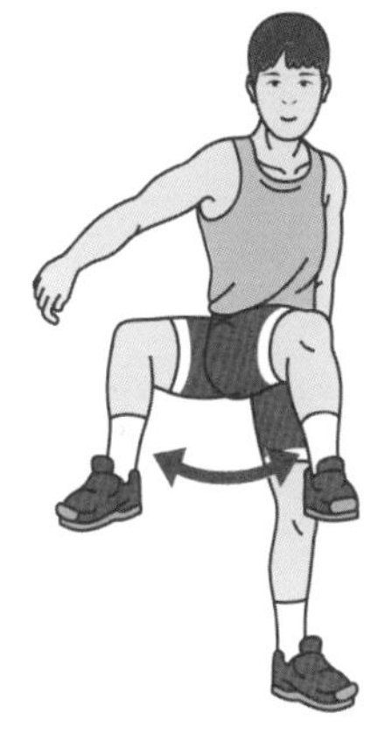

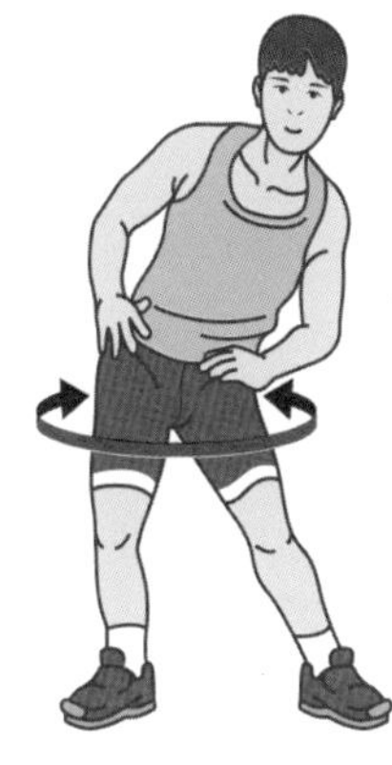

몸을 움직이면서 유연성을 높인다.

발리스틱 스트레칭

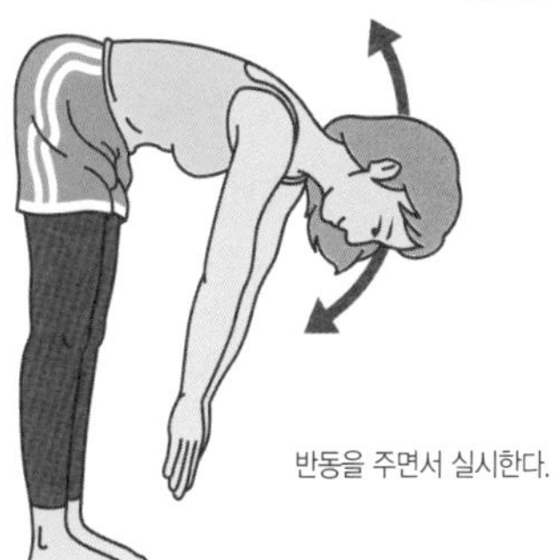

반동을 주면서 실시한다.

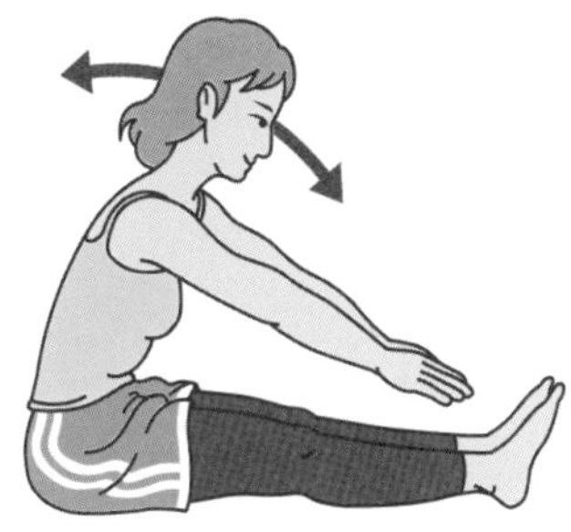

【부록】근육의 이는곳 · 닿는곳 ·

팔 근육

	근육명	이는곳	닿는곳
팔이음뼈의 근육	어깨세모근	전부: ① 빗장뼈의 가쪽 1/3의 앞모서리	위팔뼈의 세모근거친면
		중부: ② 어깨뼈의 어깨뼈봉우리	
		후부: ③ 어깨뼈의 어깨뼈가시 아래모서리	
	가시위근	어깨뼈의 가시위오목	위팔뼈의 큰결절 상부, 어깨관절주머니
	가시아래근	어깨뼈의 가시아래오목	위팔뼈의 큰결절 후중부, 어깨관절주머니
	작은원근	어깨뼈의 가쪽모서리	위팔뼈의 큰결절 하부, 어깨관절주머니
	큰원근	어깨뼈의 가쪽모서리, 아래각	위팔뼈의 작은결절능선
	어깨밑근	어깨뼈 앞면(어깨뼈밑오목)	위팔뼈의 작은결절, 어깨관절주머니
위팔의 굽힘근	위팔두갈래근	짧은갈래: 어깨뼈의 부리돌기	노뼈거친면, 위팔두갈래근널힘줄을 거쳐서 아래팔근막
		긴갈래: 어깨뼈의 오목위결절	
	위팔근	위팔뼈(먼쪽 2/3의 앞면)	자뼈의 자뼈거친면
위팔의 폄근	위팔세갈래근	긴갈래: 어깨뼈의 오목아래결절	자뼈의 팔꿈치머리
		안쪽갈래: 위팔뼈 뒷면(노신경고랑보다 안쪽)	
		가쪽갈래: 위팔뼈 뒷면(노신경고랑보다 가쪽)	
아래팔의 굽힘근	원엎침근	위팔머리: 안쪽위관절융기 · 안쪽위팔근육사이막	노뼈가쪽면의 중앙부
		자뼈머리: 갈고리돌기 안쪽	
	노쪽손목굽힘근	위팔뼈의 안쪽위관절융기(공통굽힘근 이는곳)	제2 또는 제3손허리뼈바닥의 손바닥면
	긴손바닥근	위팔뼈의 안쪽위관절융기(공통굽힘근 이는곳), 아래팔근막	손바닥널힘줄

작용 · 지배신경 · 생활동작(ADL)

작용	지배신경	생활동작(ADL)
어깨관절의 굽힘, 안쪽돌림, 벌림, 수평굽힘	겨드랑신경(C5~6)	• 팔을 전방이나 측방으로 들어올린다. • 측방에 있는 물건으로 손을 뻗는다. • 물건을 위로 들어올린다.
어깨관절의 벌림		
어깨관절의 폄, 가쪽돌림, 벌림, 수평폄		
어깨관절의 벌림(어깨세모근의 협동근)	어깨위신경(C5~6)	• 몸 옆쪽으로 가방 등의 물건을 들고 있다. • 총채로 청소한다. • 막대기를 휘두른다.
위팔뼈를 관절오목으로 끌어당겨서 어깨관절을 안정화시킨다.		
(상부)어깨관절의 벌림, 가쪽돌림	어깨위신경(C5~6)	• 뒤로 머리를 빗거나 머리를 넘기는 등의 빗질 동작
(하부)어깨관절의 모음, 가쪽돌림		
어깨관절의 폄, 모음, 가쪽돌림	겨드랑신경(C5~6)	• 뒤로 머리를 빗거나 머리를 넘기는 등의 빗질 동작
어깨관절의 폄, 모음, 안쪽돌림	어깨밑신경(C5~6(7))	• 바지뒷주머니에 손을 뻗는다. • 대변을 닦는다. • 엉덩이를 긁는다.
어깨관절의 모음, 안쪽돌림	어깨밑신경(C5~7)	• 바지뒷주머니에 손을 뻗는다. • 대변을 닦는다. • 엉덩이를 긁는다.
팔꿉관절의 굽힘, 아래팔의 뒤침, 어깨관절의 벌림(긴갈래), 모음(짧은갈래)	근육피부신경(C5~6)	• 물건을 줍는다. • 음식을 입으로 가져간다. • 팔꿈치를 구부려서 물건을 줍는다.
팔꿉관절의 굽힘	근육피부신경(C5~6) 종종 노신경도 지배	• 팔꿈치를 구부려서 음식을 그릇에서 입으로 운반한다. • 팔을 구부려서 물건을 줍는다.
팔꿉관절의 폄, 어깨관절의 고정	노신경(C7~8)	• 물건을 던진다. • 문을 밀어서 연다. • 머리 위로 무거운 물건을 들어올린다.
팔꿉관절의 굽힘, 아래팔의 엎침	정중신경(C6~7)	• 페트병 등의 용기에서 주스나 물을 컵에 따른다. • 문고리를 돌린다.
아래팔의 엎침, 손관절의 손바닥쪽굽힘, 노쪽굽힘	정중신경(C6~7(8))	• 도끼로 내리찍는다. • 그물을 끌어당긴다.
손관절의 손바닥쪽굽힘	정중신경(C7~T1)	• 도끼로 내리찍는다. • 그물을 끌어당긴다.

	근육명	이는곳	닿는곳	
아래팔의 굽힘근	자쪽손목굽힘근	위팔머리: 위팔뼈의 안쪽위관절융기 자뼈머리: 자뼈의 팔꿈치머리와 후면상부	콩알뼈, 콩알손허리인대, 제5손허리뼈바닥	
	얕은손가락굽힘근	위팔자갈래: 위팔뼈 안쪽위관절융기, 자뼈 거친면 노뼈머리: 노뼈의 상방전면	제2~5손가락중간마디뼈바닥의 양측	
	깊은손가락굽힘근	자뼈 앞면, 아래팔뼈사이막 앞면	제2~5손가락 끝마디뼈바닥의 손바닥쪽	
아래팔의 폄근	위팔노근	위팔뼈 가쪽아래	노뼈의 붓돌기	
	긴노쪽손목폄근	위팔뼈의 가쪽위관절융기(공통신근 이는곳)	제2손허리뼈바닥의 손등면	
	짧은노쪽손목폄근	위팔뼈의 가쪽위관절융기, 고리인대	제3손허리뼈바닥의 손등면	
	손가락폄근	위팔뼈의 가쪽위관절융기 · 아래팔근막 (공통폄근 이는곳)	중앙은 중간마디뼈바닥, 양측은 끝마디뼈 바닥	
	자쪽손목폄근	위팔머리: 위팔뼈의 가쪽위관절융기 자뼈머리: 자뼈의 뒤모서리 상부	제5손허리뼈바닥의 손등면	
	손뒤침근	위팔뼈의 가쪽위관절융기, 팔꿉관절의 가쪽곁인대, 노뼈고리인대, 자뼈의 뒤침근능선	노뼈의 몸쪽 가쪽면	
엄지구의 근육	엄지맞섬근	큰마름뼈결절, 굽힘근지지띠	제1손허리뼈몸통의 노뼈쪽 가장자리	

다리 근육

허리대의 근육(내관절근)	큰허리근	얕은갈래: 제12등뼈~제4허리뼈까지의 척추뼈몸통 및 척추사이원반 깊은갈래:모든 허리뼈의 가로돌기	넙다리뼈의 작은돌기	
	엉덩근	엉덩뼈 속면의 엉덩뼈오목	넙다리뼈의 작은돌기	

작용	지배신경	생활동작(ADL)
손관절의 손바닥쪽굽힘, 자쪽굽힘	자신경(C(7)8~T1)	• 도끼로 내리찍는다. • 그물을 끌어당긴다.
제2~5손가락의 제1(DIP)관절의 굽힘, 손관절 손바닥쪽굽힘	정중신경(C7~T1)	• 무거운 여행 가방을 운반한다. • 키보드를 친다. • 해머를 내리친다.
제2~5손가락의 제1(DIP) · 2(PIP)관절의 굽힘, 손관절 손바닥쪽굽힘	제2 · 3손가락: 정중신경(C7~T1) 제4 · 5손가락: 자신경(C8~T1)	• 무거운 여행 가방을 운반한다. • 키보드를 친다. • 해머를 내리친다.
팔꿉관절의 굽힘, 아래팔의 엎침(회외위에서 중간위로 회선), 뒤침(회내위에서 중간위로 회선)	노신경(C5~6)	• 팔꿈치를 구부려서 음식을 그릇에서 입으로 운반한다. • 팔을 구부려서 물건을 줍는다.
손관절의 폄, 노쪽굽힘	노신경(C6~7)	• 창문을 닦는다. • 타이핑 동작
손관절의 폄, 노쪽굽힘	노신경(C6~7)	• 창문을 닦는다. • 타이핑 동작
제2~5손가락의 발허리발가락(MP)관절과 제1(DIP) · 2(PIP)관절의 폄, 손관절의 등쪽굽힘	노신경(C6~7)	• 물건을 손바닥 위에 얹고 운반한다. • 손관절을 등쪽굽힘시킨다. • 제2~5손가락의 모든 관절을 편다.
손관절의 폄, 자쪽굽힘	노신경(C6~7)	• 창문을 닦는다. • 타이핑 동작
아래팔의 뒤침	노신경(C5~7)	• 페트병 등의 용기에서 주스나 물을 컵에 따른다. • 문고리를 돌린다.
엄지맞섬(엄지손가락의 지문쪽과 다른 손가락의 지문쪽을 맞대는 동작), 엄지손목손바닥(CM)관절의 굽힘	정중신경(C8~T1)	• 엄지손가락과 다른 손가락으로 물건을 집는다. • 공처럼 작은 구상 물체를 집는다.
엉덩관절의 굽힘, 가쪽돌림	허리신경얼기의 가지(L1~4)	• 자세를 유지한다. • 걷기 · 뛰기에서 넓적다리를 들어올린다. • 계단을 오른다.
엉덩관절의 굽힘, 가쪽돌림	허리신경얼기의 가지(L2~4)	• 자세를 유지한다. • 걷기 · 뛰기에서 넓적다리를 들어올린다. • 계단을 오른다.

분류	근육명	이는곳	닿는곳
하지대의 근육(외관골근)	큰볼기근	엉덩뼈날개의 볼기면(뒤볼기근선보다 후방), 엉치뼈, 꼬리뼈의 가쪽모서리, 엉치결절인대, 등허리근막	얕은층: 넙다리근막의 외측부에서 엉덩정강근막띠로 이행 깊은층: 넙다리뼈의 볼기근거친면
하지대의 근육(외관골근)	중간볼기근	엉덩뼈날개의 볼기면(앞볼기근선과 뒤볼기근선 사이), 엉덩뼈능선의 바깥능선, 볼기근근막	큰돌기의 첨단과 가쪽면
하지대의 근육(외관골근)	작은볼기근	엉덩뼈날개의 볼기면(앞볼기근선과 아래볼기근선 사이 또는 아래볼기근선의 아래)	큰돌기의 앞면
하지대의 근육(외관골근)	궁둥구멍근	엉치뼈의 앞면으로 제2~4앞엉치뼈구멍의 사이와 그 가쪽	큰돌기 첨단의 후상연
하지대의 근육(외관골근)	위쌍동이근	궁둥뼈가시	돌기오목
하지대의 근육(외관골근)	속폐쇄근	폐쇄막 속면과 그 주변	돌기오목
하지대의 근육(외관골근)	아래쌍둥이근	궁둥뼈결절	돌기오목
하지대의 근육(외관골근)	넙다리네모근	궁둥뼈결절	넙다리뼈의 돌기사이능선
하지대의 근육(외관골근)	넙다리근막긴장근	위앞엉덩뼈가시, 넙다리근막의 속면	엉덩정강근막띠를 끼고 정강뼈 가쪽관절융기의 하방에 붙는다.
넙적다리의 폄근	넙다리빗근	위앞엉덩뼈가시	정강뼈 안쪽면 상부
넙적다리의 폄근 / 넙다리네갈래근	넙다리곧은근	엉덩뼈의 아래앞엉덩뼈가시, 볼기뼈절구 위모서리	무릎인대가 되어서 정강뼈거친면에 부착
넙적다리의 폄근 / 넙다리네갈래근	가쪽넓은근	넙다리뼈 큰돌기의 기부, 거친선의 가쪽선	무릎뼈의 가쪽 혹은 위모서리, 정강뼈거친면
넙적다리의 폄근 / 넙다리네갈래근	중간넓은근	넙다리뼈몸통의 위부분 앞면	무릎뼈의 밑, 정강뼈거친면
넙적다리의 폄근 / 넙다리네갈래근	안쪽넓은근	넙다리뼈 돌기사이선의 아래부분 및 넙다리뼈 거친선의 안쪽선	무릎뼈의 위모서리 및 안쪽모서리, 정강뼈거친면

	작용	지배신경	생활동작(ADL)
	엉덩관절의 폄(특히 굴곡위에서의 폄), 가쪽돌림, 무릎관절의 폄	아래볼기신경(L4~S2)	• 걷는다. • 계단을 오른다. • 무릎 꿇은 상태에서 일어선다.
	엉덩관절의 벌림, (전부)안쪽돌림 · (후부)가쪽돌림	위볼기신경(L4~S1)	• 옆으로 발을 내딛는다. • 걷는다. • 직립 시 골반을 지탱한다.
	엉덩관절의 벌림, 약간의 안쪽돌림	위볼기신경(L4~S1)	• 옆으로 발을 내딛는다. • 걷는다. • 직립 시 골반을 지탱한다.
	엉덩관절의 가쪽돌림	엉치신경얼기(S1~2)	• 오토바이나 자전거에서 내릴 때 한쪽 발을 내민다. • 승마할 때 말에서 내린다.
	엉덩관절의 가쪽돌림	엉치신경얼기의 가지(L4~S2)	• 오토바이나 자전거에서 내릴 때 한쪽 발을 내민다. • 승마할 때 말에서 내린다.
	엉덩관절의 가쪽돌림	엉치신경얼기의 가지(L4~S2)	• 오토바이나 자전거에서 내릴 때 한쪽 발을 내민다. • 승마할 때 말에서 내린다.
	엉덩관절의 가쪽돌림	엉치신경얼기의 가지(L4~S2)	• 오토바이나 자전거에서 내릴 때 한쪽 발을 내민다. • 승마할 때 말에서 내린다.
	엉덩관절의 가쪽돌림	엉치신경얼기의 가지(L4~S2)	• 오토바이나 자전거에서 내릴 때 한쪽 발을 내민다. • 승마할 때 말에서 내린다.
	엉덩관절의 벌림, 굽힘, 안쪽돌림, 무릎관절의 폄, 넙다리근막의 긴장	위볼기신경(L4~S1)	• 걷거나 뛸 때 다리를 곧게 들어올린다. • 단차를 뛰어넘는 동작
	엉덩관절의 굽힘, 벌림, 가쪽돌림 및 무릎관절의 굽힘, 안쪽돌림	넙다리신경(L2~3)	• 책상다리로 앉는다. • 승마할 때 말에서 내린다. • 오토바이 등에서 내린다.
	무릎관절의 폄, 엉덩관절의 굽힘	넙다리신경(L2~4)	• 무릎 꿇은 자세에서 일어선다. • 걷기 · 뛰기할 때에 무릎을 편다. • 계단을 오른다.
	무릎관절의 폄	넙다리신경(L2~4)	• 무릎 꿇은 자세에서 일어난다. • 걷기 · 뛰기할 때에 무릎을 편다. • 계단을 오른다.
	무릎관절의 폄	넙다리신경(L2~4)	• 무릎 꿇은 자세에서 일어선다. • 걷기 · 뛰기할 때에 무릎을 편다. • 계단을 오른다.
	무릎관절의 폄	넙다리신경(L2~4)	• 무릎 꿇은 자세에서 일어선다. • 걷기 · 뛰기할 때에 무릎을 편다. • 계단을 오른다.

	근육명	이는곳	닿는곳
넓적다리의 모음근	두덩근	두덩뼈위가지(두덩빗)	넙다리뼈(두덩뼈빗)
	긴모음근	두덩뼈결절의 하방	넙다리뼈의 뒷면 중앙(안쪽선의 중부 1/3)
	짧은모음근	두덩뼈 아래가지의 아래부분	넙다리뼈 거친선의 안쪽선 위부분 1/3
	큰모음근	두덩뼈 아래가지, 궁둥뼈가지, 궁둥뼈결절	넓적다리 거친선의 안쪽선 · 안쪽위관절융기(모음근결절)
	두덩정강근	두덩결합의 가쪽	정강뼈 안쪽면
	바깥폐쇄근	폐쇄막 바깥면과 그 주변	넙다리뼈의 돌기오목
넓적다리의 굽힘근	넙다리두갈래근	긴갈래: 궁둥뼈결절	종아리뼈머리, 종아리근막
		짧은갈래: 넙다리뼈의 거친선 가쪽선 하방1/2	
	반힘줄근	두덩뼈결절의 안쪽면	정강뼈 거친면의 안쪽
	반막근	두덩뼈결절	정강뼈 안쪽관절융기의 하방
종아리의 폄근	앞정강근	정강뼈의 가쪽면, 종아리뼈사이막	안쪽쐐기뼈, 제1발허리뼈바닥
	긴발가락폄근	종아리뼈몸통 앞면 · 정강뼈 상단의 가쪽면 · 종아리뼈사이막의 아래부분	제2~5발가락의 중간마디뼈 · 끝마디뼈
	긴엄지폄근	종아리뼈사이막 · 종아리뼈몸통 앞면 중앙	엄지발가락의 끝마디뼈바닥
종아리의 굽힘근	장딴지근	안쪽갈래: 넙다리뼈의 안쪽위관절융기	발꿈치뼈융기(정지건은 발꿈치힘줄)
		가쪽갈래: 넙다리뼈의 가쪽위관절융기	
	가자미근	종아리뼈머리, 종아리뼈와 정강뼈 사이의 가자미근힘줄활, 정강뼈 뒷면의 가자미근선과 안쪽모서리	

	작용	지배신경	생활동작(ADL)
	엉덩관절의 모음, 굽힘, 가쪽돌림	넙다리신경(L2~4), 폐쇄신경(L2~3)	• 곧은선 위를 걷는다. • 허리를 회전시킨다. • 최대 보폭으로 걷는다.
	엉덩관절의 모음, 굽힘	폐쇄신경(L2~3)	• 넓적다리를 끌어당기고 닫는 동작에 작용하며 허리 회전에 영향을 미친다.
	엉덩관절의 모음, 굽힘, 가쪽돌림	폐쇄신경(L2~3)	• 넓적다리를 끌어당기고 닫는 동작에 작용하며 허리 회전에 영향을 미친다.
	엉덩관절의 모음, (전부)굽힘, (후부)폄	폐쇄신경(L3~4) 정강신경(L4~5)	• 걷기 시 골반을 안정시킨다.
	엉덩관절의 모음, 무릎관절의 굽힘, 종아리의 안쪽돌림	폐쇄신경(L2~4)	• 무릎을 꿇는다. • 곧은선 위를 걷는다. • 발을 교차시킨다.
	엉덩관절의 가쪽돌림	폐쇄신경(L3~4)	• 오토바이나 자전거에서 내릴 때 한쪽 발을 내민다. • 승마할 때 말에서 내린다.
	엉덩관절의 폄, 무릎관절의 굽힘, 무릎 굽힘 시 종아리를 가쪽돌림한다.	긴갈래: 정강신경(L5~S2) 짧은갈래: 온종아리신경(L4~S1)	• 엉덩관절의 안정을 유지시키며, 무릎을 구부리거나 가쪽돌림한다. • 걷기 시 몸통이 앞쪽으로 굽는 것을 막는다.
	무릎관절의 굽힘, 무릎 굽힘 시 종아리를 안쪽돌림, 엉덩관절의 폄	정강신경(L4~S2)	• 책상다리나 무릎 꿇은 상태에서 일어난다. • 걷기 시 몸통이 앞쪽으로 굽는 것을 막는다. • 직립 시 종아리를 안쪽돌림한다.
	무릎관절의 굽힘, 무릎 굽힘 시 종아리를 안쪽돌림, 엉덩관절의 폄	정강신경(L4~S2)	• 책상다리나 무릎 꿇은 상태에서 일어난다. • 걷기 시 몸통이 앞쪽으로 굽는 것을 막는다. • 직립 시 종아리를 안쪽돌림한다.
	발목관절의 등쪽굽힘, 발의 안쪽번짐, 발밑의 아치 유지	깊은종아리신경(L4~S1)	• 걷기 시 발바닥이 지면을 때리는 것을 막는다. • 걷기 시 발끝이 지면에 끌리지 않도록 들어올린다.
	발목관절의 등쪽굽힘, 발의 가쪽번짐, 제2~5 발가락의 폄(제1(DIP) · 2(PIP) · 중족지절(MP) 관절)	깊은종아리신경(L4~S1)	• 계단에서 발끝이 단차를 넘을 때 작용한다. • 기복이 있는 지면을 걷는다.
	발목관절의 등쪽굽힘, 발의 안쪽번짐, 엄지발가락의 폄(제1(IP)관절)	깊은종아리신경(L4~S1)	• 계단에서 발끝이 단차를 넘을 때 작용한다. • 기복이 있는 지면을 걷는다.
	무릎관절의 굽힘, 발목관절의 바닥쪽굽힘	정강신경(L4~S2)	• 높은 장소에 있는 물건을 발끝으로 서서 잡는다. • 점프 동작
	발목관절의 바닥쪽굽힘	정강신경(L4~S2)	• 높은 장소에 있는 물건을 발끝으로 서서 잡는다. • 자세유지와 장시간 기립에 작용한다.

구분	근육명	이는곳	닿는곳
종아리의 굽힘근	뒤정강근	종아리뼈사이막 · 정강뼈뒷면과 종아리뼈의 안쪽면	발배뼈, 모든 쐐기뼈, 입방뼈, 제2~3(4)발허리뼈바닥
종아리의 굽힘근	긴발가락굽힘근	정강뼈의 뒷면	제2~5발가락뼈의 끝마디뼈바닥
종아리의 굽힘근	긴엄지굽힘근	종아리뼈몸통 뒷면의 하방 2/3, 종아리뼈사이막의 뒷면	엄지발가락의 끝마디뼈바닥
종아리근	긴종아리근	종아리뼈머리, 종아리뼈 가쪽면(몸쪽 2/3)	안쪽쐐기뼈, 제1발허리뼈바닥
종아리근	짧은종아리근	종아리뼈의 가쪽면(먼쪽 1/2)	제5발허리뼈 거친면

몸통 근육

■ 목 근육

구분	근육명	이는곳	닿는곳
목 얕은층 근육	목빗근	복장갈래: 복장뼈자루의 위모서리 빗장갈래: 빗장뼈 안쪽의 1/3	관자뼈 꼭지돌기 · 뒤통수뼈 위목덜미선의 가쪽부분
목갈비근	앞목갈비근	C3~6의 척추뼈몸통의 가로돌기 앞결절	제1갈비뼈의 앞목갈비근결절
목갈비근	중간목갈비근	C2~7의 척추뼈몸통의 가로돌기 뒤결절	제1갈비뼈 빗장밑동맥고랑의 후방 융기
목갈비근	뒤목갈비근	C4~6의 척추뼈몸통의 가로돌기 뒤결절	제2갈비뼈의 가쪽면

■ 가슴 근육

구분	근육명	이는곳	닿는곳
얕은가슴근	큰가슴근	① 빗장뼈의 안쪽 절반 ② 복장뼈 앞면, 제1~7갈비연골 ③ 배곧은근집 앞층	위팔뼈의 큰결절능선
얕은가슴근	앞톱니근	제1~8(9)갈비뼈(앞가쪽면)	어깨뼈의 안쪽모서리(위각 · 아래각을 포함)
얕은가슴근	바깥갈비사이근	상위 갈비뼈의 아래모서리	하위 갈비뼈의 위모서리

	작용	지배신경	생활동작(ADL)
	발목관절의 발바닥굽힘, 발의 안쪽번짐	정강신경(L5~S2)	• 발끝으로 선다. • 자전거 페달을 밟는다. • 점프 동작
	발목관절의 발바닥굽힘, 발의 안쪽번짐, 제2~5발가락의 굽힘(제1(DIP)·제2(PIP)·발허리발가락(MP)관절)	정강신경(L5~S2)	• 발끝으로 선다. • 모래사장을 맨발로 걷는다. • 잔디 위를 맨발로 걷는다.
	발목관절의 굽힘, 발의 안쪽번짐, 엄지발가락의 굽힘(제1(IP)관절)	정강신경(L5~S2)	• 발끝으로 선다. • 모래사장을 맨발로 걷는다. • 잔디 위를 맨발로 걷는다.
	발목관절의 발바닥굽힘, 발의 가쪽번짐	얕은종아리신경(L5~S1)	• 고르지 않은 지면을 걷는다. • 자갈길을 걷는다. • 모래사장을 걷는다.
	발목관절의 발바닥굽힘, 발의 가쪽번짐	얕은종아리신경(L5~S1)	• 고르지 않은 지면을 걷는다. • 자갈길을 걷는다. • 모래사장을 걷는다.
	머리를 반대측 대각선으로 돌림, 머리를 뒤굽힘·전하방으로 당긴다. 복장뼈와 빗장뼈를 거상	더부신경·목신경얼기(C2~3)	• 드러누운 상태에서 고개를 든다. • 목을 움츠린 상태에서 턱을 내민다. • 격하게 호흡한다.
	제1갈비뼈의 올림. 갈비뼈를 고정할 경우는 목뼈의 앞굽힘, 가쪽굽힘	목신경얼기 및 팔신경얼기의 가지(C4~6)	• 숨쉴 때 가슴우리를 넓힌다. • 심호흡을 한다. • 목을 앞이나 옆으로 기울인다.
	제1갈비뼈의 올림. 갈비뼈를 고정할 경우는 목뼈의 앞굽힘, 가쪽굽힘	목신경얼기 및 팔신경얼기의 가지(C2~8)	• 숨쉴 때 가슴우리를 넓힌다. • 심호흡을 한다. • 목을 앞이나 옆으로 기울인다.
	제2갈비뼈의 올림. 갈비뼈를 고정할 경우는 목뼈의 앞굽힘, 가쪽굽힘	팔신경얼기의 가지(C8)	• 숨쉴 때 가슴우리를 넓힌다. • 심호흡을 한다. • 목을 앞이나 옆으로 기울인다.
	어깨관절의 모음, 안쪽돌림, 굽힘, 수평굽힘. 들숨을 돕는다.	안쪽 및 가쪽 가슴근신경(C6~T1)	• 땅을 손으로 짚고 상반신을 고정한다. • 큰 물건을 가슴 앞쪽에서 두 팔로 안는다. • 밧줄을 위에서 아래로 끌어당긴다.
	어깨뼈의 내밈(벌림). 상부는 어깨뼈의 아래쪽돌림, 하부는 위쪽돌림. 어깨뼈를 고정했을 때의 갈비뼈 올림	긴가슴신경(C5~7(8))	• 겨우 닿는 곳에 손을 뻗는다. • 물건을 앞으로 민다. • 깊은 숨을 들이쉴 때 갈비뼈를 들어올린다.
	갈비뼈를 올림, 가슴우리의 확대(흉식호흡)	갈비사이신경(T1~11)	• 숨을 들이쉴 때 가슴우리를 넓힌다. • 심호흡을 한다.

분류	근육명	이는곳	닿는곳
호기근	속갈비사이근	하위 갈비뼈의 위모서리 · 갈비연골	상위 갈비뼈의 아래모서리 · 갈비연골

■ 배 근육

분류	근육명	이는곳	닿는곳
배의 근육	배곧은근	두덩뼈의 두덩뼈능선, 두덩뼈결합 앞면	제5~7갈비연골, 칼돌기, 갈비칼인대
	배바깥빗근	제5~12갈비뼈의 바깥면	엉덩뼈능선의 바깥능선 전반, 샅고랑인대, 배곧은근집 앞층
	배속빗근	샅고랑인대, 엉덩뼈능선 중간선, 등허리근막 깊은층	제10~12갈비뼈의 아래모서리, 배곧은근집
	배가로근	제6~12갈비연골, 등허리근막 깊은층, 샅고랑인대, 엉덩뼈능선	배곧은근집, 백색선, 두덩뼈
	허리네모근	엉덩뼈능선, 엉덩허리인대	제12갈비뼈, L1~4의 가로돌기

■ 등 근육

분류		근육명	이는곳	닿는곳
등얕은층의 근육	얕은등근육제1층	등세모근	위섬유: 뒤통수뼈 위목덜미선, 바깥뒤통수뼈융기, 목덜미인대를 매개하여 목뼈의 가시돌기	빗장뼈 가쪽1/3
			중간섬유: T1~6의 가시돌기, 가시끝인대	어깨뼈의 어깨뼈봉우리
			아래섬유: T7~12의 가시돌기, 가시끝인대	어깨뼈가시
		넓은등근	① T6(7)~L5의 가시돌기(등허리근막을 매개하여)	위팔뼈의 작은결절능선
			② 정중엉치뼈능선	
			③ 엉덩뼈능선의 후방, 제9~12갈비뼈, 어깨뼈아래각	
	얕은등근육제2층	어깨올림근	C1~4의 가로돌기	어깨뼈의 위각, 안쪽모서리 상부
		작은마름근	C6~7(또는 C7 · T1)의 가시돌기	어깨뼈의 안쪽모서리 상부
		큰마름근	T1~4(또는 T2~5)의 가시돌기	어깨뼈의 안쪽모서리 하부

	작용	지배신경	생활동작(ADL)
	갈비뼈를 내림, 가슴우리를 좁힌다(강제호기).	갈비사이신경(T1~11)	• 숨을 들이쉴 때 가슴우리를 넓힌다. • 심호흡을 한다.
	가슴우리앞벽의 내림, 몸통의 굽힘, 복강내압 확대	갈비사이신경(T5~12) 엉덩아랫배신경(L1)	• 복압을 높이는 배변이나 분만, 구토, 재채기, 기침을 할 때 작용한다.
	몸통(척주)의 앞굽힘, 가쪽굽힘(동측), 몸통 반대측 돌림, 가슴우리내림, 복강내압 확대	갈비사이신경(T5~12) 엉덩아랫배신경(L1)	• 배안의 용량을 작게 하여 배변, 구토, 재채기, 기침을 할 때 작용한다. • 몸통을 앞이나 옆으로 구부린다.
	몸통의 굽힘, 가쪽굽힘, 동측 돌림, 복강내압 확대	갈비사이신경(T5~12) 엉덩아랫배신(T12~L1) 엉덩샅굴신경(L1~2)	• 배안의 용량을 작게 하여 배변, 구토, 재채기, 기침을 할 때 작용한다. • 몸통을 앞이나 옆으로 구부린다.
	하위 갈비뼈를 아래로 끌어내려 복강내압 확대	갈비사이신경(T7~12) 엉덩아랫배신(T12~L1) 엉덩샅굴신경(L1)	• 배안의 용량을 작게 하여 배변, 구토, 재채기, 기침을 할 때 작용한다. • 분만 시 작용한다.
	허리뼈의 폄 · 가쪽굽힘, 제12갈비뼈의 내림	허리신경얼기(T12~L3)	• 바닥에 앉은 상태에서 측굴하여 물건을 줍는다. • 몸을 측굴시킨다.
	어깨뼈의 들임(모음), 올림, 위쪽돌림, 두경부의 폄	더부신경(바깥가지) 엉덩샅굴신경의 근육가지(C2~4)	• 팔꿈치를 띄워서 글씨를 쓴다. • 무거운 물건을 들 때 어깨뼈가 내려가는 것을 방지한다.
	어깨뼈의 들임(모음)		
	어깨뼈의 들임(모음) · 내림 · 위쪽돌림		
	어깨관절의 폄(후방거상), 모음, 안쪽돌림	가슴등신경(C6~8)	• 팔을 후방 또는 하방으로 뻗다. • 배변 후 엉덩이를 닦는다. • 목발 짚고 걷는다.
	어깨뼈의 올림, 아래쪽돌림	등쪽어깨신경(C2~5)	• 무거운 가방 등을 든다. • 어깨를 움츠리다.
	어깨뼈의 들임(모음), 올림, 아래쪽돌림	등쪽어깨신경(C4~6)	• 물건을 자기쪽으로 끌어당긴다. • 서랍장의 서랍을 자기쪽으로 끌어당긴다. • 밧줄이나 끈을 자기쪽으로 끌어당긴다.
	어깨뼈의 들임(모음), 올림, 아래쪽돌림	등쪽어깨신경(C4~6)	• 물건을 자기쪽으로 끌어당긴다. • 서랍장의 서랍을 자기쪽으로 끌어당긴다. • 밧줄이나 끈을 자기쪽으로 끌어당긴다.

근육명			이는곳	닿는곳
등얕은층의 근육	널판근	머리널판근	C3~T3 척추뼈의 가시돌기 · 목덜미인대	관자뼈의 꼭지돌기, 뒤통수뼈의 위목덜미선의 가쪽부분
		목널판근	T3~6 척추뼈의 가시돌기	C1~3 척추뼈의 가로돌기 뒤결절
고유등근육	엉덩갈비근	허리엉덩갈비근	엉덩뼈능선, 엉치뼈, 하위허리뼈의 가시돌기, 등허리근막	제7~12갈비뼈의 아래모서리
		등엉덩갈비근	제7~12갈비뼈(갈비뼈각의 안쪽)	제1~6갈비뼈의 갈비뼈각
		목엉덩갈비근	제1~6갈비뼈(갈비뼈각보다 안쪽)	C4~6 척추뼈의 가로돌기
	가장긴근	등가장긴근	엉덩뼈능선, 엉치뼈의 뒷면, 허리뼈의 가시돌기	(내측건열)모든 허리뼈의 부돌기, 등뼈의 가로돌기, (외측건열)모든 허리뼈의 가로돌기, 제3~5이하의 갈비뼈
		목가장긴근	T1~5 척추뼈의 가로돌기	C2~6 척추뼈의 가로돌기
		머리가장긴근	C3~T3 척추뼈의 가로돌기	관자뼈의 꼭지돌기
	가시근	목가시근	C6~T3(4) 척추뼈의 가시돌기	C2~5 척추뼈의 가시돌기
		등가시근	C7~L2(3) 척추뼈의 가시돌기	T2~T9(10) 척추뼈의 가시돌기
	반가시근	머리반가시근	C3~T7(8) 척추뼈의 가로돌기	뒤통수뼈의 위목덜미선과 아랫목덜미선 사이
		목반가시근	T6(7)~C7 척추뼈의 가로돌기	C2~6 척추뼈의 가시돌기
		등반가시근	T6(7)~T11(12) 척추뼈의 가로돌기	C6~T3(4) 척추뼈의 가시돌기

	작용	지배신경	생활동작(ADL)
	머리의 폄, 가쪽굽힘, 돌림	척수신경의 뒤가지 (C1~5)	• 목을 뒤로 젖힌다. • 목을 돌린다. • 목을 옆으로 기울인다.
	목의 폄, 가쪽굽힘, 돌림	척수신경의 뒤가지 (C1~5)	• 목을 뒤로 젖힌다. • 목을 돌린다. • 목을 옆으로 기울인다.
	허리뼈의 폄, 가쪽굽힘	척수신경의 뒤가지 (C8~L1)	• 목과 몸통을 편다. • 몸을 측방으로 젖힌다.
	허리뼈의 폄, 가쪽굽힘	척수신경의 뒤가지 (C8~L1)	
	허리뼈의 폄, 가쪽굽힘	척수신경의 뒤가지 (C8~L1)	
	척추의 폄, 가쪽굽힘	척수신경의 뒤가지 (C1~L5)	• 목과 몸통을 편다. • 몸을 측방으로 젖힌다.
	목뼈의 폄, 가쪽굽힘	척수신경의 뒤가지 (C1~L5)	• 목과 몸통을 편다. • 몸을 측방으로 젖힌다.
	머리의 폄, 가쪽굽힘, 돌림	척수신경의 뒤가지 (C1~L5)	• 목과 몸통을 편다. • 몸을 측방으로 젖힌다.
	척수의 폄, 가쪽굽힘	척수신경의 뒤가지 (C2~T10)	• 목과 몸통을 편다. • 몸을 측방으로 젖힌다.
	척수의 폄, 가쪽굽힘	척수신경의 뒤가지 (C2~T10)	
	머리의 폄, 돌림(반대측), 가쪽굽힘(동일측)	척수신경의 뒤가지 (C1~T7)	• 몸을 뒤로 젖힌다. • 몸을 측방으로 젖힌다. • 머리를 지탱하고 머리와 척주를 젖힌다.
	목뼈의 폄, 돌림(반대측), 가쪽굽힘(동일측)	척수신경의 뒤가지 (C1~T7)	• 몸을 뒤로 젖힌다. • 몸을 측방으로 젖힌다. • 머리를 지탱하고 머리와 척주를 젖힌다.
	척추의 폄, 돌림(반대측), 가쪽굽힘(동일측)	척수신경의 뒤가지 (C1~T7)	• 몸을 뒤로 젖힌다. • 몸을 측방으로 젖힌다. • 머리를 지탱하고 머리와 척주를 젖힌다.

한글 찾아보기

ㄱ

ㄴ

ㄷ

ㅁ

영문 찾아보기

Q~R

S

T

U~Z

그림으로 이해하는 인체 이야기
근육·관절·뼈의 움직임과 구조

2021. 9. 16. 초 판 1쇄 발행
2024. 7. 3. 초 판 2쇄 발행

감 수 | 무라오카 이사오
감 역 | 윤관현
옮긴이 | 오승민
펴낸이 | 이종춘
펴낸곳 | BM (주)도서출판 성안당
주소 | 04032 서울시 마포구 양화로 127 첨단빌딩 3층(출판기획 R&D 센터)
10881 경기도 파주시 문발로 112 파주 출판 문화도시(제작 및 물류)
전화 | 02) 3142-0036
031) 950-6300
팩스 | 031) 955-0510
등록 | 1973. 2. 1. 제406-2005-000046호
출판사 홈페이지 | **www.cyber.co.kr**
ISBN | 978-89-315-8969-6 (03510)
978-89-315-8977-1 (세트)
정가 | 16,500원

이 책을 만든 사람들
책임 | 최옥현
진행 | 최동진, 김해영
본문 디자인 | 신묘순
표지 디자인 | 신묘순, 박원석
홍보 | 김계향, 임진성, 김주승
국제부 | 이선민, 조혜란
마케팅 | 구본철, 차정욱, 오영일, 나진호, 강호묵
마케팅 지원 | 장상범
제작 | 김유석

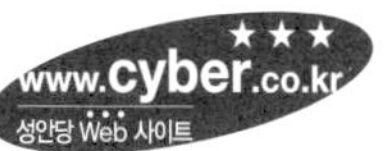

감수협력: 쓰치야 준, 나카무라 치아키 | 편집: 유한회사 view기획(이케가미 나오야)
커버디자인: 이세 타로(ISEC DESIGN INC.) | 본문디자인: DTP 나카오 쓰요시(유한회사 A's)
집필협력: 키요키 카즈야, 스즈키 야스코 | 일러스트: 아오키 노부토, 이케다 토시오, 칸바야시 코지